AF557076

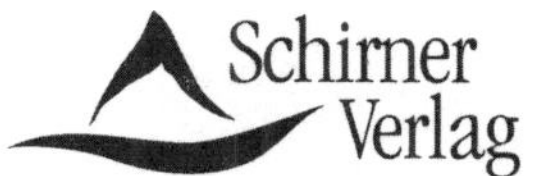
Schirner
Verlag

Nathalie Schmidt &
Dr. med. Edmund Schmidt

KOHÄRENZ-MEDIZIN

Heilung chronischer Krankheiten

durch EINKLANG von Körpermedizin, mentaler Kraft und Seelenaufgabe

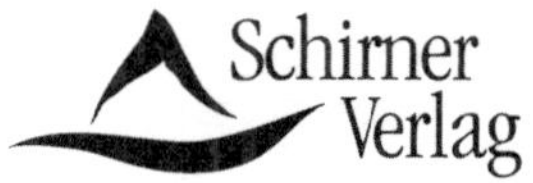

Die Ratschläge in diesem Buch sind sorgfältig erwogen und geprüft. Sie bieten jedoch keinen Ersatz für kompetenten medizinischen Rat. Alle Angaben in diesem Buch erfolgen daher ohne Gewährleistung oder Garantie seitens der Autoren oder des Verlages. Eine Haftung der Autoren bzw. des Verlages und seiner Beauftragten für Personen-, Sach- und Vermögensschäden ist ausgeschlossen.

Dieses Buch enthält Verweise zu Webseiten, auf deren Inhalte der Verlag keinen Einfluss hat. Für diese Inhalte wird seitens des Verlages keine Gewähr übernommen. Für die Inhalte der verlinkten Seiten ist stets der jeweilige Anbieter oder Betreiber der Seiten verantwortlich.

ISBN 978-3-8434-1370-1

Nathalie Schmidt &
Dr. med. Edmund Schmidt:
Kohärenz-Medizin
Heilung chronischer Krankheiten
durch Einklang von Körpermedizin,
mentaler Kraft und Seelenaufgabe

Umschlag: Simone Fleck, Schirner, unter Verwendung von # 524738584 (© Zoezoe33), # 680318152 (©LuckyStep) & # 681569785 (© LuckyStep), www.shutterstock.com
Layout: Simone Fleck, Schirner
Lektorat: Bastian Rittinghaus, Schirner
Printed by: Ren Medien GmbH, Germany

www.schirner.com

1. Auflage November 2018

Inhalt

Ihr Körper 55

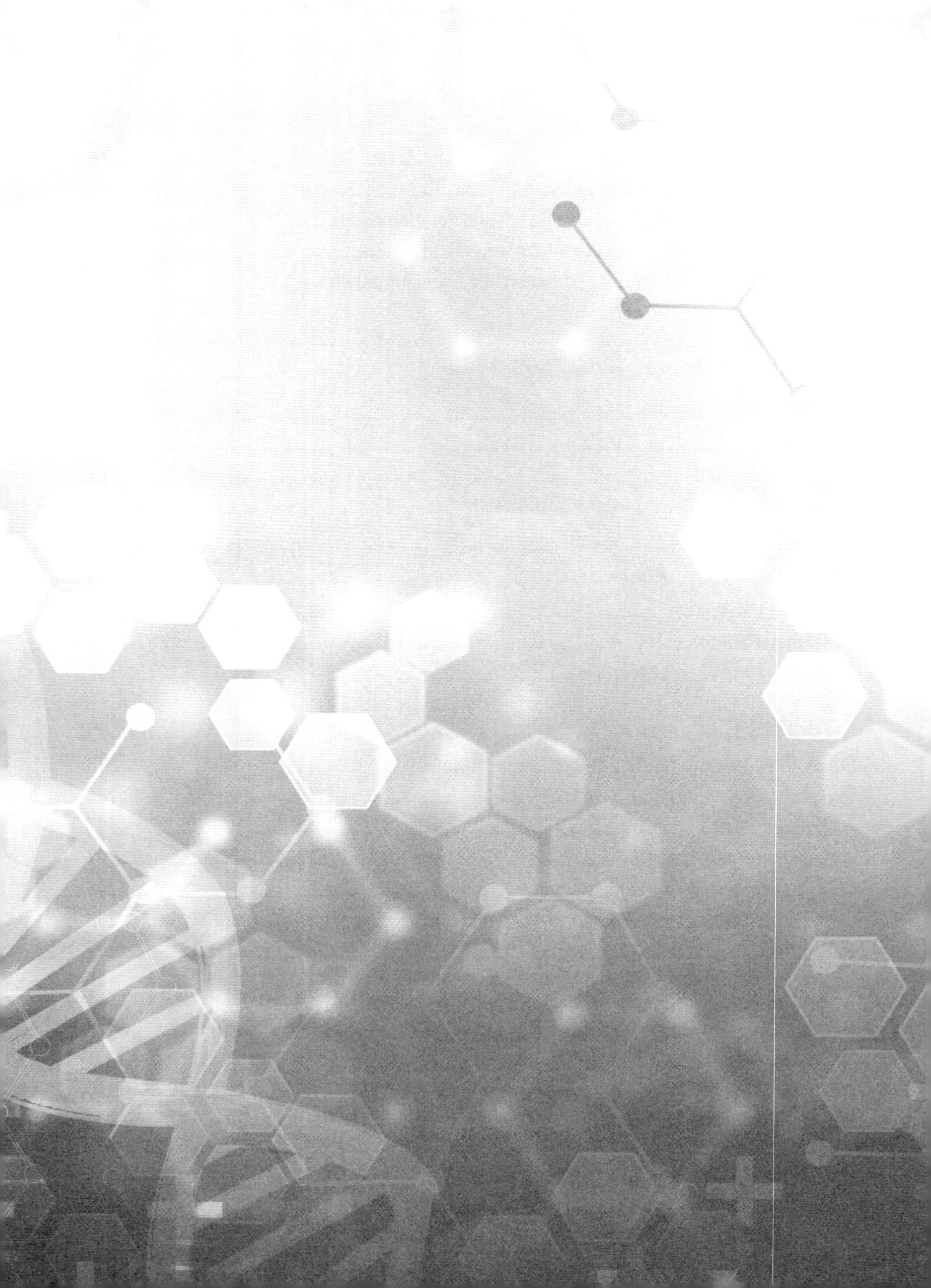

Vorwort

Wir alle sind viel mehr, als es auf den ersten Blick erscheinen mag. Wir sind komplex, und uns machen viele verschiedene Funktionen, Bedürfnisse und Zusammenhänge aus. Um den Menschen verstehen zu können, ist es wichtig, ihn in seiner Gesamtheit zu erfassen. Wir müssen tiefer blicken als unter die oberflächliche Struktur. Vieles, was im Leben geschieht, können wir auf den ersten Blick nicht verstehen, wir sehen die Verbindung oder die eigentliche Ursache nicht. Unsere Gesundheit ist uns wichtig. Und dennoch gibt es viele verschiedene Krankheiten, mit denen wir uns auseinandersetzen müssen. Die einen gehen dann zum klassischen Arzt und suchen Hilfe in der Wissenschaft. Die anderen besuchen einen Heilpraktiker und hoffen auf Lösungen aus der Naturheilkunde. Wieder andere öffnen sich den spirituellen Methoden eines Heilers. Alle drei haben ihre Berechtigung, erzielen Wirkungen und Erfolge. Dennoch sind alle drei für sich begrenzt. Wir bestehen aus vielen verschiedenen Ebenen, und daher können wir nur gesund werden, wenn wir sie alle im gleichen Maß betrachten. Um Gesundheit in ihrer Vollkommenheit zu verstehen, ist es wichtig, sich mit den Krankheiten und den Themen, die dahinterstehen, auseinanderzusetzen. Denn Gesundheit ist kein fest umrissener Zustand, kein messbares Ergebnis, sondern ein ganz persönliches Befinden. Die Definition der Weltgesundheitsorganisation (WHO) von 1948 lautet:

> **Gesundheit ist ein Zustand des vollständigen körperlichen, geistigen und sozialen Wohlergehens und nicht nur das Fehlen von Krankheit und Gebrechen.**[1]

Erst das Zusammenspiel aller drei Faktoren bildet also Gesundheit, und dabei spielt das subjektive Empfinden des Einzelnen eine große Rolle. Es geht darum, sich selbst zu verstehen, den eigenen Organismus richtig kennenzulernen und Beschwerden zu übersetzen, damit wir sie auflösen können. Jeder sollte die Signale seines Körpers, seines Geistes und seiner Seele verstehen, um im Einklang mit sich und der Welt zu sein.

Dieses Buch hilft Ihnen dabei, Ihre körperlichen Leiden in eine für Sie verständliche Sprache zu übersetzen. Es zeigt Ihnen, wie fantastisch Sie als Wesen sind, wie wundervoll Sie erschaffen sind. Lernen Sie sich und Ihren Organismus ganz neu kennen. Erfassen Sie anhand Ihrer Beschwerden, was zu ändern ist, um wieder in die Harmonie Ihres Seins zu kommen. Das vorliegende Buch gibt Ihnen Anhaltspunkte, in wel-

1 Satzung der Weltgesundheitsorganisation (»Constitution of the World Health Organization«) vom 07.04.1948, S. 1.

chen Bereichen Sie sich selbst besser kennenlernen können. Es ist ein Leitfaden, der Ihnen zeigt, wie ein Teil von Ihnen funktioniert und beschaffen ist. Sie lernen, ihre körperlichen Signale zu verstehen. Doch nicht alle Aspekte passen in dieses Buch. Es soll einen Einstieg in die Kohärenzmedizin bieten, eine Basis, um den Menschen als Ganzes zu betrachten.[2]

Wenn Sie sich selbst verstehen, können Sie auch anderen Menschen helfen, zu innerer Harmonie und Gesundheit zu gelangen. Das Buch kann Ihnen bei Ihrer Arbeit in der täglichen Praxis als Arzt/Ärztin, Heilpraktiker/-in, Heiler/-in, Physiotherapeut/-in oder Psychotherapeut/-in und in vielen anderen Heilberufen unterstützen. Lassen Sie uns gemeinsam für ein gesundes, heiles und schönes menschliches Miteinander sorgen! Krankheit war gestern, heute darf Heilung auf allen Ebenen geschehen.

2 Inspiriert zu dem Titel »Kohärenz-Medizin« wurden wir von den Mitgliedern des Wasservereins »Quellen des Lebens«.

Ihr Körper ist ein Wunder

Wenn Sie das Wunder des Lebens nicht erkennen, können Sie sich selbst nicht sehen.

Stellen Sie sich einmal vor, es gäbe ein Gerät, das aus 80 Billionen Bausteinen besteht. Das sind 80 000 Milliarden Teilchen, die nur wenige Mikrometer groß sind, unterschiedliche Einheiten bilden und in verschiedenen Gruppen zusammenarbeiten. In jedem einzelnen dieser Teilchen laufen permanent diverse Vorgänge ab: in ihnen sind die Baupläne wie auf einem Chip gespeichert, sie produzieren ständig Massen an Energie, bauen Eiweißketten auf, nehmen Stoffe in ihr Inneres auf und speichern diese, verpacken Flüssigkeiten für den Transport in kleine Bläschen und setzen biochemische Reaktionen in Gang. Das tun sie rund um die Uhr, sie arbeiten unermüdlich. Zusammengenommen entspricht der tägliche Verbrauch und Neuaufbau an Energie dieses Gerätes genau seinem Gewicht. Wiegt es 70 kg, dann verbraucht es täglich 70 kg Energie und baut 70 kg neue Energie auf. Jede Einheit des Gerätes ist für viele unterschiedliche Aufgaben und Funktionen zuständig. Dabei kennt jedes Teilchen seinen Platz und seine Aufgaben. Geht ein Teilchen durch Altersschwäche kaputt, wird es aufgelöst, und es bildet sich an der gleichen Stelle ein neues Teilchen, das die Aufgaben und Funktionen übernimmt.

Klingt das nach einer fantastischen Erfindung, nach einem Wundergerät? Das Gerät sind Sie. Jeder menschliche Körper bildet eine unglaubliche Funktionseinheit. Während jedes Atemzugs laufen Millionen verschiedener Prozesse in Ihrem Körper ab. Die meisten funktionieren automatisch, ohne dass Sie daran denken oder etwas beitragen müssen. Ihr Körper arbeitet ständig für Sie und die Erhaltung Ihres Lebens, in jedem Augenblick, den Sie hier auf Erden verbringen. 80 Billionen Körperzellen bilden die Einheit Ihres Körpers. Manche haben sich zusammengeschlossen und bilden spezielle Körperorgane mit ganz unterschiedlichen Aufgaben und Funktionen. Wenn Sie gesund sind, arbeitet alles nach einem Plan, der in jeder Ihrer Zellen vorhanden ist.

Alle 3 bis 4 Jahre besitzt Ihr Körper fast vollständig neue Zellen, ohne dass es zu Funktionsausfällen kommt. Die Lebensdauer der meisten Körperzellen liegt zwischen 1,4 Tagen und 222 Tagen.

Körperzellen verschiedener Organe [3]	Lebensdauer im Durchschnitt
Dünndarm	1,4 Tage
Magen	1,8 Tage
Enddarm	6,2 Tage
Haut	19,2 Tage
Harnblase	66,5 Tage
Rote Blutkörperchen (Erythrozyten)	120 Tage
Leber	222 Tage
Weiße Blutkörperchen (Lymphozyten)	5 Tage bis mehrere Jahre
Knochenzellen	25–30 Jahre
Eizellen	werden nicht erneuert
Nervenzellen	werden nicht erneuert
Gehirnzellen	werden nicht erneuert

Zellen, die langfristig dem Immunsystem dienen, wie die weißen Blutkörperchen und die Knochenzellen leben am längsten. Am schnellsten erneuern sich die Schleimhautzellen des Magen-Darm-Trakts, die mit dem Stuhlgang ausgeschieden werden und ein Drittel des Stuhls bilden.

> **In jeder Sekunde sterben etwa 50 Millionen Ihrer Körperzellen ab, und es bilden sich 50 Millionen neue Zellen.**

Dieser Erneuerungsprozess läuft automatisch ab, solange wir am Leben sind. Die Telomere, die nicht kodierten, einzelsträngigen Enden der Chromosomen, die gleichzeitig ein Strukturelement der DNA sind und für deren Stabilität sorgen, verkürzen sich mit jeder Zellteilung. Ist das Telomer aufgebraucht, geht die Zelle zugrunde. Unsere Stammzellen, z. B. im Knochenmark, die in ihrer späteren Funktion nicht festgelegt sind, unsere Keimzellen, also Ei- und Samenzellen, und die Zellen des Immunsystems besitzen ein besonderes Enzym, die Telomerase, die diese Telomer-Verkürzung ausgleicht. Auch Krebszellen haben dieses Enzym, sodass die bösartige Zelle sich nicht selbst zerstört.

Eine Zelle beginnt immer dann mit der Selbstzerstörung (Apoptose), wenn innere oder äußere Signale ihr dies befehlen. Alle Körperzellen stehen durch chemische Botenstoffe in unmittelbarem Kontakt mit den umliegenden Zellen. Bricht dieser Kontakt ab,

3 Kunsch und Kunsch: Der Mensch in Zahlen: Eine Datensammlung in Tabellen mit über 20000 Einzelwerten. Spektrum Akademischer Verlag 2000.

stirbt normalerweise die Zelle. Ein solches Signal kann eine Zerstörung der Mitochondrienwand oder die Besetzung der Rezeptoren der Nachbarzellen durch schädliche oder giftige Botenstoffe sein. Auch hohe Dosen von UV- oder Röntgenstrahlen sowie Infektionen können Auslöser des Zelltods sein. Ist der DNA-Schaden der Zelle klein, wird er repariert. Ist er zu groß, zerstört sich die Zelle selbst, um nicht zu entarten.

Eine Körperzelle teilt und vermehrt sich nur, wenn die benachbarten Zellen sie dazu auffordern.

Dadurch bilden die Zellen eine Art Gemeinschaft im gesunden Körper und sorgen für den Aufbau von Organen und Geweben. Krebszellen durchbrechen diese Kontrolle, beachten die nachbarschaftliche Beschränkung nicht mehr und verlassen auch das ursprüngliche Gebiet. Fast jeder ältere Mensch entwickelt wenige entartete Zellen[4] in verschiedenen Geweben, ohne dass sich Blutgefäße bilden und es zum Ausbruch einer Krebserkrankung kommt. Viren verbreiten sich ebenfalls durch ein Eingreifen in den Zellkreislauf. Sie selbst können sich nicht vermehren und benötigen eine lebende Wirtszelle, die ihren gespeicherten Bauplan für weitere Viren ausführt. Normalerweise erkennen unsere Körperzellen das Eindringen eines Virus und leiten die Zellzerstörung ein. Dies kann der Virus jedoch verhindern, bis er sich erfolgreich vermehrt und ausgebreitet hat.

Ihr Organismus ist über die Immunzellen in der Lage, zu erkennen, was zu Ihnen gehört und was Fremdmaterial ist. Dafür haben wir in erster Linie die weißen Blutkörperchen (Leukozyten), die im Blutkreislauf und im lymphatischen System zu finden sind. Konzentriert sitzen sie in den Lymphknoten, in der Milz und dem Thymus. Diese wichtigen Immunzellen besitzen an ihrer Oberfläche, in der Zellwand, bestimmte Moleküle bzw. Rezeptoren, die eine fremde Struktur nach dem Schlüssel-Schloss-Prinzip identifizieren. Kommt eine fremde Struktur, z. B. ein Bakterium, im Körper an, wird es zunächst zerkleinert, und die Bruchstücke werden den Immunzellen von antigenpräsentierenden Zellen dargeboten. Die einzelnen Lymphozyten haben unterschiedliche Erkennungsrezeptoren. Wird nun eine Struktur als fremd erkannt, dann vermehren sich nur die Lymphozyten, die den entsprechenden Rezeptor besitzen. Diese gleichartigen Lymphozyten bilden sich in den Lymphknoten und der Milz und können den Eindringling neutralisieren.

Diese Prozesse laufen in Ihrem Körper unbewusst und automatisch ab. Es gibt Millionen verschiedener Körperprozesse dieser Art. Auch die Atmung, die Verdauung und die Reflexe gehören dazu – alles Prozesse, die lebensnotwendig sind.

---

4 Black, W. C. & Welch, H. G.: Advances in diagnostic imaging and overestimations of disease prevalence and the benefits of therapy. N Engl J Med 328, 1237–43 (1993).

Jede Minute atmen Sie etwa 17 Mal ein und aus. Pro Tag bewegen Sie ganze 12 000 Liter Atemluft. Von jedem Liter Luft sind 21 Prozent Sauerstoff, doch nicht alles davon gelangt in Ihren Körper. In der Ausatemluft befinden sich immer noch 16 Prozent Sauerstoff. Pro Minute macht das 8,5 Liter Luft und etwa 400 ml Sauerstoff. Der Sauerstoff gelangt über den Blutweg in den gesamten Organismus. Dafür ist Ihr Herz zuständig, das 60–80 Mal pro Minute schlägt. Bei jedem Herzschlag werden 70 ml der 5–6 Liter Blut durch den Körper transportiert. Dies bedeutet, dass Ihr Herz zwischen 4,2 und 5,6 Liter Blut pro Minute pumpt, an einem Tag also 6000–8000 Liter – was für eine enorme Leistung!

Durch Ihre Lungen fließen 4,2–5,6 Liter Blut pro Minute. Dort nimmt es 10 ml Sauerstoff pro 100 ml Blut auf. Wären wir beim Sauerstofftransport auf die Löslichkeit von Sauerstoff in Wasser angewiesen, müssten wir pro Minute 85 Liter durch unseren Körper pumpen, was wiederum einen Herzschlag von 1200 Schlägen pro Minute zur Folge hätte. Das könnte unser Herz niemals bewältigen. Die hohe Löslichkeit von Sauerstoff im Blut verdanken wir den roten Blutkörperchen (Erythrozyten). Sie sehen: Unser Körper ist ein perfekt abgestimmtes System.

Auch unser Nervensystem ist ein Wunder der Natur. Das Gehirn wiegt im Durchschnitt 1300 Gramm und hat zwischen 1000 und 10 000 Schaltstellen für die Übertragung von Signalen pro Nervenzelle. In Ihrem Rückenmark befinden sich 1 Billion Nervenzellen, in Ihrem Gehirn 1000 Billionen, also 1 Billiarde.

Das bedeutet, dass Ihr Gehirn 1 000 000 000 000 000 Schaltstellen zur Übertragung aller Signale zur Verfügung hat.

In Ihrem Bauch liegt der Darm, der bis zu 8 Meter lang ist, aber nur wenige Zentimeter im Durchmesser misst. Durch die Struktur der Schleimhaut verfügt er über eine Oberfläche von 400–500 Quadratmetern. Sie ist größer als die Ihrer Haut, die von Ihrer Größe und Masse abhängig ist. Ein Mensch mit 70 kg Körpergewicht bei 1,70 Metern Größe hat eine Körperoberfläche von gerade einmal 1,81 m^2.

Im Laufe eines Lebens durchwandern den Darm 30 Tonnen Nahrungsmittel und 50 000 Liter Wasser.

Jede Mahlzeit, die wir zu uns nehmen, wandert durchschnittlich 3 Tage lang durch unseren Verdauungstrakt. Im Darm existieren 100 Billionen Mikroorganismen, in jedem Gramm Stuhl sind mehr Mikroorganismen, als es Menschen auf der Erde gibt. Man vermutet, dass es im Darm zwischen 1000 und 1400 verschiedene Bakterienarten gibt, die unserer Verdauung, unserem Stoffwechsel und unserer Gesundheit dienen.

Ist es nicht erstaunlich, was Ihr Körper täglich leistet? Wie besonders ausgeklügelt alles in Ihnen funktioniert, ohne dass Sie sich damit beschäftigen müssen?

Der Stoffwechsel und die Enzyme

Enzyme sind der Schlüssel für das Leben.

Alle lebenden Organismen benötigen für die Aufrechterhaltung ihres inneren Gleichgewichts und für das Wachstum Energie sowie Bausteine für den Aufbau der verschiedenen Gewebe und Strukturen. Dafür führen wir uns täglich Nahrung zu und verstoffwechseln diese, um sie in eine Form zu bringen, in der unser Körper sie aufnehmen und in verschiedenen Organen ab- und umbauen kann. Alle Vorgänge der Energiegewinnung und den Aufbau von Körperbestandteilen nennt man Stoffwechsel. Die Stoffwechselvorgänge werden durch Enzyme katalysiert und beschleunigt, andernfalls würde es viel zu lange dauern, bis die notwendige Energie und die wichtigen Körperbestandteile bereitgestellt wären.

Enzyme sind komplexe Eiweißstoffe, die von allen Zellen im menschlichen (und auch tierischen) Organismus hergestellt werden. Sie spalten große Nahrungsmoleküle in kleinere Einheiten auf, die dann vom Körper aufgenommen werden können. Jedes körpereigene Organ besitzt unterschiedliche Enzyme mit spezifischen Funktionen. Dabei regulieren unsere Hormone die Aktivität der Enzyme je nach Bedarf.

Alle chemischen Reaktionen im Organismus sind von Enzymen abhängig.

Dies betrifft die Regeneration der Körperzellen und des Gewebes, die Beseitigung von Giftstoffen und Abfallprodukten wie auch die Funktion unseres Immunsystems. Selbst die Aufnahme und die Wirkung von Vitalstoffen und Hormonen sind enzymabhängig. Wichtige Sinnesfunktionen wie Hören, Sehen, Riechen und Schmecken wären ohne Enzyme ebenso unmöglich wie das Atmen oder die Bewegung.

Ohne Enzyme ist kein Leben möglich.

Unser menschlicher Organismus verfügt über drei Arten von Enzymen:

- Verdauungsenzyme: Diese werden im Körper selbst gebildet, durch die Verdauungsorgane (Speicheldrüsen, Magen, Bauchspeicheldrüse, Dünndarm) freigesetzt und helfen bei der Aufspaltung der Nahrungsbestandteile.

- Nahrungsenzyme: Sie sind in rohen Lebensmitteln (Obst, Gemüse, Salat) enthalten. Durch eine Hitzeeinwirkung ab 42° Celsius werden sie jedoch zerstört. Auch sie dienen der Aufschlüsselung der Nahrungsbestandteile, also unserer Verdauung.

- Stoffwechselenzyme: Sie werden in den Körperzellen produziert und kommen überall im Körper vor. Sie dienen der Organfunktion und werden daher in großen Mengen benötigt.

Spezifische Aufgaben der Enzyme im Organismus:

- Verbesserung der Verdauung
- Bereitstellung von Energie
- Verbesserung des Immunsystems
- Schutz vor oxidativem Stress und Alterungserscheinungen
- Schutz vor Entzündungen
- Schutz vor Krankheiten
- Schutz vor Allergien
- Verbesserung der Gelenk- und Muskelfunktionen, Reduzierung von Schmerzen
- Schutz vor Nebenwirkungen von Medikamenten, Narkosen, Chemotherapien und Bestrahlungen
- Vorbeugung von Herzerkrankungen
- Verbesserung der Wundheilung nach Operationen und Verletzungen

80% der Körperenergie wird durch die Verdauung verbraucht.

Wenn der Mensch unter starkem Stress steht oder an einer Krankheiten leidet, benötigt er zusätzliche Energie und Enzyme, um diese bereitzustellen. Je älter ein Mensch wird, desto weniger Enzyme kann sein Körper selbst herstellen, und umso mehr ist er auf eine Zufuhr von außen angewiesen. Dabei spielt die Qualität der Nahrungsmittel eine genauso wichtige Rolle wie die von Vitalstoffen.

Sämtliche Krankheiten beruhen auf einem Ungleichgewicht oder einem Mangel an Enzymen.

Über die Verbrennung der Nahrung gewinnen wir Energie, setzen Kohlendioxid frei und verbrauchen Sauerstoff. Die Hauptenergieträger sind Fette (9,3 kcal/g), Kohlenhydrate (4,1 kcal/g), Eiweiße (4,1 kcal/g) und auch Alkohol (7,1 kcal/g). Die Produktion von Energie und ihr Verbrauch im Organismus sind zeitlich versetzt, daher müssen wir die Energie speichern. Eine langfristige Speicherung findet in Form von Fettgewebe statt, was bei den meisten Menschen unbeliebt ist. Diese Energiereserven können bei Bedarf innerhalb von Stunden oder Tagen mobilisiert werden. Mittelfristige Speicher stellen Energie innerhalb von Minuten zur Verfügung. Dazu wird in der Leber und der Muskulatur Glykogen (Zucker) abgelegt. Energie, die wir innerhalb von Sekunden benötigen, wird in den Körperzellen in Form energiereicher Phosphatverbindungen bereitgehalten.

Stoffwechselstörungen können aufgrund eines vererbbaren Enzymdefektes (Erbkrankheit) oder durch ein Überangebot oder einen Mangel an Nährstoffen entstehen.

Die meisten Stoffwechselstörungen entstehen durch eine Überernährung kombiniert mit Bewegungsmangel, vor allem, wenn ein vermehrter, d.h. täglicher Alkoholkonsum vorliegt. Durch genetische Veranlagung wird die Bildung einer Stoffwechselstörung beschleunigt. Beispiele für typische Stoffwechselstörungen sind Fettstoffwechselstörungen mit einem hohen Cholesterinspiegel und erhöhten Triglyceriden oder Diabetes mellitus, bei dem der Zuckerstoffwechsel gestört ist. Auch Gicht ist eine Stoffwechselstörung, bei der ein Abbauprodukt, die Harnsäure, erhöht ist und in Gelenken abgelagert wird.

Der Körper schwingt

Lassen Sie sich von der Schwingung durch Ihr Leben tragen, und Sie werden Leichtigkeit und Frieden spüren.

Unser Körper besteht aus Energie, die in einer bestimmten Frequenz schwingt. Auch jedes unserer Organsysteme hat eine ganz spezifische energetische Frequenz. Sind alle Körperfunktionen und Organsysteme gesund, herrscht eine harmonische Schwingung. Kommt es jedoch zu einem Ungleichgewicht in einem Bereich des Körpers, verändert sich auch die Schwingungsenergie, und es entstehen Störungen im Organismus. Die Schwingung ist nichts anderes als ein Senden und Empfangen von anderen Energien. Daraus entsteht eine bestimmte Frequenz, also sich ständig wiederholende Schwankungen einer bestimmten Größe. Die Abweichung vom Mittelwert ist die Amplitude, die Häufigkeit der Wiederholung die Frequenz der Schwingung. Je höher die Frequenz (in Hertz), desto schneller ist die Schwingung.

Eine Schwingung ist immer dann harmonisch, wenn sie eine der drei folgenden Bedingungen erfüllt, da sie dann automatisch auch die beiden anderen Bedingungen erfüllt.

1. Die Zeit-Orts-Funktion ergibt sich als Projektion der Kreisbewegung.
2. Die Zeit-Orts-Funktion ist eine Sinusfunktion.
3. Die rücktreibende Kraft ist proportional zur Auslenkung.

Die Frequenz einer harmonischen Schwingung ist unabhängig von der Amplitude. Doch was bedeutet das nun im Hinblick auf unsere Gesundheit?

Die Atome unserer Körperzellen schwingen, solange sie am Leben sind. Auch das körpereigene Informationssystem nutzt Schwingungen, denn die Informationen werden durch winzige elektrische Ströme, also geladene Teilchen, vom Gehirn über die Nervenbahnen bis zum Zielorgan weitergegeben. Bei elektrischen Strömen handelt es sich um elektromagnetische Schwingung. Das Ersetzen von abgestorbenen Zellen, das Auslöschen von Eindringlingen und der Transport von Nährstoffen zum Zielgewebe läuft über diese elektromagnetischen Schwingungen ab, vor allem im Bindegewebe mit seinen Faszien. Unser gesamter Organismus verfügt daher über ein hoch entwickeltes Informationssystem, das auf die kleinste Änderung einer Frequenz reagiert. Es steuert alle biochemischen Abläufe des Körpers. Kommt es zu Störungen in der Steuerung eines biologischen Ablaufs, treten körperliche Symptome oder Krankheit auf.

Das Fasziengewebe ist demnach unser Informationssystem im Körper. Es besteht aus Kollagenfasern, Wasser und körpereigenen Klebstoffen, sorgt für die Stabilität, Elastizität und Gleitfähigkeit unseres Körpers und der inneren Organe. Es umhüllt sämtliche Muskeln, Knochen, Sehnen, Bänder, Blutgefäße, Lymphgefäße und Organe und sorgt für die Einheit des Organismus. Aufgrund ihrer hohen Wasserbindefähigkeit sind die Faszien ein ideales Informations- bzw. Schwingungsmedium.

Wenn wir mit anderen Menschen zusammentreffen, werden wir von deren Schwingung ebenso beeinflusst wie von Musik, aber auch von Farben und Gegenständen. Manche Schwingung oder Energie empfinden wir als angenehm und wohltuend, andere stören und irritieren uns. Doch nicht nur jede Zelle unseres Körpers hat eine bestimmte Schwingungsfrequenz, auch Bakterien, Pilze und Viren senden Schwingungen aus, die Einfluss auf unseren Organismus nehmen.

Wasser ist ein sehr gutes Medium für Schwingungen, und unser Körper besteht zu einem Großteil daraus. Zahlreiche Wasserforscher haben bewiesen, dass Wasser harmonische Strukturen zeigen kann, wenn es unter dem Dunkelfeldmikroskop oder mit anderen Verfahren abgelichtet wird. Die Bilder spiegeln dabei die energetischen und physikalischen Einflüsse auf einzelne Wassertropfen wider. Auch die Homöopathie stellt eine Schwingungstherapie dar, denn in ihren Arzneien ist kein wirksames Molekül enthalten, sondern nur dessen Information in hoher Potenz (Schwingungshöhe).

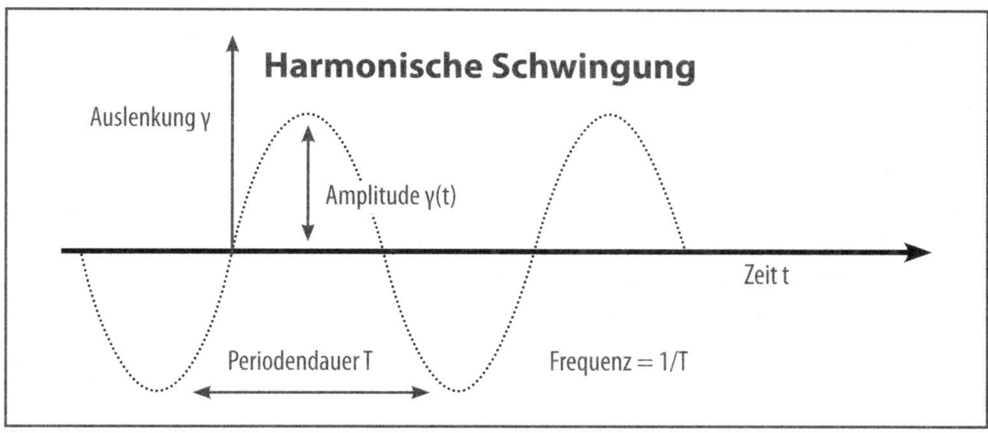

Nicht nur unser Körper ist der Schwingung unterworfen, auch unsere feinstofflichen Anteile wie die Aura – unser energetisches Umfeld – und unsere Seele schwingen in einer bestimmten Frequenz. Langsamere seelische Frequenzen fühlen sich erdverbundener, körperlicher, stabiler und beständiger an. Höhere Frequenzen wirken eher überschäumend, sprunghaft, luftig und ätherisch. Menschen, deren seelischer Anteil langsam schwingt, brauchen für seelische Erfahrungen länger, allerdings sind diese beständiger, sicherer und tief greifender. Menschen mit höherer seelischer Schwingung machen meist mehr seelische Entwicklung in kürzerer Zeit durch, allerdings ist diese eher ein wackliges Konstrukt, und es besteht die Gefahr, von einer Entwicklung in die nächste zu rauschen und manches nicht wirklich in sich zu verankern. Beides hat seine Vor- und Nachteile, und die Seele entscheidet sich selbst für die gewählte Frequenz, die in diesem Leben am besten zum Menschen passt. Wenn wir auf andere Menschen treffen, dann fühlen wir uns meist am wohlsten, wenn sie über eine ähnlich hohe Frequenz verfügen. Wir empfinden uns dann als energetisch verbunden und spüren Harmonie zwischen uns. Nicht jede Seele sollte in diesem Leben versuchen, ihre Schwingung zu erhöhen. Manchmal ist das Gegenteil von Vorteil, denn in der eigenen Ruhe liegt viel Kraft, und es gelingt mit langsamerer Schwingung leichter, zum eigenen Selbst zu finden, auch wenn es länger dauert.

Seelische Entwicklung braucht seine Zeit und sollte niemals von außen gepuscht werden. Sonst besteht die Gefahr, sich geistig zu verirren und den Bezug zum Menschsein zu verlieren.

Doch die menschliche Zeit ist sowieso nur relativ, und jede Seele kommt zum eigenen Ziel, wenn sie ihrem eigenen Rhythmus folgt.

Auch unser Geist besteht aus Schwingung, denn jeder Gedanke und jedes Gefühl schwingt in einer bestimmten Frequenz. Unsere Gedanken lassen Gefühle in uns entstehen, und beide schwingen nach außen. Die ausgesendete Frequenz zieht dann Ereignisse, Menschen und Situationen in unser Leben, die gleich schwingen. Das kann man gut anhand des Gefühls der Niedergeschlagenheit sehen, das bei zu vielen Sorgen entsteht. Denn dieses Gefühl ist sehr ansteckend, und wenn wir mit jemandem in Kontakt kommen, der trübsinnig ist, zieht uns das schnell hinunter auf eine ähnliche Schwingung, vor allem, wenn uns der Mensch nahesteht. Viele Gefühle, die wir als unangenehm empfinden, haben niedrige Schwingungen: Trauer, Sorgen, Ärger, Groll, Rache, Hass, Neid, Schuld, Depression, Angst.

Ängste und Depressionen gehören zu den niedrigsten Schwingungsfrequenzen.

Gefühle, die wir als angenehm empfinden, haben eine hohe Schwingungsfrequenz: Liebe, Dankbarkeit, Glück, Freude, Hoffnung, Zufriedenheit, Leidenschaft. Auch diese Gefühle wirken oft ansteckend und erhöhen unsere eigene Frequenz.

Am höchsten ist die Schwingung von Freude, Dankbarkeit und Liebe.

Empfinden wir die meiste Zeit über Gefühle, die eine niedrige Schwingung haben, dann wirkt sich dies auch auf unseren Körper aus, und es kommt nach einiger Zeit zu Störungen. Diese breiten sich immer weiter aus, wenn der niederfrequente Schwingungszustand lange erhalten bleibt. Ist der Zustand nur vorübergehend, kann unser Organismus ihn kompensieren, allerdings nicht über Jahre hinweg. Je mehr Störungen im Körper vorhanden sind, desto leichter können Bakterien, Viren, Pilze oder Umweltgifte unseren Organismus angreifen und krank machen. Auch Autoimmunerkrankungen, Allergien oder Krebszellen breiten sich bei lang anhaltend niedriger Schwingungsfrequenz leichter aus.

Kohärenz – ein Zustand von Ordnung und Gliederung

Zellwasser besitzt den höchsten Ordnungsgrad und damit die höchste Kohärenz.

Alles Kohärente ist harmonisch und schwingt im Gleichklang. Es ergibt Sinn und ist koordiniert, stimmig. Das Wort leitet sich vom lateinischen cohaerere ab, was so viel bedeutet wie »zusammenhängend«. Um zu verstehen, wie wichtig die Kohärenz für unsere Gesundheit ist, müssen wir etwas ausholen.

Jede Körperzelle enthält Mitochondrien, die Kraftwerke für die Bildung von ATP (Adenosintriphosphat), dem universellen Energieträger in lebenden Organismen. Die Mitochondrien selbst sind aus Eiweiß aufgebaut und haben an ihrer Oberfläche plus- und minuspolige Bereiche. Durch die unterschiedliche Ladung können sie sich unter Sonnenlichteinfluss elektromagnetisch wie ein Muskel bewegen. Infolge der Kontraktionen und Dekontraktionen entstehen unterschiedliche Frequenzen, die das elektromagnetische Feld der Zelle verändern und andere Zellteile steuern. Es handelt sich dabei um ein kohärentes Feld, das gebündelt ist wie ein Laser, mit einer Strahlung von 3,5 Elektronenvolt (eV). Diese Strahlung ist genauso stark wie die Wellenlänge des UV-Lichts (380 Nanometer) und entspricht einer Schwingungsfrequenz von 1015 Hertz. Dabei handelt es sich um die gleiche Frequenz, mit der die Zell-DNA als Sender und Empfänger mit dem Nullpunktfeld oder der Matrix, einem allumfassenden Energiefeld oder, anders ausgedrückt, dem Kosmos oder dem feinstofflichen Lebensbereich interagiert. Unser gesamter Organismus steht permanent im Wechselspiel mit feinstofflichen Ebenen, der Welt mit einer erhöhten energetischen Schwingung. Daher gibt es auch keine Trennung. Jeder Mensch ist mit dem Nullpunktfeld, der Matrix, verbunden. In den Körperzellen haben wir neben den Mitochondrien auch Mikrotubuli, die für die mechanische Stabilität und Form der Zelle sowie im Zusammenspiel mit anderen Eiweißen für die Bewegung und den Transport innerhalb der Zelle und für die aktive Bewegung der gesamten Zelle sorgen. Alle drei Bausteine – Mitochondrien, DNA und Miktotubuli – wirken elektromagnetisch zusammen, indem sie auf gleicher Wellenlänge (380 Nanometer) in Resonanz schwingen.

Geht diese Schwingungsverbindung verloren, verliert die DNA die Fähigkeit, sich zu reparieren. Bedarf sie einer Reparatur, erfolgt diese normalerweise nachts auf derselben Wellenlänge mithilfe des Hormons Melatonin. Wenn die Verbindung zum

Nullpunktfeld verloren geht, reißt der Energiefluss der Zelle ab, sodass die Kohärenz des Zellwassers zerfällt. Es verliert seine Polung und stirbt dadurch. Die Folge ist der Verlust der Kommunikation mit anderen Zellen. Eine Krebserkrankung ist eine Abkopplung von der Schwingungsfrequenz von 380 Nanometern, die wichtig für unsere kosmische Energiezufuhr ist.

Gesundheit erreichen wir also, wenn wir Kohärenz, Ordnung und Resonanz in unserem gesamten Körper bis hinein in den Zellstoffwechsel erschaffen. Vor allem das Zellwasser muss kohärent, also laserförmig, sein und eine hohe Ordnungszahl besitzen. Kohärentes Wasser ist immer bipolar, wodurch es Lichtinformationsenergie an seinen Grenzflächen aufnehmen und weiterleiten kann. Ist das Körperwasser nicht mehr kohärent, wird es von seinem Umfeld abgekapselt, und der Energiefluss im Körper wird unterbrochen. Die Informationsenergie aus dem Sonnenlicht und aus der Matrix geht verloren, genauso wie der Informationsfluss zwischen DNA, Mitochondrien und Mikrotubuli.

Jedes Wassermolekül besteht aus einem Sauerstoff- und zwei Wasserstoffatomen. Da beide Stoffe unterschiedliche Ladungen (Sauerstoff negativ, Wasserstoff positiv) haben, kann man sich ein Wassermolekül wie eine Art Stabmagneten vorstellen, der weitere Wassermoleküle und andere Stoffe anzieht. Diese wichtige Funktion ist die Basis für Leben. Mehrere Wassermoleküle bilden untereinander Wasserstoffbrücken, die dafür sorgen, dass die einzelnen Wassermoleküle lose zusammenbleiben. Diese Wasserstoffbrücken nennt man Cluster (»Haufen«). Je größer die Clusterstrukturen, desto mehr Wassermoleküle sind beteiligt, und umso reaktionsträger ist das Wasser.

Je kleiner und strukturierter die Wassercluster sind,
desto höher ist die physikalische Energie des Wassers.

Durch die Strukturierung und damit Energetisierung des Wassers verbessert sich die Informationsspeicherung. Je geordneter das Wasser ist, desto kristalliner und harmonischer sind die gebildeten Strukturen. Es bilden sich sogenannte Flüssigkristalle, die vergleichbar mit Schneeflocken oder Eiskristallen sind. Schneekristalle entstehen um einen Kristallisationskern herum, wenn sich in den Wolken winzige eiskalte Wassertropfen anlagern und in dieser Form gefrieren. Dabei entstehen wunderschöne sechseckige Strukturen, die unverwechselbar und einzigartig sind. Wassermoleküle haben die Tendenz, sich in Sechsergruppen zusammenzuschließen. Jedes lebendige Wasser (z. B. Quellwasser, aber auch unser Körperwasser) enthält kristalline Strukturen.

Je mehr kristalline Strukturen vorhanden sind,
desto höher sind die Energie und die Ordnungszahl.

Dies wiederum hat einen positiven Einfluss auf die Gesundheit unseres Organismus, denn die Zelle kann Stoffwechselreste besser beseitigen. Wird Wasser mit einer bestimmten Schwingungsfrequenz behandelt, so gruppieren sich die Wassermoleküle um, sodass sie mit der äußeren Schwingung in Resonanz gehen und ein typisches Muster dieser Frequenz bilden. Unser Organismus geht also in Resonanz mit Schwingungsinformationen. Dieser Vorgang ist sehr wichtig für unsere Gesundheit. Er zeigt, dass wir diese von außen bewusst beeinflussen können, aber auch, dass eine ungesunde Schwingungsumgebung einen negativen Einfluss auf unser Körperwasser hat. Auch Worte und Gedanken haben eine Schwingungsfrequenz, die Einfluss auf unser Körperwasser nimmt.

Der Biophotonen-Forscher Prof. Dr. Fritz-Albert Popp geht davon aus, dass die Körperzellen die Informationen der DNA-Moleküle nur in einer geordneten Wasserstruktur weitergeben können. Bei einer Erkrankung kommt es zu einem Strukturverlust des Zellwassers. Dieser Umstand zeigt sich bei der Kernspinaufnahme (NMR) eines Gehirntumors, denn der im Bild sichtbare weiße Fleck zeigt keine Tumorzellen, sondern lediglich inkohärentes, unstrukturiertes Körperwasser. Dies liegt an den längeren NMR-Relaxationszeiten[5] im Wassermilieu der Zellen und tritt bei vielen verschiedenen Krankheiten auf.

Unser Organismus besteht zu einem Großteil aus Wasser, sowohl inner- als auch außerhalb der Zellen. Das extrazelluläre Körperwasser ist der Hauptinformationsvermittler im menschlichen Organismus und Teil der Matrix. Alle Informationen sind hier gespeichert und stehen allen Zellen gleichzeitig zur Verfügung. Bei einer Körpertemperatur von 37° Celsius können die Informationen am besten abgegeben und auch wieder aufgenommen werden. Die im extrazellulären Wasser gespeicherten Informationen werden über eine bestimmte Struktur der Zellwand (Glykokalix) abgelesen, entziffert und in elektromagnetische Impulse umgewandelt, die dann den Zellstoffwechsel aktivieren. Durch dieses ausgeklügelte System entsteht ein geordneter Informationsfluss im Körper, der diesen gesund hält. Jede Veränderung im kohärenten Wassernetz des Körpers führt jedoch zu einem Strukturverlust und einer schlechten Signalübertragung der Informationen, ähnlich wie bei Störungen im Radio, wenn die Übertragung aufgrund von Interferenzen verzerrt wird. Die Folgen sind Störungen im Zellstoffwechsel, Unwohlsein, Stress, verschiedene Symptome und schließlich Krankheiten.

5 Die bei der Einstrahlung der Resonanzfrequenz absorbierte Energie wird durch Relaxationsprozesse wieder abgegeben; das System kehrt in seinen (energieärmeren) Zustand der Gleichgewichts-Magnetisierung zurück.

Hochstrukturiertes Körperwasser bildet ein flüssigkristallines Netzwerk mit einzelnen sechsseitigen Einheiten, die sich verbinden. Diese kristallinen Strukturen sind flüssig, also beweglich, und gleichzeitig kompakt und fest. Alle körperlichen Strukturen sind von diesem hexagonalen Körperwasser umgeben, das durch seine Stabilität am besten Signale und Informationen übertragen kann, z. B. die Daten der DNS und Schwingungsinformationen. Auch der Abtransport von Giftstoffen (z. B. Medikamenten, Nikotin, Umweltgiften) ist über das strukturierte Wasser leichter und effektiver. Jede Zelle, die von unstrukturiertem Wasser umgeben ist, wird angreifbar.

Mit dem Alter lässt die Strukturierung des Körperwassers nach, sodass die Zellen vermehrt freien Radikalen ausgesetzt werden und ungeschützt sind.

Hexagonales Wasser ist hochstrukturiert und besteht aus acht Wassermolekülen, die einen Sterntetraeder (zwei ineinandergeschobene Dreieckspyramiden) bilden. Es besitzt damit molekulare Kohärenz.[6] In allen natürlichen Systemen wie fließenden und biologisch aktiven Gewässern mit vielen Mikrolebewesen steigt die Konzentration von negativen Wasserstoffionen (H^-) an. Dieses kleinste Element, das bereits vor den Anfängen von Leben auf der Erde vorhanden war, ist die Voraussetzung für jede chemische Reaktion im Erdreich, im Wasser, in Pflanzen, Tieren und Menschen. In unseren menschlichen Zellen sorgen die H^--Ionen durch die Verwandlung ihrer freien elektrisch negativen Ladung in ATP (Adenosintriphosphat) für den Energieträger in lebenden Organismen und den Katalysator der Energieübertragung zwischen allen Körperzellen. ATP dient der Reparatur, der Regeneration und dem Wachstum im Körper.

Jeden Tag bauen wir unser gesamtes Körpergewicht an ATP auf und wieder ab.

Für diese Leistung haben unsere Körperzellen je etwa 100–2000 Mitochondrien. Eine Herzzelle besteht sogar zu 50 % aus Mitochondrien.

Je mehr negativ geladene Wasserstoffionen vorhanden sind, desto höher ist der Redox-Wert, der die Bindung von freien Radikalen und anderen Schadstoffen fördert. Freie Radikale sind sauerstoffhaltige Moleküle, die instabil und sehr reaktionsfreudig sind, da ihnen ein Elektron fehlt. Deshalb entreißen sie dem nächstbesten intakten Molekül ein Elektron – ohne Rücksicht auf Verluste. Das tun sie beispielsweise bei Molekülen der Zellwand, bei Eiweißen wie der DNA, aber auch bei frischer Nahrung. Durch den Elektronenraub kommt es zur Oxidation, die bei einem Übermaß den Körper belastet und zu oxidativem Stress führt. Dieser ist Grundlage verschiedenster Krankheiten, kann aber durch Antioxidantien neutralisiert werden. Auch in diesem

6 Weitere Informationen über das spannende Thema Wasser erhalten Sie beim Wasserverein »Quellen des Lebens« (www.quellen-des-lebens.com).

Fall sorgt Kohärenz für Gesundheit, denn freie Radikale sind durchaus wichtig zur Abwehr von Bakterien, Pilzen und Viren.

Freie Radikale sollten kohärent zu den Antioxidantien im Organismus vorhanden sein.

Für die Gesunderhaltung unseres Organismus ist ein Gleichgewicht zwischen Oxidantien (freien Radikalen) und Antioxidantien (z. B. Vitamin C und E, Selen, Eisen, Zink, Karotinoiden, Harnsäure) besonders wichtig.

Gesundheit verstehen

Die Entscheidung zwischen Gesund und Krank ist nur eine mathematisch errechnete statistische Größe.

Gesundheit ist eines unserer wichtigsten Ziele, denn sie bildet die Basis für vieles im Leben. Wenn wir unter körperlichen Beschwerden leiden, dann fühlen wir uns ausgebremst, unsicher und viel weniger leistungsfähig als sonst. Bei jeder Krankheit oder Störung im Körper treten andere Bedürfnisse und Ziele hinter dem Wunsch nach Gesundheit zurück. Bei einer deutlichen gesundheitlichen Beeinträchtigung werden wir aus unserer bisherigen Lebensbahn geworfen, wir müssen kürzertreten, uns bremsen oder ganz innehalten, bis es uns wieder besser geht.

Eine gesundheitliche Störung zentriert uns auf unser Selbst.

Wir werden gezwungen, auf unsere inneren Bedürfnisse zu hören und ihnen nachzugeben, um wieder gesund und heil zu werden. Das Bedürfnis nach Gesundheit steigt mit der Schwere der Erkrankung immer stärker an, und je kränker wir uns fühlen, desto weniger können wir am äußeren Leben teilnehmen. Wir reduzieren uns zur Not auf die frühkindlichen Bedürfnisse, auf Schlafen und Trinken, um dem Körper die wenige Energie dazu zu überlassen, sich selbst zu heilen. Alles, was wir brauchen, ist Ruhe und möglichst keine Anstrengung, keine Aufregung. Nur das Sein steht im Vordergrund. Natürlich kann man nicht alle körperlichen, geistigen oder seelische Leiden mit Ruhe heilen, sondern braucht oft auch bestimmte Medikamente, medizinische Therapien und natürlich eine gute medizinische Diagnostik. Doch die Ruhe an sich hilft jedem Kranken enorm.

Probleme treten vor allem auf, wenn wir längerfristig gesundheitlich beeinträchtigt sind, weil wir z. B. unter Schmerzen, Bewegungseinschränkungen oder anderen anhaltenden Störungen leiden. Jede Abweichung von der Gesundheit bringt unser inneres Bedürfnis nach Heilung zum Vorschein und startet das frühkindliche Rückzugsprogramm in schwächerer oder stärkerer Ausprägung. Der Mensch tut sich dann sehr schwer, die notwendige Energie aufzubringen, um dennoch ganz und wahrhaftig zu leben. Er empfindet oft keinen Spaß mehr am Leben, es bereitet ihm kaum noch etwas Freude, und er hat zu wenig Kraft, um seinen alltäglichen Aufgaben nachzukommen. Schließlich verfügt er über weniger Energie, als der Körper, der Geist oder die Seele zur Gesundwerdung oder zum Abwenden einer Verschlimmerung benötigt.

Bei einer chronischen gesundheitlichen Störung leiden wir unter Energiemangel für unser äußeres Leben.

Der Mensch fängt an, die Krankheit zum Lebensmittelpunkt zu machen, alles andere wird bedeutungslos oder rückt in Vergessenheit. Dabei wäre es so wichtig, nach einer anfänglichen Reduzierung des Außenlebens zu sich selbst zurückzufinden und den eigenen seelischen, geistigen und körperlichen Weg wieder aufzunehmen, erneut aus sich selbst hinauszugehen. Eine langfristige Krankheit bremst uns im Leben aus, denn genau das ist ihr Sinn und Zweck. Sie dient dem Innehalten und der Neuausrichtung des Lebensweges.

Ihre gesundheitliche Störung will Sie nicht dauerhaft am Leben hindern, sie möchte Sie nur an dem bisherigen seelisch oder geistig ungünstigen Leben hindern.

Jede körperliche, geistige oder seelische Störung teilt Ihnen etwas ganz Entscheidendes mit: nämlich, wo es in Ihrem Leben bisher klemmt. In welchen Bereichen Sie bisher nicht Ihrem eigenen Weg gefolgt sind, welche seelische Erfahrung Sie bisher verweigert haben. Es ist wichtig, sich dieser Erfahrung zu öffnen, den Weg des Schmerzes, des körperlichen, seelischen oder geistigen Leids anzunehmen und den Sinn dahinter zu verstehen. Denn nichts in Ihrem Leben geschieht ohne Grund. Keine Erfahrung, keine Herausforderung ist umsonst. Alles dient uns auf einer bestimmten Ebene, auch wenn wir dies aus der menschlichen Sichtweise nicht immer verstehen.

Wenn Sie wissen wollen, warum etwas in Ihrem Leben geschieht, dann begeben Sie sich auf die seelische Ebene Ihres Seins, und betrachten Sie Ihr Leben aus einer objektiven Perspektive, ohne Gefühle der Abwehr, des Unverständnisses, des Frusts oder der Wut mit hineinzunehmen. Nehmen Sie sich selbst ganz heraus aus der Betrachtung, als ginge es Sie nichts an und Sie betrachteten das Leben eines Freundes. Nun schauen Sie sich die gesundheitliche Störung und ihre Auswirkungen an: Worin schränkt sie Ihren Freund ein? Was gilt es, zu reduzieren, weil es durch die Erkrankung nicht mehr so geht wie zuvor? In welchem körperlichen oder geistigen Bereich liegt die Störung? Welche Aufgabe hat das entsprechende Organ, Gelenk, Gewebe, das dauerhaft erkrankt ist? Nun übersetzen Sie die Einschränkung vom Körperlichen ins Seelische und Geistige. Welche seelischen und geistigen Themen werden durch die gesundheitliche Störung berührt? Und umgekehrt, welche seelische Beeinträchtigung liegt hinter der psychischen Störung, z. B. dem Burn-out oder der Depression? Wie begann der Leidensweg, den er nun geht? Haben seine berufliche Situation oder private Ereignisse ihn in das Gefühl der Aussichtslosigkeit gebracht? Was war letztlich der Auslöser seines Zusammenbruchs?

Diese Fragen für sich selbst zu beantworten, ist nicht leicht, denn unser Leben sehen wir oft gefiltert und erkennen die eigenen Probleme nicht. Daher ist es leichter und zielführender, sich von jemand Außenstehendem therapeutisch helfen zu lassen.

Jede Selbstheilung benötigt die Selbsterkenntnis des eigentlichen Problems.

Dies gelingt Ihnen nur durch absolute Offenheit und das Vertrauen in Sie selbst und in Ihren begleitenden Therapeuten. Jedes Verdrängen, jedes Verweigern, jedes Wegschauen, jede Flucht in andere Probleme und jedes Verschließen verstärkt das gesundheitliche Problem. Wie bei einer tief sitzenden Entzündung muss diese geöffnet und offenbart werden, bevor sie von innen heilen kann. Eine oberflächliche Behandlung führt nur zu einem kurzfristigen Erfolg, aber niemals zur kompletten Gesundung. Nur wenn Sie alle seelischen, geistigen und körperlichen Bereiche, die beeinträchtigt sind, behandeln, kann wahre Heilung geschehen. Und das Heilsein ist unser aller Ziel im Leben. Wir wollen uns ganz, vollkommen und unangreifbar fühlen. Wir möchten uns kraftvoll fühlen und unseren Aufgaben gewachsen sein. Wir wünschen uns die Macht über unser Dasein, über unser Leben und unsere gesamte Existenz. Das Ziel ist ein gesundes, langes und erfülltes Leben, an dessen Ende wir einfach einschlafen in dem Wissen, dass alles gut ist, wenn wir jetzt gehen.

Ein leichter Tod gelingt durch Annahme des eigenen Lebens, der eigenen Existenz mit allem, was war, was ist und was sein wird.

Nur, wenn wir am Ende unseres Lebens im Reinen mit uns und unserem gesamten Leben sind, können wir ohne Kampf, Stress oder Schmerz die menschliche Existenz aufgeben für eine andere Art des Daseins. Dafür müssen wir lakzeptieren, dass wir mit jedem Tag, der vergeht, älter werden, dass sich mit jedem Jahr, das wir leben, unser Körper verbraucht und abnutzt. Dass Falten in unserem Gesicht entstehen, dass es mal hier zwickt und mal da. Jede Materie nutzt sich im Laufe der Jahre durch ständige Benutzung ab. Warum also nicht auch Ihr Körper? Alles bekommt Ecken und Kanten, jeder Stuhl, jeder Schrank, jede Tür. Das sind die Spuren des Lebens. Werden Sie sich einmal bewusst, was Sie alles von Ihrem Körper verlangen. Wie oft beachten Sie seine Bedürfnisse? Und wie oft haben Sie Ihre eigenen Grenzen schon überschätzt und mehr getan, als gut für Sie war? Waren Sie immer in der Balance zwischen Ruhe, Entspannung, Bewegung und Sport? Wie ausgeglichen war Ihre Ernährung? Wie viel Sonne, Umwelteinflüsse, Wind und Wetter haben Sie Gesicht und Händen zugemutet und ihnen wie viel Pflege, Schatten und sauberes Wasser gegönnt? Wie waren Ihre Gedanken über die vergangenen Jahre: Herrschten Dankbarkeit, Frieden und Liebe oder Wut, Ärger, Sorgen und Zorn vor?

Eine gesunde Balance bringt Heilung. Doch natürlich unterliegen wir alle dem Gesetz des Alterns. Wir werden niemals mit sechzig Jahren wie ein Zwanzigjähriger aussehen. Dafür sind unser Geist und unser Seelendasein reifer als in jungen Jahren.

Die Gesundheit liegt in uns selbst, wenn wir unser menschliches Dasein als das ansehen, was es ist: zeitlich begrenzt und mit jedem Tag ein Geschenk.

Wann fühlen Sie sich persönlich gesund? Denn Gesundheit hat keine klaren Grenzen und ist nur schwer definierbar. Die Weltgesundheitsorganisation definierte sie 1948 so:

»Gesundheit ist ein Zustand völligen psychischen, physischen und sozialen Wohlbefindens und nicht nur das Freisein von Krankheit und Gebrechen. Sich des bestmöglichen Gesundheitszustandes zu erfreuen, ist ein Grundrecht jedes Menschen, ohne Unterschied der Rasse, der Religion, der politischen Überzeugung, der wirtschaftlichen oder sozialen Stellung.«[7]

Gesundheit wird von uns Menschen sehr subjektiv empfunden. Ein und dieselbe Störung empfindet der eine Mensch als gesundheitlich beeinträchtigend, ein anderer misst ihr kaum Bedeutung bei. Der Übergang von Gesundheit zu Krankheit ist fließend und beinhaltet Grauzonen. Ein Mensch kann nach medizinischer Definition krank sein, sich aber gesund fühlen. Andererseits kann ein Mensch sich krank fühlen, obwohl die moderne Medizin nichts feststellen kann und ihn als gesund deklariert. Eine weitere Definition der WHO von Gesundheit lautet:

7 Satzung der Weltgesundheitsorganisation (»Constitution of the World Health Organization«) vom 07.04.1948, S. 1.

»Gesundheit ist ein positiver funktioneller Gesamtzustand im Sinne eines dynamischen biopsychologischen Gleichgewichtszustandes, der erhalten bzw. immer wieder hergestellt werden muss.«[8]

Das beschreibt die Gesundheit recht gut, denn man erkennt an dieser Definition, dass der Zustand nicht starr ist, sondern sich ständig verändern kann. Es geht um ein Gleichgewicht zwischen biologischen Funktionen des Körpers (neuronal, hormonell, biochemisch) und dem Verhalten. Dieses Gleichgewicht ist abhängig von biologischen, psychischen und sozialen Komponenten und muss von jedem Individuum stets aufs Neue erreicht werden. Um gesund zu bleiben, muss der Mensch also an seiner inneren Balance arbeiten und jede Verschiebung in eine Richtung – egal ob körperlich, geistig oder seelisch – ausgleichen, sodass ein Zustand von Harmonie und Kohärenz entsteht.

Gesundheit bedeutet Gleichgewicht, Balance, Harmonie und Kohärenz.

8 »Health promotion: A discussion document on the concept and principles.« WHO 1986, S. 1.

Krankheiten heilen durch Kohärenz-Medizin

Bei jeder Krankheit fehlt die Ordnung.

Wenn wir gesund bleiben wollen, ist es enorm wichtig, das Gleichgewicht zu wahren. Dies gilt sowohl im Verhältnis von Körper, Geist und Seele als auch in jedem der drei Bereiche für sich. Alles, was wir in einem der Bereiche bewirken, hat einen energetischen Einfluss auf uns und führt zu einer Reaktion. Diese kann positiv sein, aber natürlich auch negativ. Vieles nehmen wir jedoch unbewusst in unser Sein auf. Wir bemerken die minimalen Veränderungen oft nicht, denn unser Sein ist in der Lage, leichte Schwankungen auszugleichen. Vorstellen kann man sich das wie ein kleines Boot auf dem Wasser. Jede Welle bewegt das Boot erst in die eine Richtung und danach in die andere. So wird jede Schwingung des Wassers wieder ausbalanciert, ohne dass das Boot Schaden nimmt. Erst wenn der Einfluss einer Welle, z. B. im Sturm, zu stark wird und das Boot es vor der nächsten Welle nicht mehr schafft, die Bewegung auszugleichen, schwappt Wasser hinein, und irgendwann kommt es zum Kentern und Untergang des Bootes.

Ähnliches geschieht in unserem Körper. Alles Leben unterliegt einem Auf und Ab, und permanent gleichen wir diese Schwingungen aus. Wichtig ist dabei, dass die Balance gewahrt bleibt. Je stärker die Schwingung in eine Richtung geht, desto stärker muss auch die Gegenkraft ausfallen. Das Ziel der Kohärenz-Medizin ist es, die Balance wiederherzustellen und diese zu wahren.

Balance im Körper

Alles, was wir uns von außen zuführen, trägt eine bestimmte Schwingung in sich. Jedes Nahrungsmittel und jedes Getränk enthält Wasser mit bestimmten Informationen. Diese Informationen gelangen durch die Aufnahme im Magen-Darm-Trakt in unseren körperlichen Organismus und führen zu einer Veränderung. Je mehr Informationen ein Nahrungsmittel enthält, desto stärker verändert es unseren Körper. Der Körper braucht Informationen, um am Leben zu bleiben und die innere Balance aufrechtzuerhalten. Jedoch enthalten viele Nahrungsmittel auch Informationen, die unser inneres Gleichgewicht angreifen und stören. Gesunde Informationen sind Nährstoffe, Vitalstoffe und gesundheitsförderliche Wirkungen, wie sie spezielle Kräuter enthalten. Jedes natürliche Nahrungsmittel enthält gesundheitsfördernde Schwingungen für unseren Organismus. Das Problem ist, dass moderne Nahrungsmittel nicht mehr im Gleichgewicht der Natur entstanden sind, sondern durch unnatürliche Düngemittel, Zusatzstoffe, Medikamente, Pestizide etc. verändert wurden. Dadurch enthalten sie oftmals zu wenig Vitamine, Mineralstoffe und Spurenelemente, die entscheidend für unsere zelluläre Gesundheit sind, aber jede Menge Stoffe, die unsere innere Balance stören. Trinken wir beispielsweise zuckerhaltige Limonade, dann führen wir unserem Körper süße Informationen zu, und die Körperzellen leiden an einem Zuviel an Glukose im Körperwasser. Diese zusätzliche Zuckermenge muss der Organismus wieder ausgleichen, um die Balance herzustellen. Dies schafft er sicherlich jahrelang, doch irgendwann kentern die einzelnen Zellen und gehen unter, sodass es zu einer gestörten Bauchspeicheldrüsenfunktion kommt. Wird der Zuckerkonsum beibehalten, kommt es zu einem Überschuss an zuckerhaltigem Körperwasser, und eine Zuckerkrankheit entsteht. Von dem Ungleichgewicht sind jedoch nicht nur die Bauchspeicheldrüsenzellen betroffen, sondern auch viele andere Zellen im Organismus. Daher entstehen bei Diabetes mellitus auch viele unterschiedliche Folgeerkrankungen. Bei manchen Menschen besteht bereits eine genetische Vorbelastung, da schon die Vorgenerationen zu viel Zucker aufgenommen haben, sodass die Dysbalance schneller eintritt als bei anderen Menschen. Wichtig ist es hier, die Balance wiederherzustellen, was bedeutet, dass nicht nur der Zucker vom Speiseplan gestrichen werden sollte, vor allem Saccharose, sondern dass ein Gegengewicht zugeführt werden sollte, z. B. viel Wasser ohne Zusätze oder grüner Tee (hemmt die Umwandlung von Stärke in Zucker) und Kräutertee (Bitterstoffe unterstützen die Leber) getrunken werden.

Die Natur selbst bringt alle Lebensmittel in einer guten Balance hervor. Daher sollten wir vor allem unbehandelte Lebensmittel vom Biobauern essen. Ernähren wir uns von Fertiggerichten, veränderten und behandelten Lebensmitteln, dann wissen wir nicht, wovon wir uns zu viel und wovon zu wenig zuführen. Dadurch stellen wir ein Ungleichgewicht in unserem Körper her, das unser Organismus wieder ausgleichen muss – auf Kosten von Energie, die wir besser nutzen könnten.

Genauso wichtig ist es, eine Balance zwischen Aktivität und Ruhephasen herzustellen. Es ist entscheidend, sich regelmäßig körperlich zu bewegen. Jeder, der einen Schreibtischjob hat, braucht den körperlichen Ausgleich durch Sport. Dabei sollte das innere Bedürfnis beachtet werden: Nicht für jeden ist Joggen der richtige Ausgleich, bei sehr viel Druck im Beruf und einer hohen psychischen Belastung kann eine ruhige Sportart wie Yoga oder Pilates zielführender sein als zusätzlicher körperlicher Stress. Suchen Sie immer die Balance. Extremer Freizeitsport, der mehr als dreimal die Woche ausgeübt wird, sorgt auch für ein körperliches Ungleichgewicht. Berufsleistungssportler fordern ihren Körper jahrelang heraus, oft mit dem Ergebnis, dass dieser frühzeitig Probleme bekommt wie Gelenkabnutzungen in Form einer Arthrose, unerwünschte Verletzungen und frühzeitiges Altern durch den hohen, anhaltenden Stresspegel. Neben dem Sport sorgen auch ruhige Wellnesstage bei vielen Menschen für den Ausgleich. Langer, guter Schlaf gehört ebenso zur Balance im Körper. Schließlich leisten wir tagtäglich viel, und Geist, Seele und Körper benötigen die Schlafphasen zur Regeneration.

Balance im Geist

Unser Geist hat einen enormen Einfluss auf unser Sein, auf das, was wir sind und im Außen darstellen. Doch auch im Inneren beeinflusst er uns. Es gilt daher, unsere Gedanken zu ordnen und uns bewusst zu sein, was jeden Tag in unserem Kopf passiert. Wir sollten überlegen, welche Gedanken unserem Wesen entsprungen sind und welche wir von außen übernommen haben. Auch wenn wir es nicht merken, nehmen wir sehr viel von unseren engsten Mitmenschen auf. Sie beeinflussen uns und unseren Geist. Dabei hinterlassen sie manchen guten Gedanken, aber auch Ideen, die nicht zu uns gehören und uns daher verwirren oder auch blockieren. Jedes Mal, wenn wir einem Menschen begegnen, tasten wir ihn auf geistiger, energetischer und seelischer Ebene ab. Wir nehmen etwas auf und geben wiederum etwas von uns ab. Wir erhalten jede Menge Informationen auf telepathischem Weg, indem wir das Bewusstsein des anderen erfassen. Erkennen wir viele Übereinstimmungen, dann ist uns derjenige sympathisch, wir fühlen uns in seiner Gegenwart wohl, und die Energie passt zusammen. Manche Menschen sind in ihrer Bewusstheit präsenter als andere und schaffen es daher stärker, ihr Umfeld zu beeinflussen. Man spürt nach dem Kontakt mit solchen Menschen eine innere Verwirrung, Hilflosigkeit oder Unsicherheit. Denn das, was uns dann im Kopf herumschwirrt, stammt nicht von uns, und unser Geist rebelliert unterbewusst dagegen. Manchmal führt dies auch dazu, dass wir falsche Entscheidungen treffen, weil wir nicht merken, dass die Idee oder Entscheidung nicht von innen heraus entstanden ist.

Beobachten Sie einige Tage lang Ihre Gedanken, und beurteilen Sie ihre Qualität. Jeder von uns hat positive und negative Gedanken. Wichtig ist, dass die negative Waagschale nicht viel voller ist, denn dann zieht sie Sie dauerhaft in die Tiefe, raubt Ihnen Ihre Energie und Kraft und beschäftigt Sie oft stundenlang mit Unsinn. Leider ist es viel einfacher, einer unbewussten Angst und Unsicherheit zu folgen, als dem Vertrauen und der Liebe den Vortritt zu geben. Schöne Gedanken lösen sich schnell auf, dunkle Gedanken kleben manchmal ewig an uns. Daher sollten wir versuchen, viele schöne Gedanken in unser Leben zu ziehen. Dies gelingt, indem wir unser Bewusstsein auf das Schöne im Leben lenken. Nur wenn wir die Schönheit des Augenblicks erkennen, wahrnehmen und ihr Raum und Platz in unserem Leben einräumen, kann sich das Schöne in unserem Leben ausbreiten. Unser Geist folgt nur unseren Augen, unseren Ohren, unseren Gefühlen. Das, was wir in uns hereinlassen, breitet sich in unserem Inneren aus. Und das, was in uns ist, fließt auch aus uns hinaus. Unser Geist wird umso klarer, reiner und heller, je mehr Licht wir in unser Leben lassen. Verharren wir gedanklich in belastenden Situationen, versucht unser Geist zwanghaft, sie zu lösen, indem er sie immer wieder durchkaut. Doch eine Lösung wird dadurch nicht erreicht. Hier ist nicht der Verstand die wichtigste Instanz, sondern unser Körper, den wir aus der Situation hinausbewegen, sowie unsere Seele, die uns erklärt, was nicht stimmig für uns ist. Unsere Seele teilt uns die ganze Zeit mit, was sie stört, doch der Körper kann natürlich nicht allein agieren. Dafür braucht er sein Kontrollorgan und den richtigen Befehl: Raus aus der belastenden Situation! Doch unser Geist bleibt in derselben Spurrille, bis die Seele und der Körper das Ganze endlich durchbrechen.

Halten Sie das Endlosband an, und lenken Sie Ihren Geist bewusst in eine neue Richtung. Gehen Sie einen anderen Weg, so lange, bis Sie sich wieder normal und unbeschwert fühlen. Entweder können Sie Ihren Geist verändern, oder Sie müssen sich körperlich und geistig bewegen, aber bleiben Sie nicht in der absurden Situation. Bringen Sie Ihre Gedanken in Balance, indem Sie Schönes in Ihr Leben holen. Lassen Sie alles, was Ihnen guttut, wachsen, und jäten Sie das Unkraut, das für Chaos sorgt.

> **Beginnen Sie den Tag mit Gedanken der Selbstliebe,
> und beschließen Sie ihn damit.**

Erfreuen Sie sich im Laufe jeden Tages an dem, was schön ist. Lassen Sie Ihr inneres Kind jubilieren. Lächeln Sie, strahlen Sie, und erfreuen Sie sich an den vielen kleinen Geschenken des Tages. Es gibt so vieles, was unseren Geist täglich aufhellen kann, wenn wir es wahrnehmen.

Wenn Sie mit anderen Menschen reden, dann achten Sie auf Ihre Worte, auf Ihre Stimmlage und auf Ihre Körpersprache. Unterdrücken Sie nichts, denn alles im Leben darf gelebt werden, wenn die Situation es verlangt. Wenn Sie jemand missachtet oder reizt, dann dürfen Sie auch einmal wütend und laut werden. Denn das stellt die Balance in Ihrem Geist wieder her und gehört genauso dazu wie Ruhe, Stille und Frieden. Verstecken Sie sich nicht, sondern sagen Sie, was Sie zu sagen haben – jedoch ohne andere dabei zu verletzen. Bleiben Sie dabei immer authentisch. Wenn Sie sich verstellen, sorgt dies für ein Ungleichgewicht in Ihnen.

Was Sie sind, dürfen Sie auch sein.

Ihr Geist braucht die gleiche Freiheit und Entfaltungsmöglichkeit wie Ihr Körper und Ihre Seele. Lesen Sie viel, bilden Sie sich, doch sprechen Sie nur das aus, was Sie wirklich meinen. Geben Sie auch allen Ihren Mitmenschen dieses Recht, sich geistig zu entfalten. Die Menschen haben unterschiedliche Ansichten, und das dürfen sie auch. Sie brauchen hier nicht für Einheit zu sorgen, denn die Vielfalt bedeutet Balance. Nur wenn jemand etwas anderes sagt, als er denkt und meint, entsteht ein Ungleichgewicht und damit Inkohärenz. Wenn Ihr Gegenüber Sie nicht verstehen will, dann akzeptieren Sie es und wissen dennoch, dass Sie wertvoll, wichtig und richtig sind mit dem, was Sie sagen. Knicken Sie niemals ein, sondern zeigen Sie Ihre geistige Größe. Bleiben Sie bei dem, was Ihnen wichtig ist, aber denken Sie auch in Ruhe über die Ansichten anderer nach. Wir Menschen lernen niemals aus. Was vor hundert Jahren als Naturgesetz galt, kann heute aufgrund neuer Entdeckungen schon nicht mehr stimmen.

Geistige Überlegenheit gibt es nicht, nur Weisheit, die aus einem erfahrenen Menschen spricht.

Balance in der Seele

Unsere Seele ist unermüdlich bestrebt, sich zu vervollkommnen. Sie prüft uns, fordert uns heraus und verlangt uns so manches ab. Stehen wir über einen längeren Zeitraum seelisch still, dann geschieht irgendetwas in unserem Leben, was uns aus der Komfortzone hinauslockt und auffordert, weiterzugehen, um zu uns selbst zurückzufinden. Unser Leben dient uns auf seelischer Ebene. Immer wieder gibt es Phasen, die uns alles abverlangen und die wir unserem ärgsten Feind nicht wünschen würden. Dennoch sucht sich unsere Seele genau diese Begebenheiten aus, denn für sie ist nichts schlimmer als Stillstand. Jedes dauerhafte Stehenbleiben ist eine Verschwendung unserer Lebenszeit, ein Ignorieren der Zeichen der eigenen Seele, ein Verkriechen ins Schneckenhaus in der Hoffnung, dass das Leben an einem vorbeizieht. Doch unsere Seele wünscht sich, dass wir hinausgehen, dem Sturm trotzen und demonstrieren, dass uns nichts aus der Ruhe des Seins bringen kann. Dass wir unser Sein, unser Selbst und unsere unendliche Seele niemals aus dem Auge verlieren – dass wir erkennen, wer wir sind.

Jede Trennung, jeder Schmerz, jede Angst, jeder Verlust dient dazu, zu lernen, dass das Leben sich weiterdreht.

> **Morgens geht die Sonne auf, und abends geht sie wieder unter, ob wir die Augen geöffnet hatten oder nicht.**

Das Leben ist beständig und wird niemals ganz untergehen. Die Natur wehrt sich, wenn wir nicht ordentlich mit ihr umgehen und meinen, wir könnten uns über sie stellen. Auch Mutter Natur hat eine Seele, und bevor sie stirbt, wird der Mensch sich sein eigenes Grab schaufeln. Je mehr wir die Natur bezwingen wollen, desto stärker wird sie rebellieren, das ist das Gesetz der Kohärenz. Das Leben schlägt immer in eine Richtung aus, wenn wir in die andere drängen. Das Leben entwickelt sich, und auch wir müssen uns weiterentwickeln. Wir können nicht leben wie vor fünf oder zehn Jahren, denn der Geist der Zeit ist weitergegangen, und auch die Seele des Lebens ist nicht mehr dieselbe wie damals. Alles um uns herum befindet sich im Wandel, auch wenn wir diese Veränderungen nicht bewusst wahrnehmen. Es sind oftmals viele kleine Nuancen, die heute anders als gestern sind und morgen wieder anders sein werden.

> **Bleiben wir stehen, zieht das Leben an uns vorbei, und unsere Seele will nicht, dass wir den Anschluss verlieren.**

Ignorieren wir dies, kommen wir immer schlechter mit unserem Dasein zurecht. Die Seele lässt uns spüren, dass wir immer wieder an unsere eigenen Grenzen stoßen. Man steckt fest, spürt eine tiefe innere Unzufriedenheit, fühlt sich unwohl in der eigenen Haut und kommt kaum noch mit seinem Alltag, der Arbeit und den einfachsten Herausforderungen des Lebens zurecht – bis man endlich bereit ist, die Verantwortung für das eigene Dasein in die Hand zu nehmen. Jeden Tag aufs Neue hat jeder Mensch die Möglichkeit, sein Leben in den Griff zu bekommen, indem er sich bewusst wird, wer er ist, was seine Aufgabe in diesem Leben ist und welche Entwicklungsschritte im Moment notwendig sind. Natürlich können Sie das ignorieren und auch einmal verschnaufen, aber nicht jahrelang. Ihre Seele will immer wieder weitergehen, will vorankommen und liebt jede Form der Veränderung. Denn diese macht das Leben spannend und lebenswert. Sie prüft Sie, und genau das ist es, was Ihre Seele will. Nichts, was Ihnen begegnet, ist zu schwer, zu anstrengend für Sie, kein Weg zu weit. Alles ist machbar.

> **Jedes Leben – mit allen seinen Herausforderungen – ist eine Aufgabe, die es zu meistern gilt.**

Doch werden Sie sich auch der Tatsache bewusst, dass nach jeder bestandenen Prüfung die Zeit der seelischen Verinnerlichung kommt. In dieser Phase darf sich alles setzen und vertiefen bis in die hintersten Ecken Ihres Seins. Nach jedem Sturm braucht es eine Zeit der Ruhe und Regeneration, bevor das nächste Abenteuer kommen darf. Das tut Ihnen und Ihrem Innersten gut, und es lässt Sie neue Kraft schöpfen, sodass die nächste Hürde nicht mehr so hoch erscheinen wird.

Wie Sie Kohärenz herstellen

Wenn wir uns innerlich sortieren,
kann Heilung entstehen.

Wenn in unserem Dasein ein Ungleichgewicht herrscht, müssen wir dieses wieder in Balance bringen, um Kohärenz und damit Gesundheit auf allen Ebenen zu erreichen. Jede Störung deutet auf ein Problem hin und zeigt uns auf, welches Thema dahintersteht. Haben wir ein körperliches Problem, dann steckt dahinter ein seelisches und geistiges Thema. Geistige Störungen offenbaren ein körperliches und seelisches Thema, und jede seelische Störung ist körperlich und geistig bedingt. Alle drei Bereiche unseres Daseins sind miteinander verknüpft. Kein Bereich ist jemals allein betroffen, immer schwingt die Störung auch auf den anderen beiden Ebenen mit. Der Vorteil daran ist, dass wir die anderen beiden Bereiche bearbeiten können, um neue Kohärenz herzustellen.

Wenn Sie also eine körperliche Störung haben, die nicht weggehen will, dann grenzen Sie als erstes die Auswirkungen und Einschränkungen in Ihrem Körper ein. Welcher Bereich ist körperlich betroffen? Wozu benötigen Sie dieses Organ oder diesen Körperteil? Nun übertragen Sie diese Funktionen auf den geistigen und den seelischen Bereich und erfahren dadurch, wie Sie wieder in Balance kommen können, um die Selbstheilungskräfte Ihres Organismus zu aktivieren. Jede körperliche Störung weist auf ihre seelische Ursache und auch ihren geistigen Grund hin. Dies bedeutet allerdings nicht, dass wirklich jeder Schaden rückgängig gemacht werden kann. Viele körperliche Probleme lassen sich wieder heilen, indem die Ursache bekämpft wird. Dennoch ist unser Körper kein Gerät, in dem man eine kaputte Schraube durch eine neue ersetzt und alles wieder gut ist. Unser Organismus ist ein lebendes und sich wandelndes Gebilde, das der Zeit und der Abnutzung ausgesetzt ist. Große Defekte lassen sich nur bedingt reparieren, und manchmal geht es auch darum, mit der Störung dauerhaft zurechtzukommen.

Je kleiner die Störung ist, desto leichter lässt sie sich heilen, denn unser Innerstes besitzt eine große Kraft und Macht.

Wenn Sie sich das Knie aufschlagen, dann heilt Ihr Körper die offene Wunde ohne Folgen wieder ab. Schneiden Sie sich tief in den Finger, dann heilt Ihr Körper ebenfalls, aber es bleibt eine sichtbare Narbe bestehen. Ein abgetrennter Finger wächst jedoch nicht mehr nach, wenn er nicht angenäht werden kann.

Wir müssen uns darüber im Klaren sein, dass die Kohärenzmedizin auch ihre Grenzen hat und umso effektiver ist, je früher wir sie einsetzen. Jede Störung, egal ob im körperlichen, im geistigen oder im seelischen Bereich, die über Jahre besteht, ist schwer zu beseitigen, und das wird auch kaum von heute auf morgen geschehen. Daher ist die Devise, die Beschwerden frühzeitig anzugehen. In der Medizin spricht man von »chronisch«, wenn eine Störung mindestens ein Jahr lang besteht. Allerdings empfehlen wir, nicht so lange zu warten. Alles, was länger als sechs Wochen anhält, beginnt, chronisch zu werden. Dann sollte unbedingt die Kohärenzmedizin angewendet werden, um frühzeitig entgegenzuwirken.

Der erste Schritt zur Kohärenz

Der allerwichtigste Schritt ist das Annehmen der Störung, der Situation, des Ereignisses.

Jedes Auflehnen, jedes Ablehnen und Wehren kostet unnötige Kraft und Energie. Außerdem geben Sie dadurch der Krankheit, Verletzung, Störung, dem Ereignis Aufmerksamkeit, und dieser folgt auch Ihre Lebensenergie. Sie halten es dadurch erst recht am Leben, obwohl Sie den gegenteiligen Effekt erzielen wollen. Wenn wir etwas, was wir im Moment nicht ändern können, akzeptieren, ist das der erste Schritt zur Veränderung und damit zur Heilung. Haben wir eine starke Grippe, nützt es nichts, dagegen aufzubegehren. Davon wird sie nicht besser, ganz im Gegenteil: Unsere Energie konzentriert sich auf die Grippe und nicht auf unser heilendes Immunsystem. Legen wir uns ins Bett und akzeptieren den Zustand, kann sich der Organismus auf die Abwehrmechanismen konzentrieren und besser gegen die Grippe angehen. Die körperliche Ruhe ist hier die beste Medizin, da sie am wenigsten Energiereserven verbraucht.

Akzeptieren Sie den jetzigen Zustand, wie auch immer er gerade ist, damit kein Widerstand in Ihnen gegen das Aktuelle vorhanden ist. Durch Ihre Akzeptanz kollabiert die zuvor von Ihnen ausgesendete Welle, die für Inkohärenz gesorgt hat. Durch Ihre neue Entscheidung entsteht eine neue Welle, die sich ausbreitet. Jeder Widerstand bedeutet Kampf in Ihrem Organismus und in Ihrem energetischen Umfeld. Senden Sie Akzeptanz aus, dann kommt gute neue Energie zu Ihnen, stärkt Sie und erhöht die Schwingung in Ihrem Körperwasser.

Der zweite Schritt zur Kohärenz

Der zweitwichtigste Schritt ist das Bewusstmachen der Störung, der Situation, des Ereignisses.

Wenn wir uns etwas bewusst machen, dann kann unsere Seele es sofort auflösen. Werden Sie sich daher über die seelische und geistige Störung, das Ungleichgewicht, ganz klar, denn dann brauchen Sie die Beeinträchtigung nicht mehr. Jede Störung ist nur eine Alarmglocke, die Sie auf ein Ungleichgewicht aufmerksam machen möchte. Manchmal kann es jedoch sein, dass unsere Seele meint, wir müssten noch etwas aus dieser Erfahrung lernen. Etwas gilt es zu verinnerlichen und aufzulösen, sodass die Seele entscheidet, dass sie die Krankheit noch braucht. Dann ist es wichtig, diese Störung zu verstehen. Es geht darum, zu begreifen, was der Ursprung ist. Was war die auslösende Situation? Was ist dem Problem vorausgegangen? Wann hat sich die Störung in uns eingenistet und sich ausgebreitet? Wenn wir die Ursache kennen, den Ursprung, dann kann diese sich ebenfalls auflösen, da ein Lerneffekt eingetreten ist und wir nun anders mit der Situation von damals umgehen.

Der dritte Schritt zur Kohärenz

Alles, was uns bewusst ist, kann verändert werden.

Im dritten Schritt geht es nicht um eine sofortige Auflösung, sondern um eine Art Umprogrammierung. Wenn Sie beispielsweise zu wenig körperliche Bewegung hatten, können Sie sich langsam umgewöhnen, sodass Ihnen der regelmäßige Sport nicht mehr schwerfällt und Sie ihn gern machen. Das erfordert allerdings zuvor die Bewusstwerdung des Erfordernisses und Disziplin sowie Geduld mit sich selbst. Dieser Schritt dauert seine Zeit, damit er sich festigt und man nach der ersten Euphorie nicht wieder in alte, eingefahrene Muster verfällt, sondern wirklich eine dauerhafte Veränderung bewirkt. Dabei ist es wichtig, sich bewusst zu machen, dass jeder Mensch seine Stärken und Schwächen besitzt und manches mehr Selbstkontrolle erfordert als anderes. Schaffen kann jeder Mensch alles, wenn er es auch hundertprozentig will. Wenn Sie etwas annehmen können, dann kann es sich in Ihrem Organismus lösen. Denn auch alles, was wir von außen aufnehmen – Glaubenssätze und Emotionen unserer Eltern, Ahnen, Mitmenschen –, wird in unserem Zellwasser gespeichert und bleibt als Information bestehen. Es gilt, alles zu lösen, was nicht zu Ihnen selbst gehört, denn es blockiert Sie und sorgt für Inkohärenz.

Körperliche Kohärenz

Innere Kohärenz ist das Zusammenspiel aller körperlichen Systeme und Energiebahnen.

Bei jeder körperlichen Störung ist es natürlich ebenso sinnvoll, körperliche Maßnahmen zu ergreifen, um die Kohärenz wiederherzustellen. Da diese sich aber immer wieder gleichen, werden sie hier zusammengefasst und bei den körperlichen Erkrankungen nicht extra aufgeführt.

Die allerwichtigste Maßnahme ist immer zuerst der Gang zu einem Arzt bzw. einer Ärztin. Dieses Buch dient nicht der Eigentherapie, sondern ist als Zusatzmaßnahme gedacht, also als ergänzende Therapie, die neben einer notwendigen ärztlichen Behandlung durchgeführt werden kann. Auch muss eine Diagnosestellung von ärztlicher Seite aus erfolgen, bevor die Kohärenzmedizin eingesetzt werden kann. Auch wenn die Schulmedizin, wie auch die Naturmedizin, ihre Grenzen hat, so haben beide auch ihre Berechtigung und sollten nicht abgelehnt werden. Sinnvoller ist es, verschiedene Verfahren miteinander zu kombinieren, um allumfassende Gesundheit zu erlangen.

Geduld und Ruhe

Bei jeder Art von Verletzung stehen Ruhe und Schonung des betroffenen Körperbereichs an erster Stelle. Oftmals ist es hilfreich, einen Verband oder eine Schiene anzulegen, doch diese Maßnahmen werden normalerweise bereits bei der ärztlichen Erstbehandlung durchgeführt. Jede Heilung braucht seine Zeit, und es ist wichtig, sich in Geduld zu üben. Gerade kräftezehrende Erkrankungen benötigen Ruhe und Schonung des Organismus. Achten Sie auf die Signale Ihres Körpers, hören Sie in sich hinein. Schenken Sie sich selbst Geduld, denn je länger etwas besteht, desto länger dauert es, es aufzulösen und die Kohärenz wiederherzustellen.

Je länger eine Krankheit existiert, desto länger braucht sie, um wieder zu gehen.

Vitalstoffe und Enzyme

Es ist hilfreich, den Körper mit Vitalstoffen und Enzymen von innen heraus in seinen Selbstheilungskräften zu unterstützen.[9]

Eine gesunde Ernährung ist die Basis für Heilung.

Jeder chronisch Kranke benötigt mehr Vitalstoffe und eine regelmäßige Enzymzufuhr für die zahlreichen vitalstoffabhängigen Körperfunktionen, da sein Verbrauch durch die Erkrankung stark erhöht ist. Außerdem sind Vitalstoffdefizite und ein mangelndes Immunsystem zwei der Hauptursachen vieler chronischer Erkrankungen. Die Qualität unserer Nahrungsmittel ist aufgrund des Preisdrucks auf dem Markt aus Vitalstoffsicht immer schlechter geworden. Daher leidet ein Großteil der Bevölkerung unter einem unentdeckten Vitalstoffmangel. Auch die Menge an Enzymen hat in verarbeiteten Nahrungsmitteln sehr nachgelassen, sodass auch unser Darm und damit unser Immunsystem nur noch eingeschränkt funktionieren. Doch wählen Sie Nahrungsergänzungsmittel mit Bedacht! Sie unterliegen nach deutschem Recht der Lebensmittelkontrolle. Das bedeutet, dass sie für eine Zulassung lebensmitteltechnisch unbedenklich sein müssen und nicht krank machen dürfen. Es bedeutet leider nicht, dass die auf der Verpackung angegebene Menge an Vitalstoffen nach der Verarbeitung auch noch in der Tablette sein oder vom Körper aufgenommen werden können muss. Daher ist nicht jedes Produkt gleich gut. Achten Sie auf gute Qualität, und bevorzugen Sie Hersteller, die unabhängige Studien vorweisen können.

Chronisch kranke Menschen sollten unbedingt ein Multivitamin-Präparat (z. B. »Multivitamin Pharma Nord«) einnehmen, um so eine gute Basisversorgung zu schaffen, sowie ein Enzympräparat mit mehrfach fermentierten Enzymen (z. B. »Rechtsregulat Bio«), um die Darmflora wiederaufzubauen. Außerdem benötigt jeder in Deutschland, Österreich oder der Schweiz lebende Mensch mindestens 100 µg Selen (organisches Selen), da dieses wichtige Spurenelement kaum in unseren Nahrungsmitteln vorhanden ist. Chronisch Kranke sollten täglich 200 µg Selen (z. B. »Selenoprecise«) zu sich nehmen. Spätestens ab dem 40. Lebensjahr müssen wir das Coenzym Q10 (z. B. »Aktiv Q10 Bio-Qinon Gold«) von außen zuführen, da der Körper dann nicht mehr in der Lage ist, dieses Vitaminoid in ausreichender Menge selbst herzustellen. Coenzym Q10 oder Ubichinon ist enorm wichtig für die Energiebereitstellung in den Mitochondrien und daher unerlässlich bei allen chronischen Erkrankungen (Achtung: bei Marcumar-Einnahme unbedingt mit dem behandelnden Arzt besprechen). Täglich sollten 100–200 mg Coenzym Q10 morgens eingenommen werden. Auch die Vitamin-D-Versorgung ist bei den meisten Deutschen, Österreichern und

9 Ausführliche Informationen dazu finden Sie in unseren Büchern »Vitalstoffe braucht jeder – auch Sie« und »Vitalstoffe gezielt einsetzen«.

Schweizern aufgrund der geringen Sonnenexposition schlecht, sodass es besonders in den Wintermonaten (Oktober bis April) zu teilweise massiven Unterversorgungen kommen kann. Daher sollte jeder chronisch Kranke seinen Vitamin-D-Status überprüfen lassen und gegebenenfalls täglich 1500–3000 IE Vitamin D3 (z. B. »Vitamin D3 Pharma Nord D-Pearls«) zuführen, da diese Hormonvorstufe ebenfalls sehr wichtig für das Immunsystem ist.

Bei Gelenk- und Knochenbeschwerden kann die Einnahme von 750 mg Glucosamin, kombiniert mit 800 mg Chondroitin (z. B. »Gelenk Duo«) morgens sowie 150 mg Pycnogenol täglich (z. B. von Pharma Nord) und »Regulatpro Arthro« morgens und abends hilfreich sein.

Oftmals empfiehlt es sich, zu Beginn einer Therapie den Körper zu entgiften. Dafür gibt es ein Zwei-Komponenten-Detoxprogramm zum Lösen (z. B. »Regulat pro Active Detox Saft«) und zum Binden und Ausscheiden der Gifte (z. B. »Dr. Niedermaier Detox Kur« oder »Dr. Niedermaier Spirulina Base für Veganer«), kombiniert mit Selen und Zink (z. B. von Pharma Nord) morgens und abends für 12–24 Tage. Danach sollte die Enzymkur mit einer anderen Rechtsregulat-Essenz weitergeführt werden.

Für Diabetiker empfiehlt es sich, zusätzlich »Regulatpro Glukoaktiv« einzunehmen, kombiniert mit täglich 100 µg Chrom (z. B. »Bio-Chrom Chromoprecise«) und 80 mg Pycnogenol-Kiefernrindenextrakt, da alles gemeinsam den Blutzucker auf natürliche Weise senken kann.

Jeder Mensch mit geschädigten Blutgefäßen – z. B. Bluthochdruck, Gefäßverkalkung, koronare Herzerkrankung, Durchblutungsstörungen, Thrombosen, Plaques – braucht zusätzlich zur Basisversorgung morgens und abends 1000 mg Omega-3-Fettsäuren (z. B. »Omega-3 Naturell«) und 40 mg Pycnogenol (z. B. »Pycnogenol Kiefernrindenextrakt Pharma Nord«), um die Durchblutung zu steigern.

Unsere Darmflora spielt eine wichtige Rolle für die Funktion unseres Immunsystems und damit auch für unsere Gesundheit. Die wichtigste Basis dafür ist eine ausgewogene, gesunde Ernährung mit viel Obst und Gemüse aus frischen Lebensmitteln. Neben einer ballaststoffreichen Nahrung (Obst, Gemüse, Haferflocken) ist es wichtig, auf eine gute Flüssigkeitszufuhr zu achten[10] und sich mehrmals die Woche zu bewegen, um die Darmflora zu unterstützen. Stark zucker- oder fetthaltige Nahrungsmittel, Fertigprodukte, Konservierungsstoffe, Süßstoffe etc. sorgen für ein Ungleichgewicht in der Darmflora und sollten wenig verzehrt werden. Unterstützen kann man den Darm durch Probiotika-Kuren oder den Einsatz von Rechtsregulaten,

10 Siehe hierzu auch unser Buch »Das Wasser-Geheimnis«.

die viel rechtsdrehende Milchsäure enthalten und daher auch die natürliche Flora im Darm regenerieren können. Menschen, die eine chronische Darmerkrankung haben (z. B. Morbus Crohn oder Colitis ulcerosa), sollten allerdings sehr vorsichtig mit der Anfangsdosierung sein und die Regulatessenzen eventuell nur tropfenweise einschleichen. Auf jeden Fall müssen sie die Einnahme vorher mit ihrem behandelnden Arzt bzw. ihrer behandelnden Ärztin besprechen. Ansonsten gibt es für jeden Bedarf die passende Essenz: »Rechtsregulat Bio« für Energie, Abwehrkräfte und Leistungsfunktion, »Regulatpro Metabolic« zur Unterstützung der natürlichen Lebensprozesse, »Regulatpro Arthro« zur Unterstützung von natürlichen Gelenk-, Knochen-, Bindegewebs- und Faszienfunktionen sowie »Regulatpro Glukoaktiv« zur Aufrechterhaltung eines gesunden Zuckerstoffwechsels.

Viele Menschen trinken täglich zu wenig Flüssigkeit oder auch die falsche. Bei jeder chronischen Erkrankung ist es wichtig, viel Arteser-Quellwasser[11] zu trinken (z. B. »St. Leonhards Quellen«) und auch Kräutertees, die die entsprechende Information für die gesundheitliche Störung enthalten und eine gute und kostengünstige Therapiemethode darstellen, die wichtig für unser Zellwasser ist. Nehmen wir zu wenig Flüssigkeit in unseren Organismus auf, kann keine Kohärenz entstehen. Führen Sie sich daher viel nicht oder richtig informiertes Wasser zu. Je mehr Gewürze, Konservierungsstoffe, Zusatzstoffe, Zucker, Kohlenhydrate, einfache Fettsäuren und Alkohol wir mit der Nahrung aufnehmen, desto mehr Flüssigkeit benötigen wir, um das Gleichgewicht der Elektrolyte im Körper wiederherzustellen. Wir sollten möglichst wenig veränderte Lebensmittel essen und unsere Nahrung schonend zubereiten. Auch notwendige Medikamente erhöhen den Flüssigkeitsbedarf, da sie gelöst und auch wieder ausgeschieden werden sollten, um Nebenwirkungen zu vermeiden oder zu verringern.

---

11 Natürliches Quellwasser, das von allein an die Oberfläche tritt, ohne dass es gepumpt werden muss, da die Quelle unter dem Grundwasserspiegel liegt.

Krebserkrankungen verstehen

Eine Krebserkrankung bildet einen massiven Einschnitt in das eigene Leben und das der direkten Angehörigen. Sie sorgt für große Veränderungen, für die Auseinandersetzung mit der eigenen Sterblichkeit und mit dem Ende des jetzigen Lebens. In dem Moment, wo eine Krebsdiagnose gestellt worden ist, ist im Leben des Betroffenen nichts mehr, wie es vorher war. Natürlich gibt es auch Menschen, die ihre Krebserkrankung völlig ignorieren und einfach weiterleben, als wäre nichts geschehen. Allerdings ist dies nicht der Sinn und Zweck der Erkrankung, denn wie jede körperliche Störung möchte sie uns auf etwas aufmerksam machen – auf ein inneres Problem.

Die Erkrankung bietet auch die Chance zu einem Neubeginn. Wichtig ist es, sich bewusst zu machen, dass der Krebs in einem selbst entstanden ist. Die Basis haben also wir selbst gelegt, auch wenn natürlich genetische Faktoren eine Rolle spielen können. Ursache ist ein Ungleichgewicht bei der Zellerneuerung. Es gab einen Defekt in der Zellneuprogrammierung, und dadurch konnte der Tumor erst entstehen. Unser Organismus verfügt über ein Standardprogramm, um entartete Zellen zu eliminieren. Dennoch passiert es immer wieder, dass die außer Kontrolle geratenen Zellen sich ungehindert teilen und die Herrschaft über einzelne Körperfunktionen erlangen, wenn sie sich über den gesamten Organismus ausbreiten. Krebserkrankungen beruhen fast immer auf einer Akkumulation von verschiedenen genetischen Defekten in einer Zelle, die meist im Laufe des Lebens erworben oder ererbt wurden. Zunächst treten die körpereigenen Schutzmechanismen in Kraft wie die DNS-Reparatur, die immunologische Abwehr, der programmierte Zelltod sowie andere Stoffwechselprozesse in einer Zelle, die die aufgetretenen Fehler kompensieren. Greifen alle diese Schutzmaßnahmen nicht, entstehen eine bösartige Entartung und ein unkontrolliertes Wachstum der Zellen.

Krebs entsteht also immer dann, wenn die körpereigenen Schutzmechanismen nicht mehr greifen. Der Betroffene hat den Schutz des eigenen Lebens aufgegeben, und so kommt es zu einem Selbstangriff der Zellen auf den eigenen Organismus. Dabei spielt es eine große Rolle, in welchem Gewebe oder Organ der Tumor zuerst entsteht. Je nach Funktionen des betroffenen Gewebes lassen sich Rückschlüsse auf das geistige und seelische Ungleichgewicht des Menschen ziehen. Natürlich spielt auch die jahrelange Aussetzung von Giften wie Alkohol, Nikotin, Feinstaub, Pestiziden etc. eine Rolle, aber eben nicht nur. Denn nicht jeder Raucher stirbt an Krebs.

Jede Krebserkrankung verlangt eine große Änderung im Leben.

Nun gilt es, das Leben ganz neu zu sortieren und für massive Änderungen zu sorgen, je nach geistiger und seelischer Entsprechung. Bei Menschen, denen dies gelingt, kann es zu einer sogenannten Spontanheilung kommen. Alles ist möglich, denn die Erkrankung kam aus dem Nichts und kann auch wieder im Nichts verschwinden. Die betroffenen Zellen müssen jedoch stark umprogrammiert werden, und dafür reicht eine oberflächliche Änderung nicht aus. Es geht darum, wirklich als Mensch neu zu entstehen, im Innen wie im Außen.

Autoimmunerkrankungen verstehen

Auch das eigene Immunsystem kann schwere Erkrankungen im eigenen Körper verursachen. Die Autoaggression des Organismus kann dabei auf einzelne Organe beschränkt sein (z. B. beim Hashimoto-Syndrom die Schilddrüse) oder auch mehrere Körperorgane betreffen (z. B. beim Lupus erythematodes). Normalerweise unterliegt das Immunsystem ebenfalls einer Kontrolle und erkennt, was zum Organismus selbst gehört. Die Erkennungszellen scheinen bei einer Autoimmunerkrankung gehemmt zu sein und reagieren gegen sich selbst, anstatt die Reaktion zu hemmen. Dabei gibt es familiäre Häufungen.

Eine zweite Ursache für den Selbstangriff des Organismus ist, dass molekulare Strukturen nach Verletzungen, Infektionen, Entzündungen oder Herzinfarkten erst durch die Gewebszerstörung freigesetzt wurden und mit der Bildung von Antikörpern oder speziellen Immunzellen beginnen, die wiederum durch starke Ähnlichkeit mit eigenen Gewebsstrukturen auch auf gesundes Gewebe reagieren und so gesehen eine Kreuzreaktion hervorrufen. Die gebildeten Autoantikörper nehmen bei jedem Menschen – also auch bei Gesunden – mit zunehmendem Lebensalter zu.

Je älter Sie werden, desto mehr arbeitet Ihr Körper gegen sich selbst.

Obwohl eine Autoimmunerkrankung nicht so zerstörerisch ist wie eine Krebserkrankung, spielt eine unbewusste Eigenaggression eine wichtige Rolle. Etwas, was nicht gelebt wird, macht sich innerlich selbstständig und greift den eigenen Organismus an.

Geben Sie Ihrer Krankheit einen Namen

Wenn Sie eine chronische Erkrankung haben, dann ignorieren Sie sie nicht, sondern sehen Sie sie als einen Teil von sich. Geben Sie Ihrer Erkrankung beispielsweise einen Namen, damit sie den Schrecken verliert. Besonders geeignet ist die Namensgebung bei einem Knoten oder Tumor. Suchen Sie einen für Sie passenden Namen aus, und sprechen Sie den Knoten immer wieder damit an. Das macht es leichter, der Erkran-

kung ganz klare energetische Anweisungen zu geben. Sie können z. B. sagen: »Klaus, ärgere mich heute nicht, sondern gehe schlafen«, wenn Ihr Knoten oder Ihre sonstige Erkrankung für Schmerzen sorgt. Je mehr Sie mit der Erkrankung sprechen, desto weniger Angst macht sie Ihnen. Sie verlieren die Ablehnung, da Sie sie in Ihr Leben integriert haben.

Die Erkrankung ist nicht Ihr Feind, sondern ein Freund, der zu Ihnen spricht. Reden Sie sie daher persönlich an.

Positivität leben

Stress und Sorgen haben einen enorm negativen Einfluss auf Ihr Immunsystem, das aber wichtig ist, um chronische Erkrankungen zu besiegen. Sie können Ihre Abwehrzellen durch eine positive Lebenseinstellung unterstützen, ihnen Kraft und Energie geben, damit sie sich gegen die Krankheit durchsetzen. Versuchen Sie, Ihre Ängste aufzugeben, loszulassen und nicht permanent an Ihre Erkrankung zu denken. Integrieren Sie sie in Ihr Leben, aber lassen Sie sie niemals über Ihr gesamtes Dasein herrschen. Schieben Sie sie immer wieder einmal an den Rand Ihres Bewusstseins, und beschäftigen Sie sich bewusst mit etwas ganz anderem. Machen Sie besonders viele Sachen, die Ihnen Freude bereiten, lassen Sie z. B. alte Hobbys aufleben. Füllen Sie Ihr Leben mit Schönem auf, und empfinden Sie so viel Freude und Glück, wie es geht.

Lassen Sie Ihre Krankheit nicht Ihr Leben bestimmen, sondern bestimmen Sie über Ihre Erkrankung.

Machen Sie alles, was Ihnen Stärke, Hoffnung und Zuversicht gibt. Geben Sie sich selbst niemals auf. Seien Sie sich bewusst, dass alles möglich ist, und lassen Sie sich niemals von Aussagen anderer in Ihrer Heilung begrenzen. Glauben Sie an sich, an das Leben, und versetzen Sie sich bewusst in eine Zeit, als es Ihnen gut ging. Bewegen Sie sich ganz bewusst in die damaligen Empfindungen, Emotionen und Gefühle hinein, und beleben sie das alles neu. Finden Sie den Schlüssel in dem, was damals anders in Ihrem Leben war, und schließen Sie damit ein neues Kapitel in Ihrem Leben auf.

Hören Sie viel angenehme, schöne Musik, die Sie innerlich positiv berührt. Lesen Sie angenehme Bücher, die positive Gefühle in Ihrem Inneren erzeugen. Verzichten Sie auf Geschichten von Mord und Totschlag und Gruseliges, sondern bevorzugen Sie lustige und liebevolle Romane, Gedichte und Berichte. Hören Sie besonders viele Naturgeräusche wie das morgendliche Zwitschern der Vögel oder das Plätschern eines Bachs in der freien Natur. Lauschen Sie, und nehmen Sie das Leben ganz in sich auf, mit allen Ihren Sinnen und ganz vielen schönen Gefühlen. Schauen Sie sich lustige, angenehme und stressfreie Filme an. Am besten sind viel Humor und Lachen für Sie. Lassen Sie sich so oft wie möglich davon anstecken, und empfinden Sie so viel Freude, wie es geht. Bauen Sie jeden Stress ab, umgeben Sie sich eine Zeit lang nur mit Menschen, die Ihnen guttun.

Natürlich gibt es Tage, an denen es uns körperlich, psychisch oder seelisch nicht so gut geht. Das ist ganz normal und gehört zum Leben dazu. Doch jedes langfristige oder sogar dauerhafte Verbleiben in Frust, niederen Stimmungen, Unzufriedenheit und Lebensunlust sorgt für massive energetische Blockaden im eigenen Leben. Wie ein energetischer Sog entzieht es uns die wichtige Lebenskraft und beeinflusst das Immunsystem. Daher ist es so wichtig, wieder in die Lebensfreude, Dankbarkeit, Glücksgefühle und in eine allgemeine Positivität zurückzugelangen. Denn nur so funktioniert unser Immunsystem auf einem guten Niveau.

Dauerstress vermeiden

Familiäre Probleme, traumatische Erlebnisse und starke Arbeitsbelastungen bedeuten Stress für unseren Organismus. Ist dieser nur kurzfristig, dann sorgt er für eine gesteigerte Leistung durch Ausschüttung der sogenannten Stresshormone. Hält die Stressbelastung aber über einen längeren Zeitraum an, kann dies zu negativen Auswirkungen auf unsere Gesundheit führen. Zahlreiche Studien bestätigen, dass sich psychische Belastungen direkt auf das Immunsystem auswirken und zum Entstehen zahlreicher Krankheiten beitragen.[12] In Belastungssituationen fährt der Organismus das Immunsystem durch Hormone wie Cortisol vorübergehend herunter, um mehr Energie für Kampf- und Fluchtreaktionen zur Verfügung zu haben. Besonders die T-Lymphozyten, die fremde Organismen oder kranke Zellen im Körper erkennen und abtöten, reagieren stark auf Stresssignale. Durch die Beeinträchtigung der zellulären Immunantwort wird der Körper anfälliger gegenüber Viren, Bakterien und anderen krankmachenden Substanzen. Bei der Untersuchung von Blutproben bei Menschen mit einer posttraumatischen Belastungsstörung (Unfall- und Kriegsopfer) zeigte sich, dass diese weniger nicht spezialisierte T-Zellen im Blut hatten, die für die Abwehr von für den Körper unbekannten Erregern zuständig sind. Auch die Anzahl der regulatorischen T-Zellen[13] war nur halb so hoch wie normal, sodass es auch vermehrt zu Autoimmunerkrankungen kam. Auch bei Studenten, die unter starkem Examensstress litten, wurden ähnliche Einflüsse auf die T-Zellen beobachtet.

Daher ist es wichtig, belastende Situationen, egal ob sie psychisch, körperlich, geistig oder seelisch sind, zeitnah zu lösen und nicht einfach nur zu ertragen. Zu hoffen,

12 Dr. Annette Sommershof, Biologin an der Universität Konstanz, Lehrstuhl für Immunologie unter der Leitung von Prof. Dr. Markus Groettrup, März 2015 (Bettina Baumann, BioLAGO, BIOPRO Baden-Württenberg GmbH).

13 Wichtig für die Selbsttoleranz, daher zum Verhindern einer Autoimmunerkrankung entscheidend.

dass sich manches von allein löst, funktioniert nur, wenn unser Lerneffekt das Üben von Geduld ist. In allen anderen Fällen ist es entscheidend, zu reagieren.

Immer, wenn ein Problem länger besteht, sollte es gelöst werden.

Nur so halten wir unseren Organismus langfristig gesund und leben in Kohärenz.

Kohärenz am Beispiel des Sprunggelenks

Kohärenz wird immer über die beiden anderen Wege, im Körper also über Geist und Seele erreicht. Das funktioniert immer wieder gleich und unterscheidet sich nur nach der Lage und Funktion des betroffenen Körperteils. Im Folgenden stelle ich Ihnen beispielhaft das Sprunggelenk ausführlich dar. Dies soll als Anhaltspunkt für viele weitere Körperbereiche dienen, die hier nicht in derselben Ausführlichkeit erwähnt werden können.

Sprunggelenkdistorsion: Verrenkung, Umknicken des Sprunggelenks, Bänderdehnung, Zerrung

KÖRPERLICHE Kohärenz: Kühlung, Ruhigstellung, Quarkwickel, Hochlagern

GEISTIGE Kohärenz: Passe dich weniger an im Gespräch, sondern suche die Balance, indem du deine eigene Meinung äußerst.

SEELISCHE Kohärenz: Die Balance im Leben wiederherstellen, kleinere Schritte gehen, gute Basis schaffen

Kapselverletzung: Verletzung der Gelenkkapsel mit starken Schmerzen, Schwellung, Bluterguss

KÖRPERLICHE Kohärenz: Ruhigstellung, Kühlen, »Gelenk Duo« (Glucosamin, Chondroitin), Vitamin D3 1520 IE morgens und abends und Bio-Vitamin C 750 mg einnehmen, »Regulatpro Arthro« 20 ml morgens und abends

GEISTIGE Kohärenz: Befreien Sie sich von begrenzenden Gedanken, federn Sie gedanklich durchs Leben, seien Sie weder zu fest noch zu weich.

SEELISCHE Kohärenz: Die seelische Entwicklung wieder in Fluss bekommen, weniger körperlich, mehr seelisch vorwärtsgehen

Geschwollene Knöchel: Wassereinlagerung, Ursachen sind hormonell oder kardial

KÖRPERLICHE Kohärenz: Kreislauf anregen durch regelmäßige Bewegung (Sport), gewürzarme Ernährung für 2 Wochen, »Bio Qinon« 100 mg morgens, Selen und Zink morgens und abends

GEISTIGE Kohärenz: Üben Sie sich im Redefluss, stocken Sie nicht, wenn etwas gesagt werden will, erlangen Sie Standfestigkeit beim Reden.

SEELISCHE Kohärenz: Befassen Sie sich mit Ihren Wurzeln, lösen Sie auf, was Sie in Ihrem Urvertrauen blockiert, finden Sie Ihre innere Sicherheit im Leben.

Sprunggelenkarthrose: Gelenkabnutzung, vor allem nach Verletzungen

KÖRPERLICHE Kohärenz: Sanfte Bewegung (Schwimmen, Radfahren), »Gelenk Duo« (Glucosamin, Chondroitin), Vitamin D3 1520 IE morgens und abends, Omega-3-Fettsäuren 1000 mg (z.B. Fischöl) morgens und abends und Bio-Vitamin C 750 mg einnehmen, »Regulatpro Arthro« 20 ml morgens und abends

GEISTIGE Kohärenz: Geistig beweglicher werden, starre geistige Haltung aufgeben, vor allem, was die eigene Basis angeht

SEELISCHE Kohärenz: Mit den Füßen auf dem Teppich bleiben, Bodenständigkeit wird verlangt, häufiges Erden.

Außenbandinstabilität: nach Bandverletzung, häufiges Umknicken

KÖRPERLICHE Kohärenz: Sanfte Bewegung (Schwimmen, Radfahren), »Gelenk Duo« (Glucosamin, Chondroitin), Vitamin D3 1520 IE morgens und abends, Omega-3-Fettsäuren 1000 mg (z.B. Fischöl) morgens und abends und Bio-Vitamin C 750 mg einnehmen, »Regulatpro Arthro« 20 ml morgens und abends

GEISTIGE Kohärenz: Klare Standpunkte entwickeln, selbst wissen, wofür man steht

SEELISCHE Kohärenz: Die eigenen Grenzen erkennen, für Stabilität im Leben sorgen, Flatterhaftigkeit in der Basis (Familie, Partner, Beruf) abstellen

Weber-Fraktur: Sprunggelenkbruch im Wadenbein

KÖRPERLICHE Kohärenz: Ruhigstellung, »Gelenk Duo« (Glucosamin, Chondroitin), Vitamin D3 1520 IE morgens und abends, Omega-3-Fettsäuren 1000 mg (z.B. Fischöl) morgens und abends, Carnitin 250 mg morgens und abends und Bio-Vitamin C 750 mg einnehmen, »Regulatpro Arthro« 20 ml morgens und abends

GEISTIGE Kohärenz: Neue Gedankenmuster bilden, fest eingefahrene Gewohnheiten im Denken aufgeben, Neuorientierung und -strukturierung der Wortwahl im Gespräch, zukünftig klare Gespräche führen, ständigen Wechsel an Ideen und Meinungen aufgeben

SEELISCHE Kohärenz: Die eigene Sprunghaftigkeit reduzieren, seelische Ruhe finden, geraden Weg wählen, nicht immer hin- und herwechseln

Ulkus am Knöchel: Offene, nicht heilende Wunde am Knöchel

KÖRPERLICHE Kohärenz: Durchblutung des Beines abklären, bei Entzündung Verband mit Silber, Feuchthaltung der Wunde, Vitamin D3 1520 IE morgens und abends, »Bio Marin« morgens und abends, Selen und Zink morgens und abends, »Bio Qinon« 100 mg morgens sowie Bio-Vitamin C 750 mg einnehmen, »Regulatpro Active DTX« morgens und abends 15 ml und Detox-Kur (Saft und Tabletten) für 3 Wochen, Sauerstoff-Therapie

GEISTIGE Kohärenz: Vergiftende Gedanken abstellen, Wut, Zorn oder Ähnliches verbal herauslassen, zu den Gefühlen stehen, äußern, wenn etwas stört, eigene gedankliche Begrenztheit aufgeben, geistigen Horizont durch neues Wissen weiten

SEELISCHE Kohärenz: Das innere Gift herauslassen, alten Schmerz bearbeiten, tief liegende Trauer herauslassen, reinigende Rituale (z.B. Räuchern, Aurabehandlung, Reiki), lang Aufgeschobenes endlich angehen, sich selbst oder anderen vergeben oder Vergangenes annehmen

Die drei Säulen Ihres Lebens

Die Zahl Drei steht für alles Leben:
Geburt, Existenz und Tod – Licht, Schatten und Dunkelheit –
Einströmen, Innehalten und Ausströmen –
Liebe, Gefühle und Angst.

Wir Menschen bestehen aus einem Körper, einem Geist und einer Seele. Unser Körper ist unser materieller Anteil, der unser Menschsein ausmacht, denn ohne Körper sind wir hier auf der Erde und in der menschlichen Welt nicht präsent. Unser Körper ist unser Ausdrucksmittel, das, was wir nach außen hin darstellen, wie wir uns zeigen. Als Mensch sind wir auf einen Körper angewiesen, ohne ihn ist Leben – jedenfalls so, wie die Wissenschaft es definiert – nicht möglich.

Neben unserem Körper benötigen wir für unser Leben auch unseren Geist. Das sind unsere Gedanken, die im Gehirn beheimatet sind, der Schaltzentrale, die unseren Körper kontrolliert. Nur durch unseren Geist können wir uns fortbewegen, denn ohne ihn wäre unser Körper wie eine Maschine, die keiner steuert.

Und wir verfügen über eine höhere Instanz, einen göttlichen Anteil in uns: unsere Seele. Sie ist der Teil von uns, der ewig lebt, der sich allem widersetzt und in dem alles Leben gespeichert ist. Alles Wissen der Erde, des Himmels, des Lebens an sich, des Universums und unserer verschiedenen gelebten Daseinsformen ist ihr zugänglich. Unsere Seele ist die Summe von allem, was ist. Sie verbindet uns mit dem Göttlichen, so wie der Körper uns mit der Erde verbindet.

Unser menschliches Leben ist die Verbindung aus Körper, Geist und Seele, und alle drei Anteile sind als gleichwertig zu betrachten.

Körper, Geist und Seele in der Natur

Ganzheitliches Leben und eine gesunde Natur sind überall dort, wo Kohärenz herrscht.

Die Unterteilung in Körper, Geist und Seele betrifft nicht nur unser menschliches Leben, sondern alles, was lebt. Jede Pflanze, jedes Tier, jedes Stück Natur hat einen Körper, einen Geist und eine Seele. Mit der körperlichen Ebene sind wir alle bestens vertraut, wir sehen sie mit unseren Augen, wir berühren sie mit unseren Händen, wir erfassen sie mit unserem Geist – wir sind uns bewusst, dass jeder Stein aus einem Körper besteht. Doch der Geist und die Seele eines Steins sind für uns Menschen nicht auf den ersten Blick zu verstehen. Schließlich denkt ein Stein doch nichts, er liegt einfach nur da und bewegt sich nicht. Doch jede materielle Struktur hat eine andere Anordnung, ein unterschiedliches Gefüge, eine eigene energetische Schwingung, die sie ausstrahlt, und daher auch einen bestimmten Geist, der Einfluss auf seine Umgebung nimmt. Nehmen wir einen Stein in die Hand, wird er etwas anderes in uns auslösen als ein Stück Holz oder etwas Fell. Jeder Körper enthält eine Art Geist, die unseren Geist anregt, Gefühle in uns auslöst und uns bewegt. Die Kraft, Energie oder der Geist von Steinen wird beispielsweise gern in Form von Heilsteinen eingesetzt, denn jeder Edelstein hat eine stabilisierende Wirkung auf unseren Körper und unseren Geist und eine kräftigende Wirkung auf unsere Seele. Doch jede Materie besitzt auch eine Art Seele, etwas Unauslöschliches, etwas, was bleibt, auch wenn der Körper längst vergangen ist.[14] Diese Seele jeder Materie, jedes Gegenstandes ist in jeder Zelle oder Kammer enthalten, in jedem noch so kleinen Bereich der Materie. Die Seele ist der Bereich, der die Struktur erhält, die Schaltzentrale, der Speicherort von allem.

Alles reagiert miteinander, es besteht eine ständige Interaktion von Körper, Geist und Seele von uns und allem, was existiert.

Der Geist und die Seele sind spürbar, wenn wir uns darauf einlassen. Nehmen wir ein öffentliches Gerichtsgebäude, ein gemütliches Eigenheim, eine Gedenkstätte und eine Kirche. Alles ist aus Stein erbaut, und dennoch strahlen die Orte Unterschiedliches aus. In einem Heim spürt man die liebevolle Atmosphäre, das Wohlgefühl und die Sicherheit. In einem öffentlichen Gerichtsgebäude, in dem es viele Diskussionen, Streitigkeiten und unterschiedliche Meinungen gibt, herrscht ein völlig anderer Geist als in einer Kirche des Gebets und Mitgefühls. Die Steine des Gebäudes strahlen alle

14 Siehe auch »Energie – Grundlage des Lebens«.

etwas Unterschiedliches aus. Sie tragen die Essenz von uns Menschen in sich, sie passen sich der allgemeinen Stimmung, den Gefühlen an, und dies wird in der Seele des Gebäudes gespeichert. Entfernt man nun einen Stein aus diesem Gebäude und bringt ihn zu einem weit entfernten Ort, dann trägt er immer noch die Summe von allem in sich. Die Ausstrahlung mag schwächer sein, weil die Konzentration der energetischen Strahlung geringer ist, aber dennoch bleibt sie auf ewig bestehen. Das ist die Seele des Steins, die auch dafür sorgt, dass der Stein seine Struktur behält.

Doch auch jede Pflanze trägt einen Geist und eine Seele in sich. Jede Pflanze hat eine andere energetische Kraft, einen anderen Einfluss auf uns. Seit Langem ist die Heilkraft von Pflanzen bekannt und findet in vielen Bereichen ihre Anwendung. Jedes Nahrungsmittel besteht aus Körper, Geist und Seele und beeinflusst uns. Daher haben wir auch manchmal ganz spezielle Gelüste auf bestimmte Nahrungsmittel, um seelische Defizite auszugleichen. Ein typisches Beispiel ist die Schokolade, die als Liebesersatz dienen kann.

Die Vorliebe für bestimmte Tierarten hat auch mit dem seelischen Bedürfnis und der geistigen Beeinflussung zu tun. Ein Pferd verkörpert beispielsweise das Bedürfnis nach Unabhängigkeit und Freiheit, der Hund steht für Treue, Freundschaft, Schutz und Begleitung. Es hat immer einen bestimmten Grund, wenn wir uns mit einem Tier sehr verbunden fühlen oder uns eingehender mit ihm beschäftigen. Denn die Tiere sind uns Menschen seelisch gesehen am nächsten und haben daher den stärksten Einfluss auf uns.

Körper, Geist und Seele bringen Gesundheit und Lebensfreude

Gesundheit braucht Lebensfreude als nährende Struktur.

Gesundheit ist unser höchstes Gut, denn wir haben nur diesen einen Körper im Leben, und wenn es uns nicht gut geht, fehlt uns ein großes Stück an Lebensqualität. Die meisten Menschen haben das Glück, mit einem gesunden Körper geboren zu werden, doch jeder von uns ist irgendwann im Laufe seines Lebens einmal gesundheitlich angeschlagen. Unser Körper ist ein kompliziertes Konstrukt, das vielen Angriffen wie Verletzungen, Überbelastungen, aber auch Krankheitserregern und körperlichen Fehlfunktionen ausgesetzt ist. Wir selbst können am allerbesten zu unserer eigenen Gesundheit beitragen, indem wir uns unserer körperlichen Schwachstellen, die jeder von uns besitzt, bewusst werden und ihnen besondere Beachtung schenken. Kein

Körper ist hundertprozentig perfekt, wir sind Lebewesen mit Stärken und Schwächen. Beides gehört zu uns, und jeder kann wundervoll damit leben und alt werden, ohne massive Einschränkungen hinnehmen zu müssen. Körperliche Schwachstellen sind sehr verschieden. Die einen haben Probleme mit ihrer Verdauung, andere bekommen leicht Erkältungskrankheiten, Blasenentzündungen, Hautausschläge, Allergien oder haben sensible Gelenke. Jeder Mensch muss lernen, mit seinem Körper richtig umzugehen. Doch woher kommt diese Anfälligkeit für bestimmte Erkrankungen? Zum einen liegt dies an anatomischen Begebenheiten, wenn beispielsweise ein Gehörgang enger ist, Wasser nicht so gut abfließt und enthaltene Bakterien sich leichter ausbreiten können. Zum anderen kann es aber auch am seelischen Thema des Hörens, Horchens und Gehorchens liegen, auf der linken Seite, wenn es die Mutter betrifft, auf der rechten Seite bei Konflikten mit dem Vater. Ein weiterer Grund kann auch die geistige Einstellung zum Thema Meinungen der Mitmenschen sein, wenn man anderen nur ungern zuhört und nur die eigene Meinung zählt.

Es ist wichtig, dass man sich bei gesundheitlichen Problemen intensiv mit den jeweiligen Themen auseinandersetzt. Schließlich steht hinter jedem gesundheitlichen Problem ein Bedürfnis unseres Körpers, unseres Geistes oder unserer Seele. Nur, wenn wir diesem Bedürfnis nachgeben, ist Heilung möglich. Ein banales Beispiel ist der Bedarf nach Ruhe für unseren Körper. Geben wir diesem Bedürfnis nicht freiwillig nach, dann bekommen wir beispielsweise einen grippalen Infekt, der uns zur Ruhe zwingt. Wir selbst sind die Schöpfer unseres Lebens, und daher müssen wir auch die Verantwortung für uns übernehmen. Dies betrifft unseren Körper, unseren Geist und unsere Seele. Der Arzt kann uns helfen und medizinischen Rat geben, den wir befolgen, und dieser Rat ist auch durch nichts zu ersetzen, aber heil werden können wir nur selbst. Der Arzt kann ein körperliches Gebrechen reparieren, doch es sind unser Fleisch, unser Muskel, unser Knorpel oder Knochen und unsere Haut, die zusammenwachsen und verheilen müssen, um die Gesundheit wiederherzustellen. Alles, was wir von außen zuführen, Medikamente, Salben, Kräuter, Akupunktur usw., sind nur Hilfsmittel, die uns anregen, ein neues Gleichgewicht herzustellen.

Heilen muss sich am Ende jeder selbst.

Daher ist es wichtig, zu verstehen, was Leben bedeutet, wie unser Körper, unser Geist und unsere Seele zusammenhängen. Der Mensch ist viel mehr, als es auf den ersten Blick erscheint. Wir müssen lernen, in die Tiefe zu sehen, in das versteckte Innere unseres Selbst. Wir müssen uns mit unseren Schattenseiten beschäftigen, aber auch die Sonne in unserem Leben sehen. Denn beides ist Teil von uns, und nur, wenn wir beiden die gleiche Achtung und denselben Respekt zukommen lassen, werden wir verstehen, was uns ausmacht.

Durch unsere Art des Seins, durch unsere täglichen Gedanken, durch unsere geistige Einstellung zum Leben selbst verändern wir unser Sein. Wir erschaffen unsere eigene Welt. Öffnen Sie Ihre Augen, und sehen Sie Ihr bisheriges Leben an. Sie werden darin sich selbst erkennen. Sie werden Ihre Stärken und Ihre Schwächen wahrnehmen. Sie werden Ihre geistige Einstellung zu sich sprechen hören, wenn Sie betrachten, was bisher Teil Ihres Lebens war. Fühlen Sie sich wohl und zufrieden und stehen zu sich selbst, dann werden Sie sich körperlich gut und glücklich fühlen. Dies bedeutet nicht, dass Sie keine schwierigen Phasen in Ihrem bisherigen Leben hatten, sondern, dass Sie mit sich selbst und Ihrem Dasein im Einklang sind. Es bedeutet, dass Sie eine gute Verbindung zwischen Körper, Geist und Seele geschaffen haben und die Zügel Ihres Lebens in der Hand halten.

Wenn Sie sich noch hin- und hergerissen fühlen, fremdbestimmt durch Ihre Außenwelt, dann machen Sie sich bewusst, dass Sie nur Ihre Einstellung zu ändern brauchen, um ab sofort anders zu leben. Sie können sich neu programmieren, wenn das alte Leben Ihnen nicht mehr gefällt. Warten Sie nicht, bis die Änderung von außen kommt, sondern bestimmen Sie sofort, wie Sie leben wollen.

> **Nur Sie können den ersten Schritt in ein neues Leben gehen, den Schritt zu Selbstbestimmung, Gesundheit und Einheit in Ihrem Leben.**

Warten Sie nicht ab, sondern marschieren Sie mutig los. Jeder Tag, der vorüberzieht, birgt ein Potenzial für Lebensfreude, Glück, Liebe und Licht, das Ihr Leben erhellt und Sie zum Strahlen bringt. Gehen muss diesen Schritt jeder für sich, doch Sie sind dabei niemals allein. Jeden Tag beschließen Menschen in der ganzen Welt, aus ihrer Starre aufzuwachen, bewusst ihr Leben in die Hand zu nehmen, und begeben sich selbst auf die Suche nach Glück, Freude und Liebe.

> **Alles Glück, unendliche Liebe, tiefe innere Freude, erfüllender Frieden und alles, was Sie für Ihre Gesundheit und Ihr Leben brauchen, liegt in Ihnen bereit, wenn Sie das Geschenk des Lebens annehmen.**

Beobachten Sie Ihren Geist und Ihre täglichen Gedanken. Sortieren Sie sie neu, wenn sie nicht von Liebe, Dankbarkeit und Freude erfüllt sind. Werden Sie sich Ihres seelischen Daseins bewusst, und erfüllen Sie die Bedürfnisse Ihres höheren Selbst. Folgen Sie Ihrem Seelenweg, indem Sie auf das Göttliche in sich hören. Lieben, achten, pflegen und versorgen Sie Ihren Körper innen und außen, materiell, geistig und seelisch mit allem, was er für dieses Leben braucht. Richten Sie die drei Säulen in Ihrem Leben symmetrisch aus – bringen Sie Körper, Geist und Seele in Einklang. Schenken Sie allen drei die gleiche Beachtung, und pendeln Sie so alle gesundheitlichen Störungen aus.

Ihr Körper

Ihr Körper ist Ihr Tempel, der Ort Ihres Wirkens.

Erst durch Ihren menschlichen Körper sind Sie ein Lebewesen. Er schenkt Ihnen Beweglichkeit und Ausdrucksmöglichkeiten. In ihm sind Sie auf Erden zu Hause, er ist der vertraute Bereich, der Sie von Beginn Ihrer Inkarnation bis zum Verlassen der Erde begleitet. Ihr Körper ist ein wundervolles, einzigartiges, aber auch verletzliches Gebilde. Jeder Mensch hat einen ganz eigenen Körper, obwohl wir alle Arme, Beine, einen Kopf und einen Rumpf besitzen. Und jeder Körper ist schön, doch es liegt an Ihnen selbst, ob Sie diese Schönheit erkennen. Einen perfekten Körper gibt es nicht, und den benötigen wir auch nicht. Wie schön ist es, durch unsere vielen kleinen »Fehler« einzigartig und besonders zu sein! Denn durch unsere Abweichungen unterscheiden wir uns von allen anderen und können erst lernen, wir selbst zu sein.

Versuchen Sie nicht, Ihren Körper zu einem Standard zu machen, sondern geben Sie ihm und sich selbst die Freiheit, einzigartig zu sein.

Ihr Körper ist immer bei Ihnen, er begleitet Sie dieses ganze Leben lang. Sie können ihn nicht verlieren, er ist Ihr Zufluchtsort, Ihr Rückzugsbereich, in den niemand eindringen kann. Die Seele braucht Ihren Körper als ihr Sprachrohr, ihr Ausdrucksorgan. Er gibt ihr die Möglichkeit, alle Gefühle zu erleben, denn Seelen kennen nur das Gefühl der endlosen Liebe. Doch um diese Liebe zu erweitern, bis Sie als göttliches Licht erstrahlen, benötigen Sie die Erfahrungen aller anderen Gefühle. Aus diesem Grund schenkte man Ihnen Ihren Leib, der Schmerz, Leid und Schwäche erleben muss, aber auch die guten Gefühle erfahren darf wie Kraft, Stärke, Freude, Glück und Frieden. Es liegt an Ihnen, welchen Gefühlen Sie mehr Raum in Ihrem Leben und in Ihrem Tempel geben. Doch die Tiefe Ihrer Seele benötigt auch die Transformation schmerzlicher Gefühle in etwas Neues, Erhabenes. Erst, wenn Sie lernen, aus dem menschlichen Leid, dem körperlichen Schmerz und tiefer Traurigkeit aufzustehen und Ihre eigene Göttlichkeit anzunehmen, werden Sie dieses Leben verstehen: als einen nicht endenden Lernprozess, der der ewigen Liebe dient. Ganz egal, was geschieht, wir sind hier, um die Liebe unserer Seele auszuleben, die immer in uns ist. Sie ist das Licht am Ende des Tunnels. Wenn wir wissen, dass dieses Leben nicht dazu dient, von früh bis spät zu schuften und unschöne Erfahrungen zu machen, sondern, dass es darum geht, alle menschlichen Gefühle zum Ausdruck zu bringen, damit wir die Liebe als etwas Wunderbares und Erhabenes ansehen, erstrahlt das Licht der Liebe in uns. Sie ist unsere Verbindung zu unserer Göttlichkeit, zu unserer Seele.

Je mehr Liebe wir in uns verspüren, desto intensiver ist die Verbindung zu unserer Seele.

Es fällt nicht leicht, alles und jeden im Leben zu lieben. Doch darum geht es. Um eine tiefere Liebe zu verspüren, müssen Sie bei sich selbst anfangen. Lieben Sie sich und jede Faser Ihres Körpers. Schenken Sie jeder Ihrer Körperzellen Liebe, Achtsamkeit und Aufmerksamkeit. Hören Sie in Ihren Körper hinein, und spüren Sie, wo etwas geliebt und geheilt werden will. Schauen Sie sich jeden Tag im Spiegel an, und danken Sie dafür, dass Sie so einen wundervollen Körper bekommen haben. Denn dieser eine Körper gehört nur Ihnen. Er ist Ihr persönliches Eigentum, Ihr menschliches Heim, in dem Geist und Seele wohnen können.

Lieben Sie jeden einzelnen Stein Ihres Tempels, denn alle zusammen bilden den Ort Ihres Lebens, Ihr Zuhause.

Die Steine Ihres Tempels

Jeder Stein trägt einen anderen, und nur,
wenn alle zusammenstehen, wird ein Gebäude daraus.

Um ein neues Körpergefühl zu gewinnen, müssen Sie sich mit Ihrem Lebenstempel vertraut machen. Sie sollten alle seine Steine kennen, jeden Winkel, jede Ecke und Kante. Nehmen Sie sich dafür Zeit, denn wie ein Bauwerk viele versteckte Bereiche besitzt, so birgt auch Ihr Körper jede Menge Geheimnisse in sich. Wir werden Ihnen einige davon zeigen, doch manche werden nur Sie selbst entdecken können, denn jeder Körper hat Besonderheiten. Begeben Sie sich nun auf die Entdeckungsreise durch Ihren Körper!

DER KOPF: Schaltzentrale und Visitenkarte

Ihr Kopf ist der höchste Bereich Ihres Körpers, sozusagen das Dach Ihres Tempels. Unter ihm liegen manche Dinge verborgen, zu denen auch Sie keinen Zugang haben, die das Leben, den Geist und die Seele betreffen. In Ihrem Kopf liegt Ihr Gehirn, das Organ, das Sie koordiniert, lenkt und Ihre Körperfunktionen kontrolliert. Ihr Gesicht ist einer der wichtigsten Ausdrucksbereiche, denn in ihm steht vieles geschrieben. Mit ihm zeigen Sie sich der Welt. Es ist die offenste Stelle des Körpers, denn jeder kann sie sehen, und sie beherbergt besonders viele Körperöffnungen und Sinnesorgane. Nicht jeder offenbart gleich viel von sich mit seinem Gesicht. Wir können es verbergen, ob dies die Haare, der Bart, übermäßiges Make-up, Mützen, Schals, Tücher oder auch Piercings und Tattoos sind. Vielleicht leuchtet Ihnen nicht ein, dass Piercings und Tattoos etwas verbergen, aber da sie Hingucker sind, lenken sie die Aufmerksamkeit vom Gesicht ab. Andere verbergen ihre Gefühle hinter einer antrainierten Maskerade, doch damit betrügen sie sich vor allem selbst.

Sie haben ein tolles, interessantes Gesicht, ganz gleich, wie es aussieht. In Ihrem Gesicht steht, was Sie erlebt haben, geschrieben, doch vor allem sieht man in Ihrem Gesicht, wie Sie mit dem Erlebten umgehen. Manches setzt uns zu, und doch macht es uns schöner, reifer und zu etwas Besonderem. Niemand sieht aus wie Sie, denn keiner hat das Gleiche gefühlt, gespürt und erlebt. Unser Gesicht berichtet von allen unseren Erfahrungen, von allen unseren Gefühlen und von allen Begegnungen in unserem bisherigen Leben. Es ist die Summe unseres bisherigen Lebens, es zeigt, wer wir sind, und auch ein bisschen, was wir sicher nicht sind. Lachen Sie, und die Sonne leuchtet aus Ihrem Gesicht. Lächeln Sie, auch wenn die Situation manchmal nicht dazu einlädt, und Ihre Augen verwandeln sich in strahlende Lichter, die viel mehr erkennen können. Nehmen Sie Ihr Leben leicht, und auch Ihr Gesicht wird diese Leichtigkeit widerspiegeln. Freuen Sie sich, zu leben und wundervolle Dinge zu erfahren. Seien Sie ein bisschen wie ein Kind, das sich keine Sorgen macht und neugierig auf die Welt zugeht, weil es so viel zu entdecken gibt. Wie wundervoll war es, als Sie begeistert von einem flatternden Schmetterling waren oder ein Rinnsal des Wassers auf dem Boden verfolgt haben – damals, als die kleinen Dinge noch Wunder für Sie waren. Bringen Sie diese Unbeschwertheit, Freude, Neugier und Lebensliebe Ihrer frühen Kindheit in Ihr Leben zurück. Sie werden sehen: Dann werden Ihre Augen leuchten, und Ihr Blick wird strahlend schön, denn jeder wird darin Ihre Liebe zum Leben sehen.

KÖRPERLICHER Aspekt des Kopfes

Das Gehirn enthält Ihre geistige Welt und ermöglicht erst Gedanken. Alle Ihre Körperabläufe werden durch Ihr Gehirn gesteuert, und auch das Erfassen der äußeren Welt passiert in Ihrem Kopf. Er beherbergt eine Menge Nervenzellen, Ihre Augen, Ihre Nase, Ihren Mund und Ihre Ohren. Ihr Kopf nimmt Sinneseindrücke, Licht, Geruch, Geschmack und Geräusche auf. In Ihrem Gehirn werden diese analysiert und verarbeitet. Ohne einen funktionierenden Kopf ist die Erfassung unserer Welt nicht möglich. Auch ist er für die Aufnahme von Nahrung und Sauerstoff zuständig. Durch ihn gelangt Leben in Form von Nährstoffen in Ihren Körper und in jede einzelne Körperzelle. Alle diese wunderbaren Dinge tut Ihr Kopf in jedem Augenblick Ihres Lebens. Er arbeitet, ohne dass Sie sich dessen wirklich bewusst sind. Vieles, was er tut, ist für uns Menschen selbstverständlich, z. B. auch, dass er die Bewegung unserer Arme und Beine steuert. Erst, wenn eine Bewegung nicht mehr richtig funktioniert, werden wir uns deren Bedeutung und Wichtigkeit für unser Leben bewusst.

Leiden Sie oft unter Kopfschmerzen oder einem Druck im Kopf? Sind Ihre Augen und Ohren intakt, und ist Ihre Nase frei? Wie gern sehen Sie sich selbst ins Gesicht? Mögen Sie, was Sie im Spiegel sehen, und fühlen Sie sich wohl in Ihrer Gesichtshaut?

GEISTIGER Aspekt des Kopfes

In Ihrem Kopf entstehen alle Ihre Gedanken. Er ist sozusagen die Bildungsstätte Ihrer Lebensanschauung und auch Ihrer geistigen Einstellung. Ihre gesamte Welt entsteht in Ihrem Kopf, denn Ihre Wahrnehmung richtet sich nach Ihren Gedanken. Und je nachdem, wie Sie die Welt um sich herum sehen, wie Sie sie empfinden und bewerten, entstehen bestimmte Gedanken in Ihrem Kopf, die Sie wiederum nur bestimmte Aspekte um Sie herum erkennen lassen. Sind Sie also offen für Dinge, die Sie bisher nicht kennen, und versuchen, auch fremde Zusammenhänge zu erkennen, dann können Sie eine neue Welt um sich herum sehen, und es entstehen andere Gedanken. Diesen Kreislauf können Sie lenken, indem Sie bereit sind, anders zu denken oder tiefer auf die Außenwelt einzugehen. Stellen Sie sich vor, Sie stehen mitten auf einer grauen, asphaltierten Straße. Alles ist grau und leblos, doch aus einer Rille im Asphalt wächst eine wunderschöne Blume und bildet einen farbigen Fleck. Was sehen Sie? Die wunderschöne Blume, die das Grau erhellt, oder das endlose Grau um Sie herum? Viele Menschen übersehen die Farbe, das Licht und die Schönheit des Lebens, weil sie ihr Augenmerk auf die Weite legen, statt die kleinen Dinge zu erkennen.

SEELISCHER Aspekt des Kopfes

Ihr Kopf ist das Dach Ihres Körpers, der Himmel Ihres Lebens und die oberste Instanz Ihres Menschseins. Hier sitzt der Verstand, die Kraft Ihrer Gedanken und Ihrer Weltanschauung. Manche Menschen sind sehr kopfgesteuert, sie treffen ihre Entscheidungen aus dem Verstand heraus, durchdenken alles, wägen Für und Wider ab. Diese Kopflastigkeit mag in vielen Bereichen erfolgreich durchs Leben führen, doch in anderen Situationen bedeutet sie eine Trennung von der Seelenebene. Menschen, die sehr kopflastig sind, unterdrücken oft ihre Gefühle. Sie haben weniger Vertrauen in das Leben selbst und werden von Ängsten beherrscht. Sie fürchten, die Kontrolle zu verlieren, und klammern sich gern an Bekanntem fest. Wird die scheinbare Bedrohung durch Veränderung zu groß, sind Kopfschmerzen die Folge. Der Kopf steht dann sozusagen kurz vor dem Explodieren, weil er dem Lebensdruck kaum noch standhält. Etwas will aus dem Kopf hinaus. Dieser Mensch muss lernen, die Kontrolle aufzugeben und ins Vertrauen zu gehen. Er sollte sich stärker auf seine Gefühle verlassen, auf die Impulse seiner Seele. Denn nur, wenn wir dem Herzen – sprich unseren Gefühlen – folgen, werden wir seelisch im Einklang sein. Ihr Kopf dient Ihrer Durchsetzungskraft, Ihrem Stehvermögen, Ihrer Körpersteuerung und Körperkontrolle. Er ist das Barometer Ihrer Stimmungen. Wie hoch tragen Sie Ihren Kopf? Zeigen Sie ein offenes Gesicht? Steht ein Lächeln darin? Wie präsentieren Sie Ihr Himmelszelt?

DER HALS: Verbindung und Sprachrohr

Ihr Hals ist die Brücke zwischen Ihrem Denkbereich und Ihrem Fühlkörper. Diese zwei gegensätzlichen Lebensbereiche gehören beide zu Ihnen und sind wichtig für Ihr Leben. Daher spielt der Hals eine wichtige Rolle für Sie und Ihren Körper. Durch ihn verlaufen alle wichtigen Verbindungen des Lebens. Am Körper ist der Hals die schmalste Stelle und bei vielen Menschen ein sehr sensibler Bereich, sodass manche dort ungern berührt werden. Viele Nervenenden verlaufen dicht unter der Oberfläche, da wir am Hals weder viele Fettdepots haben noch viel Muskelmasse. Der Hals beherbergt unsere Stimmbildung und ist damit unser Sprachrohr.

An Ihrem Hals verlaufen alle wichtigen Nervenleitbahnen in Ihren Körper hinab, und auch die Meridiane liegen nahe an der Oberfläche, daher sind Sie dort sehr empfindlich. Auch Ihre Wirbelsäule spürt man im Hals, genauso wie die Luftröhre und den Kehlkopf. Im Hals liegen viele empfindliche und zu schützende Teile unseres Körpers, daher ist es nachvollziehbar, dass wir auf diesen Bereich besonders gut aufpassen und dort sehr sensibel sind.

KÖRPERLICHER Aspekt des Halses

Ihr Hals ist die körperliche Verbindung vom Kopf, dem Denken und den Sinnen, mit Ihrem Körper. In ihm liegen zahlreiche wichtige Leitungen: Ihre Luftröhre, die die Atemluft in Ihre Lungen fließen lässt, Ihre Speiseröhre, die zerkleinerte Nahrung in Ihren Magen führt, Ihre Wirbelsäule mit allen Nervenfasern, die Ihrem Körper, Ihren Sehnen, Gelenken und Muskeln, Leben einhauchen. Doch in Ihrem Hals entsteht auch Ihre Sprache, Ihre Stimme, Ihr Laut. Erst dadurch können Sie sich in dieser Welt Gehör verschaffen, sich ausdrücken und menschlich kommunizieren. Mitten im Hals liegt auch die Schilddrüse, dieses kleine, schmetterlingsförmige Organ, das Ihren körperlichen Stoffwechsel und Ihre Verdauung steuert, sowie viele wichtige weitere Hormonbildungen anregt. All dies liegt in Ihrem schmalen Hals verborgen, versteckt vor der Welt, unsichtbar und dennoch enorm wichtig.

Haben Sie eine laute Stimme oder eher eine leise? Werden Sie bei einer Erkältung schnell heiser? Ist Ihr Hals schlank, gerade und gut zu sehen, oder ist er versteckt?

GEISTIGER Aspekt des Halses

Nach den Gedanken ist unsere Sprache der wichtigste Teil unseres Geistes. Sprache unterstützt unser Denken und drückt den Geist nach außen hin aus. Sprache ist das Werkzeug unseres Geistes, eine Art Instrument, genauso wie die Geige das Instrument des Musikers ist, um Musik auszudrücken. Erst durch die Sprache erhalten Dinge ein Sein, denn nur, was wir definieren, können alle erkennen, weil das gleiche Bild entsteht. Sprache verbindet die Menschen untereinander. Wir brauchen sie, um uns ausdrücken und mitteilen zu können. Selbst Menschen, die gehörlos sind oder nicht sprechen können, benötigen eine Sprache und suchen sie sich auch. Sprache beeinflusst unser Denken, sie leitet uns durch unsere Welt. Für jeden ist es wichtig, seinen Standpunkt zu vertreten, sich selbst darzustellen und durch Sprache Teil der Menschheit zu sein. Sind Sie sehr starr in Ihrem Geist, oder sind Sie offen für andere Ansichten und Denkweisen? Betrachten Sie Situationen nur aus Ihrer Perspektive, oder versetzen Sie sich auch in die Sichtweise Ihres Gegenübers hinein?

SEELISCHER Aspekt des Halses

Der Hals ist die Verbindung zwischen der Zentrale und den Ausführungsorganen. Er ist der Engpass im Leben, und nur, wenn wir die Begebenheiten zerkleinern, kommen sie in unserem Inneren an. Der Hals filtert somit die aufzunehmenden Dinge, damit unsere Seele auch alles auflösen kann. Angst hat viel mit Enge zu tun, daher schnürt uns die Angst die Luft ab und lässt uns sprachlos zurück. Der Hals ist ein sehr sensibler Bereich, den es zu schützen gilt. Daher ziehen wir bei Stress oft die Schultern hoch, um unseren Hals zu verstecken. Bei manchen Menschen ist er zart, lang und grazil, was auch ein Ausdruck der Persönlichkeit sein kann, denn diese Menschen sind oftmals verletzlich, empfindlich und zartbesaitet. Ist der Hals dick, zeugt dies davon, dass vieles hinuntergeschluckt wurde, ohne es wirklich zu verdauen. Manches ist sozusagen im Hals stecken geblieben. Dadurch mag der Weg breit und kurz erscheinen, doch in Wirklichkeit bleibt der Durchgang – nämlich Luft- und Speiseröhre – immer gleich breit. Wie gut können Sie unangenehme Dinge schlucken? Wie ist die Verbindung zwischen Verstand und Gefühlen, zwischen Oben und Unten, zwischen Innen und Außen bei Ihnen? Haben Sie einen guten Überblick über Ihr eigenes Leben, über Ihr Sein? Erkennen Sie die seelischen, geistigen und körperlichen Zusammenhänge? Wie sensibel oder starr sind Sie?

DIE SCHULTERN: Ausgleich und Lastenträger

Ihre Schultern sind der Anfang Ihrer Arme und die beiden Tragsäulen Ihres Lebens. Jede Last liegt auf Ihren Schultern und drückt Sie nieder. Sie machen bei Stress Ihren Hals klein und spannen die Muskulatur der Schultern an, um sich besser mit den Armen wehren zu können. Stress im Alltag bewirkt dies genauso wie in der freien Wildbahn, wo es um Leben und Tod geht. Daher leiden viele Menschen unter Nacken- und Schulterverspannungen. Wenn Sie viele Lasten in Ihrem Leben allein tragen, statt sie mit Ihrer Familie zu teilen, oder sich auch Lasten anderer Menschen aufbürden, dann ist es kein Wunder, wenn sich über die Jahre Schultergelenkprobleme oder Bandscheibenvorfälle der Halswirbelsäule entwickeln – unter denen zunehmend Menschen mittleren bis höheren Alters leiden. Es ist wichtig, die Beweglichkeit und Geschmeidigkeit der Schultern zu erhalten, denn nur so funktionieren Ihre Arme einwandfrei. Sind die Schultern versteift, nützt Ihnen keine noch so gute Armmuskulatur, um die Dinge des Alltags zu bewegen.

Befreien Sie Ihre Schultern von falscher Last und unbewusstem Stress. Ihre Schultern sind ein sehr guter Marker für Ihren Umgang mit Stress. Die rechte Schulter trägt die maskuline Kraft, Schutz, Versorgung, Kampf, Führung und Aggression, die linke Schulter die feminine, Hingabe, Gefühle, Schöpfung, Harmonie und Kreativität.

KÖRPERLICHER Aspekt der Schultern

Ihre Schultern dienen vor allem der Beweglichkeit Ihrer Arme, sodass Sie etwas anfassen, Türen öffnen oder etwas von sich fernhalten können. Ihr Schultergelenk ist das beweglichste Gelenk Ihres Körpers, weshalb Sie Ihre Arme fast rundherum kreisen lassen können. Von oben schützen Ihre Schultern die Lunge und schließen den Brustkorb ab. Zusammen mit Ihrem Becken bilden sie das Gerüst Ihres Rumpfes. An den Schultern kann man die körperliche Anspannung sehen.

Ziehen Sie Ihre Schultern hoch, oder halten Sie sie locker und entspannt? Leiden Sie unter Schulterschmerzen und Verspannungen im oberen Rückenbereich? Tragen Sie Ihre Schultern nach vorn gebeugt, oder strecken Sie Ihren Oberkörper und halten die Schultern gerade?

GEISTIGER Aspekt der Schultern

Lernen Sie, Ihren Geist zu entspannen, und lassen Sie immer wieder aufs Neue los. Versuchen Sie, Ihre Gedanken in alle Richtungen gehen zu lassen, statt an festgefahrenen Mustern zu hängen. Die Welt birgt noch viel mehr Geheimnisse als alle, von denen Sie bisher wissen. Öffnen Sie Ihren geistigen Horizont, und wissen Sie, dass es im Leben viel Unbekanntes für Sie zu entdecken gibt. Begrenzen Sie daher nicht Ihre Vorstellungskraft. Sie sind der oder die Einzige, der oder die Sie begrenzt. Lassen

Sie einfach alles Bekannte los, und bewegen Sie sich in neue Richtungen. Viele Überraschungen warten auf Sie, wenn Sie ihnen den Eintritt in Ihr Leben erlauben.

SEELISCHER Aspekt der Schultern

Alles, was schwer ist, tragen Sie auf Ihren beiden Schultern, z. B. die Verantwortung für sich selbst, aber vor allem auch für andere. Je schwerer die Lasten sind, desto stärker spannt sich die Schultermuskulatur an, und umso höher schieben Sie Ihre Schultern. Menschen, die sich sehr verantwortlich fühlen, haben oft Schulterverspannungen und Schmerzen in diesem Bereich. Wer seine Schultern hingegen hängen lässt, hat die Verantwortung für sich und sein Leben meist abgegeben und ist nicht mehr bereit, eine Last zu schultern. Sind die Schultern eines Menschen breit, vermittelt dies, dass er viel Last tragen kann. Vom Leben stark geforderte Menschen, die bereits schwere Zeiten hinter sich haben, suchen sich gern einen solchen Partner aus, um ihre schwere Last abgeben zu können. Menschen, die unter hohem Stress stehen, übernehmen oftmals zu viel Verantwortung und Last und versuchen, dies durch Anspannung beider Schultern auszugleichen. Ist vor allem eine Schulter stärker von Anspannung und Schmerzen betroffen, so zeigt die rechte Schulter das vermehrte Aufladen fremder Probleme und die linke Schulter das Leiden unter eigenen Problemen an.

Wenn Sie unter Schulterverspannungen leiden, dann versuchen Sie, sich nur Dinge aufzuladen, die wirklich zu Ihnen gehören, und geben Sie für manches auch einmal die Verantwortung an andere ab. Nicht jede Last muss wirklich von Ihnen getragen werden, auch Sie dürfen Dinge ausschlagen, Nein sagen und sich von fremder Verantwortung zurückziehen.

DER BRUSTKORB: Schutzpanzer und Quell der Liebe

In unserem Brustkorb sitzen zwei lebensnotwendige Organe: die Lunge und das Herz. Eine gute Atmung ist wichtig für die innere Balance, für den Sauerstoffgehalt aller Zellen und für die Gesundheit und die Heilung des Körpers. Ohne Atem können wir genauso wenig leben wie ohne unser Herz. Die beiden Organe sind der Motor unseres Lebens. Unaufhörlich arbeiten sie, geschützt hinter dem Gitter der Rippen, und lassen Sauerstoff und Blut durch unseren Körper kreisen. Funktioniert unser Herz nicht einwandfrei, beunruhigt uns das sofort, schließlich ist sich jeder der Bedeutung dieses Organes bewusst. Kein anderes Organ hat eine derart hohe Lebensbedeutung. Gleichzeitig verkörpert es die Liebe, die Liebe zum Leben und zu allem, was ist. Liebe ist die treibende Kraft im Leben. Sie motiviert uns, über unsere Grenzen zu gehen, lässt uns neue Wege einschlagen und mutige Dinge tun. Nichts kann die Welt so sehr verändern wie die Liebe. Liebe ist die stärkste Kraft, denn sie kann jeden Schmerz, jedes Gefühl und jeden Zustand heilen und in etwas Gutes verwandeln.

KÖRPERLICHER Aspekt des Brustkorbs

Ihre Rippen sind ein flexibler Schutzpanzer für Herz und Lunge. Die Knochen sind starr, und doch passt sich der Brustkorb Ihrem Atem an. Das Brustbein ist eine undurchdringliche Wand, die Ihren gesamten Brustkorb zusammenhält. Im Rücken befindet sich Ihre Brustwirbelsäule, die für Ihre Aufrichtung sorgt. Bei Frauen beherbergt der Oberkörper einen wichtigen Teil ihrer Weiblichkeit: Er ist Basis für die weibliche, anschmiegsame, weiche und nährende Brust. In Ihrem Brustkorb liegt der Kreislauf des Lebens geborgen und beschützt. Mit jedem Atemzug passt sich Ihr Brustkorb an und bewegt sich im Takt Ihres Lebens.

Stehen Sie aufrecht, mit geradem Brustkorb und heben Ihr Haupt dadurch an? Strecken Sie Ihre Brust heraus, oder halten Sie sie eher bedeckt bzw. versteckt?

GEISTIGER Aspekt des Brustkorbs

Seien Sie aufrichtig und ehrlich in Ihrer Sprache. Reden Sie nicht um die Dinge herum, die Ihnen wichtig sind. Sprechen Sie aus, wenn Sie etwas stört, und stehen Sie dazu. Reden Sie mit Leidenschaft und klarer Stimme. Geben Sie Ihrem Wort Gewicht, indem Sie ihm Raum und Resonanz zugestehen. Machen Sie sich nicht nur körperlich groß, sondern auch bei Ihrem sprachlichen Auftreten. Legen Sie Gefühl hinein, wenn Sie sprechen, damit die anderen merken, was Ihnen wirklich wichtig ist. Passen Sie Ihre Stimme der Unterhaltung an. Werden Sie laut, wenn Sie sich Gehör verschaffen wollen, doch schreien Sie möglichst nicht, sondern bleiben Sie immer in Ihrer starken Mitte. Zeigen Sie Hingabe, Mitgefühl, Sensibilität und Liebe, wenn Sie mit verletzten, angeschlagenen oder verunsicherten Menschen reden. Passen Sie Ihre Stimme dem Kreislauf des Lebens an. Stehen Sie aufrecht zu dem, was Sie sind, und machen Sie sich nicht selbst etwas vor.

SEELISCHER Aspekt des Brustkorbs

Treten Sie selbstbewusst auf, und zeigen Sie sich in voller Größe. Stehen Sie zu dem, was Sie seelisch wirklich sind, und nehmen Sie den Ihnen gebührenden Raum ein. Halten Sie nichts von sich aus falsch verstandener Nächstenliebe zurück, denn wichtig ist, dass Sie das leben, was in Ihnen nach Ausdruck verlangt. Alles darf gelebt werden, was andere Menschen oder Lebewesen nicht schädigt. Sie dürfen sich zu dem Wunder entfalten, dass Sie innerlich sind. Öffnen Sie den Raum für Ihr Herz und den unendlichen Kreislauf des Lebens. Spüren Sie, dass das Leben stetige Veränderung bedeutet, dass es aus Auf und Ab, Kommen und Gehen besteht. Halten Sie nichts fest, so wie Sie Ihren Atem nicht festhalten können. Passen Sie sich allen Gegebenheiten an, ohne sich dabei selbst zu verlieren. Seien Sie stolz auf sich, und zeigen Sie dies durch Ihre Aufrichtigkeit, durch Ihre Charakterstärke. Doch schützen Sie Ihren Kern, indem Sie Grenzen ziehen, die fest und flexibel sind, je nach Situation. Verausgaben Sie sich nicht, denn Ihr Leben benötigt ebenso Ruhephasen, wie Ihr Herz sie braucht. Bleiben Sie Sie selbst, und seien Sie dennoch im Wandel. Der Kern bedarf des Schutzes, alles andere passt sich den Lebensgegebenheiten an.

DER BAUCHRAUM: Körpermitte und Gefühlswelt

In Ihrem Bauch liegen wichtige Organe, aber auch das Zentrum Ihrer Energie. Hier befinden sich die Mitte des Körpers, Ihr Zentrum, Ihre Gefühlswelt und alle Ihre Emotionen. Ihr Bauch ist der Gegenpol zu Ihrem Kopf. Er beherbergt neues Leben, beim Mann genauso wie bei der Frau. Die Nahrungsmittel werden im Bauch aufgespalten, Vitalstoffe und lebensnotwendige Energie dem Körper zugeführt, und alles wird für den Körper gefiltert. In diesem Bereich bilden wir unsere Geschlechtshormone und sorgen so für unseren Fortbestand. Wie der Brustkorb der Bereich ist, der unserem eigenen Leben dient, ist der Bauchraum für das Leben im Allgemeinen verantwortlich. Im Bauch sind wir sensibel und spüren jede Veränderung. Probleme schlagen uns auf den Magen, und Sorgen spürt man oft im Bauch. Im Bauchraum sitzen gleich drei wichtige Energiezentren, die für unsere energetische Basis, die Energieaufnahme und den Energiespeicher verantwortlich sind. Er ist unser energiereichster Bereich. Statt diesen Ort als Lebensenergiespeicher zu verwenden, wird er oftmals als Speicherort für Nahrungsenergie gebraucht, indem Fettreserven dort abgelegt werden. Daher kann die Ursache von unklarem Übergewicht auch im Energiesystem des Körpers liegen.

KÖRPERLICHER Aspekt des Bauchraums

Der Bauchraum ist weich und verletzlich. Er beherbergt eine komplett eigene Welt voller Mikroorganismen und Bakterien. Dieser Bereich Ihres Körpers ist für die Energieaufnahme, Vitalstoffzufuhr und den Wasserhaushalt zuständig. Im Bauch herrscht ein ständiges Aufnehmen und Abgeben. Das Aufgenommene wird zerkleinert, aufgespalten und in winzigste Einheiten zerlegt, um dann meterweit transportiert zu werden. Alles wird vermischt und doch getrennt. Nahrungsbestandteile werden kontrolliert, bei schädigenden Anteilen entgiftet und so schnell wie möglich wieder entsorgt. Viel Flüssigkeit ist in diesem Bereich unseres Körpers unterwegs, reinigt, spült und bewegt gelöste Teilchen zum Bestimmungsort. Alles, was unser Körper nicht benötigt, wird für die Ausscheidung gesammelt.

Der Bauchraum beherbergt auch unsere Fortpflanzungsorgane, die für die Möglichkeit der Vervielfältigung unseres Menschseins sorgen. Permanent wird hier neues Material bereitgestellt, damit die Keimzellen niemals alt und verbraucht sind.

Leiden Sie oft unter Bauchschmerzen? Wie regelmäßig und gut ist Ihre Verdauung? Ist Ihr Bauch straff, gewölbt oder eingefallen?

GEISTIGER Aspekt des Bauchraums

Gedanken sollen fließen, daher ist es wichtig, sie immer wieder einmal loszulassen. Halten Sie nicht zu lange an bestimmten Überlegungen fest. Wenn Sie immer wieder Sorgen belasten, dann zerlegen Sie diese in ihre Einzelteile, sodass Sie den genauen Ursprung Ihrer Ängste erkennen. Nun können Sie an dem eigentlichen Thema arbeiten, anstatt nur allgemeinen Kummer zu haben. Beobachten Sie die Qualität Ihrer Gedanken: Schwere und belastende Gedanken hat jeder Mensch, aber Sie sollten mindestens genauso viele leichte und schöne Gedanken haben, damit sie in Balance sind. Lernen Sie, Ihre Gedanken zu lenken, und achten Sie die nächste Zeit besonders auf ihre Qualität. Beschäftigen Sie sich mit neuen, spannenden Themen, indem Sie Bücher lesen, wertvolle Filme anschauen und damit Ihren gedanklichen Horizont erweitern. Nur, wenn Sie schöne Dinge in den Alltag einbauen, können Sie auf Dauer gute Gedanken haben. Sorgen Sie für Abwechslung in Ihrem Leben, dann wechselt auch Ihre geistige Welt.

SEELISCHER Aspekt des Bauchraums

Der Bauchraum ist auf seelischer Ebene genauso wichtig wie der Brustkorb. Denn in ihm werden unsere Erfahrungen verarbeitet bzw. verdaut. Hier sitzt auch unser Inneres Kind, das das Unterbewusste repräsentiert und uns immer wieder zu schaffen macht, wenn es uns mit gespeicherten Erfahrungen, Ängsten, fest verankerten Glaubens- und Verhaltensmustern konfrontiert. Im Bauchraum nehmen wir die Lebensenergie auf und verteilen sie im Körper, hier zeigt sich unsere eigene Vitalität. Haben wir ein gutes Bauchgefühl, äußert sich dies in einem guten Instinkt für das, was richtig für uns selbst ist. Im Bauch liegt die Anbindung an unseren seelischen Anteil, denn er ist der Sitz unserer Gefühle, und diese drücken die Bedürfnisse unserer Seele aus. Daher fühlen wir uns auch im Bauchraum stabil und in unserer Mitte, da wir hier am besten mit unserer Seele verbunden sind.

DIE HÜFTEN UND DAS BECKEN: Stützpfeiler und Taufbecken

Ihre Hüften sind die Stützpfeiler Ihrer Fortbewegung. Sie bringen Sie voran und halten Sie aufrecht. Sie sorgen für Ihre Größe und Stabilität im Leben. Sie verbinden Ihre Beine mit Ihrem Rumpf und sorgen so für die Weiterleitung der Erdenergie in Ihr Chakrasystem. Wie ein Torbogen umhüllt Ihr Becken das erste Chakra und fängt die Erdenergie auf. Ihr Becken dient der energetischen Taufe neuen Lebens. Schützend trägt es neues Leben wie auf zwei geöffneten Händen. In Ihren beiden Beckenschaufeln liegt Ihr Lebensmittelpunkt. Sie sind das Zentrum Ihres Körpers, das Sie in zwei Hälften teilt. Jedes neue Leben hat seinen Ursprung zwischen Hüften und Becken, sie tragen das Lebenslicht in sich und schützen es. Zusammen mit den Schultern bilden sie den Kreis Ihres knöchernen Körpers, sie verbinden die rechte und die linke Seite des Körpers und sorgen für Einheit. In ihnen liegen der Schatten, das Versteckte und Verborgene, der Aus- und Eingang, über den man nicht gern spricht, weil er etwas sehr Privates ist.

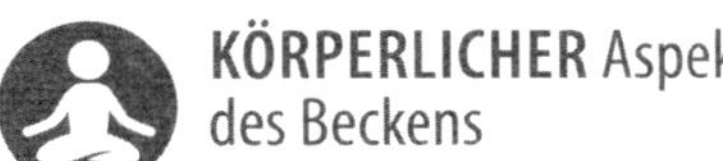

KÖRPERLICHER Aspekt des Beckens

Ihr Becken ist die Auffangschale für Ihre unteren Bauchorgane. Es beherbergt Ihren Darm und Ihre Blase, die Sammelbecken für die Abfallstoffe des Körpers, und die Ausscheidungsorgane. Doch im Becken liegt auch Ihre Weiblichkeit oder Männlichkeit und damit die Möglichkeit, neues Leben zu geben. Ihr Fortpflanzungsorgan, das Leben empfängt oder spendet, liegt direkt neben den Ausscheidungsorganen, die Verbrauchtes abgeben. Hier erkennt man die Dualität des Lebens, das Aufnehmen und Entstehen direkt neben dem Abgeben und Abfallen. Doch beides gehört zum Leben.

GEISTIGER Aspekt des Beckens

Jeder Mensch hat seine Schattenthemen, Dinge, Ereignisse und Empfindungen, über die er nicht gern spricht. Wir halten sie tief in uns verborgen, aber dennoch wirken sie in uns. Es ist das Unbewusste, das nur dann in unser Bewusstsein gelangt, wenn eine neue Situation es reaktiviert. Dann scheinen die alten Gedanken, Erinnerungen und Gefühle eine Zeit lang präsent zu sein und haben uns fest im Griff. Es ist wichtig, sich mit seinen Schattenthemen auseinanderzusetzen, sie anzusehen und sich ihrer bewusst zu werden. Denn wir verwenden sonst unbewusst einen Großteil unserer Gedankenkraft auf sie. Nichts hält uns gedanklich so fest wie das Unbewusste. Es arbeitet in uns und wünscht sich nichts sehnlicher, als gehört, gesehen und anerkannt zu werden. Holen Sie Ihren Schatten ins Licht, damit Sie sich gedanklich frei und unbeschwert fühlen können. Denn nur, wenn wir etwas bewusst wahrnehmen, können wir es loslassen – alles andere klammert sich fest. Denken Sie daran, dass Loslassen und Erneuerung zusammengehören. Wollen Sie Ihre täglichen Gedanken in eine neue, gesündere Richtung lenken, dann halten Sie immer wieder inne, und werden Sie sich des momentanen Gedankens bewusst, der gerade durch Ihren Kopf ging. Erkennen Sie, dass vieles, was Sie denken, ein verbrauchtes Abfallprodukt ist. Scheiden Sie es aus, und lassen Sie neue Gedanken herein.

SEELISCHER Aspekt des Beckens

Schaffen Sie sich selbst eine gute Lebensbasis, falls Sie sie von Ihren Eltern nicht bekommen konnten. Arbeiten Sie an Ihrem Urvertrauen, dem Wissen, dass das Leben, andere Menschen und Ihre Herausforderungen Sie nicht vernichten wollen, sondern alles Ihrer Erhebung dient. Lernen Sie, fest auf beiden Beinen zu stehen, in der eigenen Balance zu sein. Bisher sind Sie oft einem Teil des Lebens ausgewichen, wollten sich nicht damit auseinandersetzen, nichts davon hören oder sehen. Doch auch die dunklen Themen unseres Daseins, unsere vergangenen Fehler, die Zeiten der Vergangenheit, die schwer und anstrengend waren, gehören zu uns. Erkennen Sie sie als Teil Ihres Lebens an, der vergangen ist, aber Sie im Hier und Jetzt geprägt hat. Alles, was geschehen ist, hat uns geformt und verändert. Jeder Augenblick ist dazu in der Lage. Jederzeit entscheiden wir uns für das Leben oder den Tod. Dies mag Ihnen nicht immer bewusst sein, doch wenn Sie dem vergangenen Schmerz in Ihrem jetzigen Dasein Freiraum lassen, dann leben Sie nicht das Leben. Es senkt Ihre Lebensenergie, blockiert Sie in Ihrem wahren Sein und schenkt der Vergangenheit und den Menschen, die Sie verletzt haben, Macht. Vergeben Sie ihnen, aber vergeben Sie vor allem sich selbst, dass Ihnen dies alles passiert ist. Sie sind nicht schuld daran, und es ist Zeit, es loszulassen. Haben Sie das Vertrauen, dass Ihr Leben gut wird, wenn Sie sich fest auf Ihren eigenen Boden stellen, erkennen, dass Sie kein hilfloses Opfer sind und nun die Basis Ihres weiteren Lebens bestimmen.

KÖRPERLICHER Aspekt der Hüften

Ihre Hüften dienen Ihrer Beweglichkeit nach vorn und nach unten. Gleichzeitig sorgen sie für Ihren aufrechten Gang auf zwei Beinen. In den Hüften können Sie sich vorbeugen und zusammen mit den Knien auch hinsetzen. Daher dienen sie neben Ihrem Vorwärtskommen auch Ihrer körperlichen Erholung. Speziell Ihre Beine werden durch die Beugung Ihrer Hüften entlastet. Schließlich tragen sie sonst Ihr gesamtes Körpergewicht. Die seitliche und rückwärtige Bewegung ist sehr eingeschränkt, sodass die Hüften ungern zurückgehen, sondern eher für Geradlinigkeit stehen.

GEISTIGER Aspekt der Hüften

Seien Sie in Ihrer Sprache aufrichtig, und lernen Sie, zu Ihrem Wort zu stehen. Winden Sie sich nicht durch endlose Argumente heraus, sondern äußern Sie klar und geradeheraus, was Sie möchten. Dies bringt deutliche Entlastung für Ihren Geist, denn er kann schneller entspannen und fühlt sich nicht ständig von außen unter Druck gesetzt. Im endlosen Streitgespräch ist es oftmals sinnvoller, nachzugeben, den eigenen Fehler einzugestehen und sich der Meinung des anderen zu beugen, statt die Last weiterhin mitzutragen. Nachgeben bedeutet nicht, dass Sie nicht für sich selbst einstehen, denn es schont Ihr geistiges Gleichgewicht. Wenn Sie sich im Recht fühlen, dann beenden Sie das Gespräch durch einen klaren Satz, ohne dass der andere sein Gesicht dabei verliert. Denn Ihre Meinung muss für den anderen nicht die richtige sein. Wichtig sind für Sie die Aufrichtigkeit Ihnen selbst und anderen gegenüber und das Beugen, wenn es Ihre Nerven schont.

SEELISCHER Aspekt der Hüften

Wenn Ihnen das Gehen schwerfällt, stellt sich die Frage, wovor Sie sich beugen sollten. Im Leben ist es selbstverständlich wichtig, vorwärts zu kommen, doch es sollte immer auch eine Zeit der Ruhe geben. Vielleicht sind Sie in der Vergangenheit zu viel nach vorn gestrebt oder gar vor etwas davongelaufen. Nun werden Sie in Ihrem Vorwärtsdrang ausgebremst, und es ist Zeit, sich mit etwas Bestimmtem eingehend auseinanderzusetzen. Überlegen Sie sich, was Sie am seelischen Vorwärtskommen hindert. Ist es ein spezielles Ereignis Ihrer Vergangenheit oder ein eingefahrenes Muster, das Sie umklammert? Manchmal ist es sinnvoll, wenn es nicht mehr vorwärtsgeht, ein paar Schritte zurückzugehen. Gerade, wenn die Beschwerden plötzlich kamen, orientieren Sie sich Tage, Wochen oder ein bis zwei Monate zurück. Was ist geschehen? Was hat Sie seelisch ausgebremst? Versuchen Sie, sich nicht selbst zu belügen, und lassen Sie sich Zeit in Ihrer Entwicklung. Gehen Sie in ruhigeren Schritten vorwärts, und legen Sie mehr Wert auf Qualität als Reichweite. Lieber stetig als auf wackligen Füßen.

DIE ARME: Universalwerkzeug und Abstandhalter

Ihre Arme dienen Ihrer Aktivität. Sie bewegen sich den ganzen Tag und kommen nur beim Schlafen oder tiefen Entspannen zur Ruhe. Bei jeder Bewegung sorgen sie für unser Gleichgewicht. Sie gleichen aus, stützen, fangen ab und helfen uns den ganzen Tag bei allem, was wir tun. Erst, wenn wir sie nicht nutzen können, werden wir uns der vielen Funktionen unserer Arme bewusst. Arme tragen, schützen, schieben, stoßen und halten. Sie verbinden unseren Oberkörper mit den Händen. Ihre Arme sind ein göttliches Geschenk, die Quelle Ihrer Beweglichkeit auf engem Raum, Ihrer Fertigkeit und dienen Ihrem Geschick.

KÖRPERLICHER Aspekt der Arme

Ihre Arme gleichen permanent Ihre Bewegungen aus und sorgen so für Ihr Gleichgewicht. Aber sie schützen auch Ihren Oberkörper vor Stößen oder Angriffen. Sie puffern alles durch ihre Beweglichkeit ab und verschaffen Ihnen mehr Raum. Sie grenzen Sie ab, schützen Sie und dienen Ihnen als Stütze. Kaum ein anderer Körperteil wird so viel bewegt wie die Arme. Sie kommen nur selten ganz zur Ruhe und entspannen die Muskulatur. Sie enthalten drei verschiedene Gelenke für ihre optimale Beweglichkeit.

Schmerzen Ihre Arme oft, oder sind sie häufig müde? Ist Ihre Armmuskulatur ausgeprägt oder eher schwach?

GEISTIGER Aspekt der Arme

Seien Sie mit Ihren Worten nicht zu hart, vermeiden Sie Spitzen, denn Sie könnten Menschen damit wegstoßen, obwohl Sie sich nach Nähe sehnen. Geben Sie Ihren Worten mehr Raum, Gutes zu bewirken. Sie brauchen nicht ständig recht zu behalten und sich durchzusetzen, Sie dürfen auch nachgeben, mit der Diskussion aufhören. Kämpfen Sie nicht mit Ihrer Sprache, verzichten Sie auf das letzte Wort. Zeigen Sie anderen Menschen, dass Sie bereit sind, etwas aus ihrer Sicht zu sehen. Lassen Sie andere näher an sich heran.

Wenn Sie dies bereits alles tun und manche Menschen Ihr Wort nicht achten bzw. Ihnen nicht richtig zuhören, dann lernen Sie, mehr Stärke und Kraft in Ihre Sprache zu bringen. Üben Sie sich darin, mit fester Stimme zu sprechen, Grenzen zu setzen und sich nicht durch Missachtung Ihres Selbst zu verletzen. Schaffen Sie mehr Klarheit, indem Sie mit unmissverständlichen Worten aussprechen, was Sie möchten und was nicht. Lernen Sie, nicht auszuweichen, sich nicht zu entschuldigen, und haben Sie kein schlechtes Gewissen. Auch Ihre Bedürfnisse sind wichtig und müssen Beachtung finden.

SEELISCHER Aspekt der Arme

Ihre Arme sorgen für Ihr Tun und Wirken in der Welt. Sie verschaffen Ihnen Raum und damit Freiheit. Sie dienen aber auch der Nähe zu anderen, wenn Sie jemanden umarmen. Wichtig ist, das Gleichgewicht zwischen Nähe und Distanz zu wahren. Manchmal müssen Sie für sich sein und Abstand suchen. Wenn Sie sich zu wenig mit anderen Menschen umgeben, dann sorgen Sie für mehr Nähe. Stoßen Sie andere Menschen nicht von sich weg, sondern lernen Sie, sich auf sie einzulassen und mit ihnen umzugehen. Beenden Sie Machtspiele, in die Sie verstrickt sind. Es geht im Leben nicht ums Kräftemessen und das Gesetz des Stärkeren. Auch das Anschmiegen, das Weiche, das Umarmen und das Annehmen haben ihre Berechtigung. Dabei ist es völlig egal, ob Sie Frau oder Mann sind. Jeder von uns sollte beides leben: im richtigen Augenblick die Ellenbogen ausfahren und sich durchboxen und dann wieder offen sein für Nähe. Wenn ein Aspekt in Ihrem Leben die Oberhand hat, dann arbeiten Sie am Ausgleich, damit Sie auch innerlich in Ihre Balance kommen.

DIE ELLENBOGEN: Schutz und Umarmung

Der Ellenbogen besteht aus drei Knochen, dem Oberarmknochen oder Humerus, der Speiche und der Elle, sowie aus drei Teilgelenken, die von einer gemeinsamen Gelenkkapsel umschlossen sind und eine Einheit bilden. Funktionell handelt es sich um ein Scharniergelenk, durch das der Unterarm gegenüber dem Oberarm gebeugt und gestreckt werden kann. Zusätzlich ist das Ellenbogengelenk durch eine komplexe Drehbewegung der Speiche an der Umwendebewegung der Hand beteiligt. An den Stellen verstärkter mechanischer Belastungen befinden sich verschiedene Schleimbeutel, die keine Verbindung zur Gelenkhöhle haben. Stabilisiert wird das Gelenk durch drei verschiedene Bänder, das Ellenseitenband, das Speichenseitenband und das ringförmige Speichenband oder Ringband, das Teil der Gelenkkapsel ist. Muskulär wird das Ellenbogengelenk vor allem durch die Oberarmmuskulatur bewegt, die Unterarmmuskeln sind nur wenig beteiligt.

Das Gelenk ist hohen Belastungen ausgesetzt, Knochenbrüche sind häufig. Durch Stürze auf das Gelenk kommt es häufig zu Trümmerfrakturen. Nach den Schultergelenken ist der Ellenbogen das zweithäufigste von einer Ausrenkung (Luxation) betroffene große Gelenk. Bei Fehlbelastungen kann das Gelenk mit Entzündungen (Arthritis) und Schmerzen reagieren. Typisch für eine Überbeanspruchung ist der sogenannte Tennisellenbogen oder das Ulnarisrinnen-Syndrom, bei dem der Nerv gedrückt wird. Auch angeborene Fehlbildungen des Ellenbogens kommen vor.

KÖRPERLICHER Aspekt der Ellenbogen

Ihre Ellenbogen dienen Ihrer Armbewegung und verschaffen Ihnen Platz. Auf der einen Seite schützen sie Sie vor zu viel Nähe, auf der anderen Seite nehmen sie in den Arm und halten fest. Normalerweise halten Sie Ihre Ellenbogen flexibel am Körper, sodass Sie sie schnell strecken können, um sich zu schützen oder um sich mehr Raum um Sie herum zu verschaffen. Angespannt gebeugt, können Sie Ihre Ellenbogen auch härter gegen andere einsetzen, denn die Spitze birgt einiges an Kraft.

GEISTIGER Aspekt der Ellenbogen

Sie verbiegen sich und Ihre Gedanken, um es anderen recht zu machen. Oft versuchen Sie durch endlose Diskussionen und Gedankenschleifen, eine Lösung zu finden, obwohl es sich gar nicht um Ihr Problem handelt. Neben dem Beugen und Strecken gibt es auch die Geradlinigkeit, die Sie besser zum Ziel führen würde. Lernen Sie, ganz klar Nein zu sagen und auszudrücken, was Ihnen persönlich wichtig ist. Arbeiten Sie an Ihrer Stimmlage, reden Sie klar und kräftig. Verschaffen Sie sich bei Unsicherheit Raum und Zeit, ohne etwas Unerwünschtes zuzusagen. Stehen Sie zu Ihren eigenen Wünschen, Gedanken und Träumen. Versuchen Sie nicht, anders zu sein, als Sie im Inneren sind.

SEELISCHER Aspekt der Ellenbogen

Mit Ihren Ellenbogen verschaffen Sie sich Raum in Ihrem Leben. Sie sind das Instrument, mit dem Sie sich selbst behaupten und in schwierigen Situationen durchboxen. Die Ellenbogen entscheiden darüber, wen oder was Sie an sich heranlassen und auch wie nah. Vertreten Sie sich und Ihre Wünsche nach außen, und verschaffen Sie sich selbst den Raum, den Sie zu Ihrer eigenen Entfaltung benötigen? Lassen Sie andere zu nah an sich heran, sodass Sie kaum atmen und sich selbst spüren können? Sorgen Sie für ein Gleichgewicht zwischen sich und anderen. Umarmen Sie Menschen, aber bleiben Sie auch einmal für sich, und setzen Sie Ihre eigenen Bedürfnisse an erste Stelle. Lassen Sie nicht jedes fremde Problem an sich heran, sondern bleiben Sie auf Abstand, damit sich Ihre eigene Energie entfalten kann. Verschaffen Sie sich in wichtigen Dingen eine eigene Meinung, und lernen Sie, diese auch zu vertreten. Halten Sie fest, was Ihnen guttut, und lassen Sie los, was nicht mehr zu Ihnen gehört. Seien Sie eine Stütze für sich selbst, belasten Sie sich nicht mit fremdem Ballast. Schützen Sie sich durch Freiheit, und stoppen Sie alle Arten von Übergriffen. Grenzen Sie sich ab, schließen Sie energetische Lecks, und heilen Sie Ihren Kern.

DIE HANDGELENKE: Flexibilität und Griff

Das Handgelenk besteht aus drei Teilen und verbindet den Unterarm mit den Handwurzelknochen. Eingeteilt wird es in:

› das proximale (zur Körpermitte gelegene) Handgelenk zwischen Unterarm und proximalen Handwurzelknochen
› das distale (von der Körpermitte entfernte) Handgelenk zwischen den proximalen und distalen Handwurzelknochen
› die Karpometakarpalgelenke oder das Handwurzel-Mittelhand-Gelenk

Die Beweglichkeit der einzelnen Teilgelenke ist sehr unterschiedlich. Das proximale Handgelenk ist funktionell ein Eigelenk und ermöglicht zwei verschiedene Bewegungsebenen: zum einen die Beugung in Richtung Handfläche (bis zu 80°) und die Streckung in Richtung Handrücken (bis zu 70°), sowie zum anderen eine Abspreizbewegung zur Speiche, zur Daumenseite hin (bis zu 20°) und zur Elle bzw. zur Kleinfingerseite hin (bis zu 40°). Das distale Handgelenk ist ein verzahntes Scharniergelenk, dessen Bewegung zwischen den einzelnen Handwurzelknochen durch Bänder und Gelenkkapseln nur sehr eingeschränkt ist. Die Karpometakarpalgelenke verbinden die distalen Handwurzelknochen mit dem zweiten bis fünften Mittelhandknochen der Finger. Dabei handelt es sich um sogenannte Wackelgelenke, die durch zahlreiche Bänder sehr steif und kaum beweglich sind. Sie dienen der besseren Verschieblichkeit zwischen den Handwurzel- und Mittelhandknochen und damit der höheren Beweglichkeit der beiden Haupthandgelenke.

KÖRPERLICHER Aspekt der Handgelenke

Erst durch Ihre Handgelenke lassen sich Ihre Hände in viele verschiedene Richtungen drehen und gewinnbringend einsetzen. Sie verwenden das Handgelenk meist unbewusst in vielen kleinen Nuancen. Ganz gleich, ob Sie eine Flasche aufschrauben, ein Papier falten oder ein Brot mit Butter bestreichen wollen, immer ist Ihr Handgelenk im Einsatz und unterstützt Sie. Wenn Sie etwas am Boden machen möchten, verwenden Sie Ihr Handgelenk, um sich abzustützen. Werden Sie sich der Wichtigkeit Ihrer Handgelenke bewusst, und erkennen Sie, wie oft Sie sie am Tag einsetzen.

GEISTIGER Aspekt der Handgelenke

Nur wenn wir geistig beweglich sind, können wir uns auf äußere Umstände, andere Menschen und Denkmuster einlassen. Wichtig ist unsere Flexibilität, um mit neuen Situationen umzugehen. Probleme im Handgelenk deuten oft auf geistige Begrenzungen und eine Unbeweglichkeit in der Gedankenwelt hin. Dann fällt es schwer, einen klaren Gedanken zu fassen und Lösungen in Problemsituationen zu finden. Die eigenen Gedanken drehen sich immer wieder im Kreis, ohne die naheliegende Lösung zu sehen. In diesem Fall ist es wichtig, sich gedanklich zu beugen und in eine neue Richtung zu strecken, auch andere Gedanken als die bekannten zuzulassen. Seien Sie gedanklich kreativ, passen Sie sich den Gegebenheiten an, und öffnen Sie sich in alle Richtungen.

SEELISCHER Aspekt der Handgelenke

Ihre Handgelenke offenbaren Ihre Handlungsfähigkeit im Leben. Sie zeigen, wie flexibel Sie in Ihrem Agieren sind. Menschen mit einer eingeschränkten Handgelenksbewegung tun sich oft schwer, seelisch auf neue Abläufe zu reagieren. Sie sind in ihren Handlungsweisen festgefahren und mögen keine Veränderungen. Bei ihnen dauert es länger, bis sie einen neuen Bewegungsablauf verinnerlicht haben. Dafür sind sie stabiler und beständiger in dem, was sie tun. Viele Menschen tragen an ihrem Handgelenk eine Uhr. Das passt symbolisch zur Bedeutung des Handgelenks für den Verlauf des Lebens und die Flexibilität im Leben. Die Uhr erinnert uns an den Rhythmus und den Lauf des Lebens, an das Verrinnen der Lebenszeit.

DIE HÄNDE: Feinmotorik und Berührungspunkt

Unsere Hände übernehmen so viele Aufgaben und Funktionen in unserem Leben, dass sie unsere wichtigsten Lebensinstrumente sind. Ihre Hände berühren, fühlen, tasten und spüren, sie öffnen, schließen, drehen, packen und nehmen mit, sie ziehen, drücken und halten. Durch die zehn Finger sind unsere Hände sehr flexibel und beweglich. Doch auch im Handteller liegen wichtige Funktionen, denn hier verbergen sich unsere Handchakras, die wichtig für das Heilen unser selbst und anderer sind. Durch unsere Hände werden viele Energien übertragen, und ihnen haften auch viele Fremdenergien an, da wir täglich vieles in die Hand nehmen. Aus diesem Grund ist es wichtig, sich immer wieder die Hände zu waschen und gründlich zu reinigen. Denn unbewusst streichen wir tagsüber oft über unseren Körper und berühren uns an den unterschiedlichsten Stellen, indem wir uns z. B. unbewusst durch die Haare fahren. Dabei verteilen wir jedes Mal fremde, aufgenommene Energien auf unserem Körper, die uns belasten und energetisch beschweren können.

KÖRPERLICHER Aspekt der Hände

Alle feinen Fertigkeiten haben wir in unseren Händen. Sie dienen unserer Kreativität, unserer Gestaltungsmöglichkeit. Wir können malen, Handarbeiten machen, schnitzen, werken und Musikinstrumente spielen. Auch die Bedienung aller möglichen Geräte wird durch unsere Hände ermöglicht. Durch die fünf Finger jeder Hand sind wir in der Lage, viele verschiedene Handgriffe durchzuführen. Unsere Hände helfen uns auch in der Dunkelheit, wenn unsere Augen zu wenig Licht bekommen, die Umgebung wahrzunehmen und uns zurechtzufinden. Die Hände schützen uns reflexartig beim Sturz. Wenn wir jemandem begegnen, reichen wir ihm unsere Hand zur Begrüßung. Die Hände dienen dem ersten körperlichen Kontakt mit anderen. Wir nutzen sie zum Berühren, zum Trösten und für die Verbindung mit anderen Menschen, indem wir Hand in Hand gehen. Hände sind daher auch ein Ausdruck menschlicher Zuneigung.

GEISTIGER Aspekt der Hände

Unsere Gedanken passen sich immer unserem Leben an. Wir müssen oftmals geistig blitzschnell reagieren. Haben Sie eine gute Fingerfertigkeit, dann ist auch Ihr Geist schnell und flexibel. Wichtig ist jedoch, nicht zu sprunghaft zu sein, denn andere kommen mit Ihren Gedankensprüngen nicht immer mit. Versuchen Sie, Ihren Geist immer wieder zur Ruhe kommen zu lassen und ihn zwischendurch auch einmal ganz abzuschalten. Bringen Sie Ihre Gedanken in Ordnung, verzetteln Sie sich nicht, sondern strukturieren Sie das, was Ihnen durch den Kopf geht. Bleiben Sie bei einem Gedankengang so lang, bis er wirklich beendet ist, denn dies wird für Klarheit in Ihrem Kopf sorgen. Wenn die Gedanken schon für Sie manchmal konfus und verwirrend sind, wie sollen andere Ihnen folgen?

Dies hilft Ihnen auch dabei, sich von anderen gedanklich nicht vereinnahmen zu lassen. Denn vieles, was Sie nebenbei aufschnappen, beschäftigt Sie, obwohl es zu einem anderen gehört. Bleiben Sie auf sich selbst konzentriert, und nehmen Sie nicht alles von außen als Ihres an. Dennoch ist es entscheidend, mehr mit anderen, vor allem fremden Menschen zu kommunizieren. Sprechen Sie einfach einmal jemanden an.

SEELISCHER Aspekt der Hände

Ihre Hände symbolisieren Ihre Offenheit anderen Menschen gegenüber. Sie zeigen, wie kontaktfreudig Sie sind, wie leicht Sie auf andere zugehen können, sich mit ihnen verbinden. Öffnen Sie sich anderen gegenüber, und scheuen Sie sich nicht vor Berührungen. Jedem Menschen tut eine liebevolle Berührung gut, denn sie bedeutet Nähe. Durch Berührungen schaffen Sie intensive Verbindungen mit anderen. Öffnen Sie sich Ihren Mitmenschen, zeigen Sie sich selbst, indem Sie offenen Herzens auf andere zugehen. Niemand wird Sie zurückweisen, es sei denn, er ist selbst seelisch verletzt. Doch jeder Schmerz heilt durch liebevolle Verbindung. Schaffen Sie in Ihrem Leben Raum für den Kontakt zu anderen, indem Sie bewusst unter Menschen gehen. Warten Sie nicht, bis jemand zu Ihnen kommt. Eine selbstbewusste Seele kann niemals verletzt werden.

Manipulieren Sie niemanden, und lassen Sie auch sich nicht manipulieren. Lernen Sie dazu Ihre Grenzen kennen, und stehen Sie zu ihnen. Seien Sie offen und ehrlich mit anderen, denn genau das wünschen Sie sich selbst.

DIE BEINE: Standfestigkeit und Fortbewegung

Ihre Beine bringen Sie dahin, wo immer Sie hinwollen. Sie sind sozusagen das Erdgeschoss Ihres Körpers und tragen dessen gesamte Last. Durch die Sprunggelenke, Knie und Hüften können Sie hüpfen, rennen, laufen und tanzen. Ihre Beine ermöglichen Ihnen, zu sitzen, zu knien, zu liegen und zu stehen. Sie tragen Sie unermüdlich durch jeden Tag. Zahlreiche Kilometer legen Sie im Laufe Ihres Lebens zurück. Ihre Beine sorgen für Ihren aufrechten Gang, sie halten Sie gerade und bewegen Sie von einem Ort zum anderen. Ihre Beine sind die Quelle Ihrer Beweglichkeit im Raum.

KÖRPERLICHER Aspekt der Beine

Gesunde Beine sind der Garant Ihrer Mobilität und Ihrer Standhaftigkeit. Die Beine halten Sie aufrecht und beweglich.

GEISTIGER Aspekt der Beine

Seien Sie sich selbst und anderen gegenüber ehrlich. Wie Sie sich Ehrlichkeit wünschen, tun es auch andere Menschen. Natürlich dürfen Sie Ihren eigenen Standpunkt vertreten und zu sich selbst stehen, auch wenn das manchen Menschen nicht gefällt. Lernen Sie, sich selbst mit Aufrichtigkeit zu vertreten, und erwarten Sie keine Zustimmung. Entscheidend ist, dass Sie ganz Sie selbst bleiben und sich nicht für andere verbiegen. Reden Sie gerade und frei heraus, was Sie denken und fühlen. Wichtig ist für Sie, eine gesunde geistige Einstellung zu Ihrem Leben zu finden. Erkennen Sie, ob Sie Ereignisse und Herausforderungen in Ihrem Leben immer nur als negativ, als positiv oder als beides ansehen können. Wenn Sie alles negativ oder alles positiv empfinden, dann arbeiten Sie an der Veränderung Ihrer inneren Stimme. Werden Sie sich bewusst, dass Ihre geistige Einstellung Realität erschaffen kann und niemals alles nur schlecht oder nur gut ist. Im Leben herrscht immer Dualität, und auch unsere Gedanken sollten die Balance halten zwischen Gut, Schön, Freudig und Schlecht, Belastend, Enttäuschend. Erkennen Sie die Veränderungen im Außen an, und lassen Sie sie im Innen schwingen.

SEELISCHER Aspekt der Beine

Bewegen Sie sich selbstständiger im Leben. Machen Sie sich nicht abhängig von anderen, sondern stehen Sie fest mit beiden Beinen auf dem Boden. Wenn Sie gefallen sind, dann stehen Sie auf, und gehen Sie weiter Ihren Weg. Jeder Mensch strauchelt im Laufe seines Lebens und fällt hin. Bleiben Sie dennoch nicht stehen, sonst zieht das Leben an Ihnen vorbei. Seien Sie flexibel, und bewegen Sie sich weiter, denn Ihre Seele wünscht sich den Fortschritt. Lösen Sie sich von falscher Abhängigkeit, denn Sie sind in der Lage, allein für sich zu sorgen, auch wenn Sie im Moment noch Unsicherheiten oder Ängste blockieren. Haben Sie das Vertrauen in sich selbst und in Ihre Seele, dass sie Sie richtig führt. Halten Sie nichts fest, sondern gehen Sie Ihren ganz persönlichen Weg – den Wunsch Ihrer Seele spüren Sie bereits in sich.

DIE KNIE: Aufrichtigkeit und Demut

Das Knie ist die Verbindung Ihres Ober- und Ihres Unterschenkels. Das Kniegelenk ist bei allen Säugetieren das größte Gelenk. Den knöchernen Gelenkkörper bilden der Oberschenkelknochen, das Schienbein und die Kniescheibe. Das Kniegelenk selbst besteht aus zwei einzelnen Gelenken, dem Kniescheibengelenk, das zwischen Oberschenkelknochen und Kniescheibe liegt, sowie dem Kniekehlgelenk, das sich zwischen Oberschenkelknochen und Schienbeinkopf befindet. An der Hinterseite des Kniegelenks liegt die Kniekehle, in der wichtige Blutgefäße, Nerven und Lymphbahnen verlaufen. Die übertragenen Druckkräfte im Gelenk sind viel höher als der Blutdruck im Körper, daher enthält der Knorpel auch keine Blutgefäße, denn diese könnten keinen Stoffaustausch durchführen. Kollagenfasern im Gelenkknorpel befestigen diesen am Knochen und sorgen für Zugfestigkeit und unterstützen das Gleiten derselben.

Die dreieckige Kniescheibe ist an der Vorderseite leicht nach außen gewölbt. Sie ist in die Ansatzsehne des vierköpfigen vorderen Oberschenkelmuskels eingebettet. An der unteren Spitze der Kniescheibe entspringen die Fasern des Kniescheibenbandes. Die Knorpelschicht der Kniescheibe ist etwa 6 Millimeter dick. Die Kniescheibe lässt sich bei gestrecktem Bein mit angespannter Muskulatur leicht nach rechts und links verschieben, bei gebeugtem Knie liegt sie hingegen fest und unbeweglich in der Furche oberhalb des Gelenkspaltes zwischen Oberschenkel und Schienbein. Ihre Funktion ist die Verlängerung des Hebelarms und des Drehmoments des Quadrizepsmuskels und damit die Bewegungserhöhung sowie die Sehnenführung.

Das Kniekehlgelenk ist das eigentliche Gelenk des Knies, das für die Beugung zuständig ist. Es muss großen Belastungen standhalten und gleichzeitig beweglich sein. Da die Gelenkflächen nicht genau aufeinanderpassen, enthält das Kniegelenk zum Ausgleich der Unebenheiten halbmondförmige Faserknorpelscheiben, die sogenannten Menisken. Die Menisken tragen einen großen Anteil der Last. Beim Bewegen des Kniegelenks werden sie hin- und hergeschoben.

Das Knie ist durch seinen knöchernen Aufbau sehr instabil und wird durch zahlreiche Bänder, die in der äußeren Gelenkkapselschicht eingebaut sind, gesichert. Die Bänder dienen der Verstärkung der Gelenkkapsel und werden nach ihrer Lage bezeichnet: Innenband, Außenband, vorderes und hinteres Kreuzband.

KÖRPERLICHER Aspekt der Knie

Die Knie tragen unsere Hauptlast und puffern unser gesamtes Körpergewicht beim Bewegen ab. Sie leiten die Last des Körpers auf das Schienbein weiter. Die Knie dienen unserem Aufstehen, aber auch unserem Beugen. Sie helfen beim Setzen, beim Knien, beim Springen.

Übrigens wurde festgestellt, dass häufiges Knien die Kniegelenke sehr stark belastet und zu Schäden führen kann. Auch frühes Übergewicht schädigt stark die Kniegelenke.

Ihre Knie tragen Sie durchs Leben, sie sorgen zusammen mit dem Sprung- und dem Hüftgelenk für einen weichen Gang. Die Knie puffern Erschütterungen ab und gleichen sie aus.

GEISTIGER Aspekt der Knie

Wenn wir nur Schwarz und Weiß sehen, kommen wir nicht weit. Immer wieder müssen wir die Verbindungen suchen, den Grauton. Wechseln Sie zwischen allen drei Anschauungen, und bleiben Sie nicht in einem der Bereiche stecken. Das Schwarz ist niemals nur düster und dunkel, denn es ist edel, stark und undurchdringlich. Dennoch verbergen sich in ihm das weichere Grau und das helle, strahlende Weiß. Fühlen Sie die Harmonie tief in Ihnen selbst, in Ihrem Geist, in Ihren Träumen und Worten. Beharren Sie nicht auf Ihrer Ansicht, denn auch der andere hat auf seine Art recht. Verbinden Sie sich mit den Gedanken anderer, schenken Sie ihnen die Aufmerksamkeit und Achtung, die ihnen gebührt. Tauchen Sie in fremde Ideen ein, und erkennen Sie, dass sie auch Teil Ihres eigenen Gedankenguts sind, wenn Sie sich beugen und nicht nur strecken. Es gibt kein Richtig und kein Falsch. Alles ist Teil von allem. Alles ist eins, wenn Sie die Verbindung spüren. Gleichen Sie Ihre Gedanken in alle Richtungen aus.

SEELISCHER Aspekt der Knie

Die Knie symbolisieren unsere Demut, denn wenn wir sie beugen, machen wir uns kleiner. Manchmal sind wir im Leben gezwungen, nachzugeben, und fühlen uns dann gedemütigt, denn eigentlich wollten wir aufrecht bleiben. Knieschmerzen beim Beugen zeigen, dass es uns schwerfällt, uns zu beugen und die Führung abzugeben. Wer darunter leidet, der möchte die Kontrolle behalten. Knien wir uns hin, sind wir hilflos, ausgeliefert und schwach. Gerade Männern fällt das sehr schwer. Die Beine symbolisieren unseren Lebensweg, und die Knie spielen dabei eine entscheidende Rolle. Sie halten die Verbindung vom Oberen zum Unteren und gleichen beides aus. Ihre Knie zeigen, wie gut Sie mit Gegensätzlichem umgehen können, wie sehr Sie in der Lage sind, flexibel und harmonisierend mit den verschiedensten Situationen umzugehen. Auch zeigen sie, inwieweit Sie nach schweren Lebenslagen und seelisch beeinträchtigenden Situationen wieder aufstehen können. Sie symbolisieren daher Ihren Kampfgeist, Ihre Kraft und Ihre Stärke, weiterzumachen und Ihren eigenen Weg zu gehen. Gleichzeitig verlangt das Schicksal oft von uns, nachzugeben, anzunehmen und uns den Herausforderungen zu beugen. Genau hier liegt Ihre Lebensaufgabe: zu wissen, wann Sie Stärke zeigen sollen und wann Sie mit Demut weiterkommen.

DIE SPRUNGGELENKE: Puffer und Absprung

Ihr Sprunggelenk besteht aus zwei Teilgelenken, dem oberen und dem unteren Sprunggelenk, das wiederum in ein vorderes und ein hinteres eingeteilt werden kann. Das obere Sprunggelenk ist im Prinzip ein Scharniergelenk und verbindet Ihr Wadenbein und Ihr Schienbein mit dem Sprungbein im Fuß. Das obere Sprunggelenk dient dem Heben und Senken des Fußes und ermöglicht eine geringe Außen- und Innenrotation der Sprungbeinrolle. Das Sprunggelenk ist eines der Gelenke, die am stärksten belastet werden, da sie bei jedem Schritt das komplette Körpergewicht tragen müssen.

Durch die starke Last kommt es in diesem Gelenk häufig zu Verletzungen der Bänder, aber auch der Knochen. Besonders häufig sind Verstauchungen und ein Umknicken des Fußes. Ohne vorausgegangene Verletzungen kommt es in diesem Gelenk kaum zu Arthrose.

Die beiden Kammern des unteren Sprunggelenks werden durch das Fersenbeinband getrennt, das vor allem der Ernährung des Sprungbeins dient, da es Blutgefäße führt. Die hintere Kammer liegt zwischen Sprungbein und Fersenbein, die vordere Kammer wird von Sprungbein, Fersenbein und Kahnbein gebildet. Im unteren Sprunggelenk sind nur zwei Bewegungen möglich: das Heben der Fußaußenseite um 20° und das Heben der Fußinnenseite um 35°.

Die Außenbänder des Sprunggelenks sind besonders häufig von Verletzungen durch Umknicken betroffen. Dabei kommt es zur Außenbandruptur und häufig auch zu Kapsel-Band-Verletzungen (Bänderdehnungen, Bänderzerrungen, Bänderriss). Etwa 20 Prozent aller Sportverletzungen finden an den Sprunggelenken statt.

KÖRPERLICHER Aspekt der Sprunggelenke

Ihr Sprunggelenk fängt viele Unebenheiten im Boden und Erschütterungen ab. Dabei gleicht es mit jedem Schritt Ihr Körpergewicht aus. So gesehen ist Ihr Sprunggelenk keine stabile, sondern eine sehr wacklige Struktur, die vielen Belastungen ausgesetzt ist. Es hat jeden Tag die Aufgabe, viel Gewicht zu bewegen und Sie sicher und körperlich aufrecht über Unebenheiten zu geleiten.

GEISTIGER Aspekt der Sprunggelenke

Bleiben Sie gedanklich und sprachlich flexibel. Beharren Sie nicht auf Ihren Ideen, sondern hören Sie sich neue Vorschläge in Ruhe an, denken Sie darüber nach, und seien Sie offen für Neues. Nehmen Sie verbale Angriffe nicht persönlich. Stellen Sie in Diskussionen die Balance und Harmonie wieder her, indem Sie ausgleichend reagieren: Je lauter Ihr Gegenüber wird, desto ruhiger antworten Sie. Umgekehrt hauen Sie verbal auf den Tisch, wenn Ihr Gegenüber Sie nicht wahrnimmt und Ihre Ansicht ignoriert. Auch Sie können große Schritte gehen und Unebenheiten im Leben überstehen.

SEELISCHER Aspekt der Sprunggelenke

Das Sprunggelenk zeigt unsere Flexibilität gegenüber dem Großen, der Höhe und der Weite. Schließlich können wir nur hoch oder weit springen, wenn wir einen guten federnden Absprung schaffen. Und auch beim Landen benötigen wir ein federndes Sprunggelenk. So gesehen ist das Sprunggelenk für jeden harmonischen Fortschritt in unserem Leben verantwortlich. Ist das Sprunggelenk verletzt, dann ist unsere Bewegung stockend, ruckhaft und wirkt sich auf den gesamten Organismus aus.

DIE FÜSSE: Verwurzelung und Fortschritt

Ihre Füße sind die Basis, auf der Sie im Leben stehen. Sie tragen Sie durchs Leben, und durch sie sind Sie mit Mutter Erde verbunden. Jeden Tag tragen sie die gesamte Last unseres Körpers abwechselnd auf dem rechten und dem linken Fuß. Die Füße gleichen diese Belastung aus, sodass viele Menschen Senk-, Spreiz- oder Plattfüße haben. Auch bilden sich unterschiedliche Hornhautstellen aus. In unseren Fußsohlen befinden sich zudem die Fußchakras, die der Erdenergieaufnahme aus dem Boden dienen. Wenn wir in der freien Natur viel barfuß laufen, dann haben wir einen besseren Bezug zur Erde und spüren ihre Energien deutlicher.

KÖRPERLICHER Aspekt der Füße

Durch Ihre Füße können Sie aufrecht und für sich stehen. Sie sind der körperliche Teil, der immer mit Mutter Natur in Kontakt ist, wenn Sie sich fortbewegen. Ihre Füße sorgen für Halt und spüren, was unter Ihnen ist. Einerseits sind Ihre Füße sensibel, andererseits bilden sie eine feste Hornhaut als Schutzschicht. So dienen sie der Abgrenzung, aber auch der Verbindung mit der Erde. Ihre Füße tragen Ihr gesamtes Körpergewicht durchs Leben, und dennoch können Sie sie leicht vom Boden heben, um Ihren Standort zu wechseln.

Pflegen Sie Ihre Füße regelmäßig? Massieren Sie sie, um Verspannungen zu lösen? Sind Sie sich ihrer Tragfähigkeit und Flexibilität bewusst?

GEISTIGER Aspekt der Füße

Bleiben Sie bei Ihrer Meinung, und lassen Sie sich durch andere nicht verunsichern. Es ist völlig in Ordnung, Ihre eigene Meinung zu vertreten. Versuchen Sie im Gespräch mit anderen, ganz klar und bewusst zu vermitteln, was Ihnen wichtig ist. Reden Sie mit ausdrucksstarker Stimme. Überlegen Sie sich zu einem bestimmten Thema in Ruhe eine Lösung, einen Weg oder eine Richtung, in die Sie gehen wollen. Bleiben Sie dann dabei, und lassen Sie sich nicht durch die Argumente anderer von Ihrem Weg abbringen. Sonst laufen Sie Gefahr, sich im Kreis zu bewegen und das Ziel aus den Augen zu verlieren. Wichtig ist jedoch, dass Sie Ihre Bodenhaftung nicht verlieren, dass Sie sich reale Gedanken machen, die Sie weiterbringen, und keinen fantastischen, unrealistischen Träumen nachhängen.

SEELISCHER Aspekt der Füße

Werden Sie sich Ihrer selbst bewusst. Es ist wichtig, dass Sie erkennen, was Sie wahrhaftig wollen in Ihrem Leben. Vertreten Sie sich selbst vor allen anderen, verteidigen Sie sich gegen Angriffe, ganz gleich, aus welcher Richtung sie kommen. Sie sind hier auf Erden, um der Welt zu zeigen, wer Sie sind. Schaffen Sie gute Wurzeln – wie ein Baum, der jedem Sturm trotzt. Alle Menschen sind hin und wieder Angriffen von außen ausgesetzt, doch manche schaffen es, sich eine harte Schale zuzulegen und sich nicht von jedem Sturm ins Wanken bringen zu lassen. Auch Sie können fest auf dem Boden Ihres Lebens stehen. Bleiben Sie immer bei sich, und erkennen Sie Ihren eigenen Wert. Stehen Sie aufrichtig und kraftvoll in jedem Sturm, der kommen mag, denn Sie sind eine verwurzelte, starke Seele, die sich jetzt daran erinnern darf.

Die Inneneinrichtung Ihres Tempels

Unsere Organe sind der Motor des menschlichen Lebens und beleben diese Welt.

Alle Ihre inneren Organe arbeiten rund um die Uhr für Sie. Jede Sekunde ist etwas in Ihrem Körper los. Das meiste davon passiert ganz ohne Ihr Zutun. Sind Sie sich des Wunders, das Ihr Körper mit seinen vielen Funktionen darstellt, überhaupt bewusst? Machen Sie sich Gedanken über die Vielfalt an Aufgaben, die Ihr Körper jeden Tag erledigt? Wie eine perfekte Maschine arbeitet er jeden Tag, solange Sie am Leben sind. Manche Körperfunktionen spüren Sie dabei stärker, andere laufen völlig im Verborgenen ab. Jedes einzelne Organ arbeitet für sich, und dennoch bilden sie ein zusammenhängendes Netzwerk in Ihnen, denn manche Funktionen setzen Botenstoffe anderer Organe voraus. Betrachten Sie einmal intensiv Ihr Innenleben, die Technik, die Sie am Leben hält und gesund bleiben lässt.

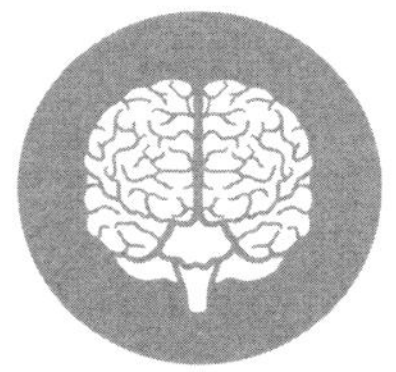

DAS GEHIRN: Schaltzentrale und Tor des Bewusstseins

Das Gehirn ist der Teil Ihres zentralen Nervensystems, der im Kopf liegt. Es besteht hauptsächlich aus Nervengewebe und geht im Foramen magnum, einer Öffnung in der Schädelbasis, in das Rückenmark über, den zweiten Bereich des zentralen Nervensystems. Das Gewicht des Gehirns ist abhängig vom Geschlecht und der Körpergröße, im Mittel liegt es bei 1400 g. Obwohl es nur etwa drei Prozent Ihres Körpergewichts ausmacht, ist es für etwa 15 Prozent Ihres gesamten Energiebedarfs verantwortlich. Ihr Gehirn steuert nahezu alle lebenswichtigen Körperfunktionen, ermöglicht das Denken und das Erleben von Emotionen. Sämtliche Sinneseindrücke werden im Gehirn verarbeitet, und es hält die Funktionen Ihres Körpers aufrecht. Dafür kommunizieren die 100 Milliarden Gehirnzellen (Neuronen) ständig miteinander und tauschen Informationen aus. Dies passiert über elektrische Impulse, die von Neuron zu Neuron weitergegeben werden.

Da Ihr Gehirn sehr empfindlich ist, wird es durch die Knochen der Schädeldecke geschützt, aber auch durch drei Hirnhäute (Meningen). In dieser festen Hülle schwimmt das Gehirn im Hirnwasser (Liquor) und ist so vor Erschütterungen und Stößen geschützt.

Das **Großhirn** macht etwa 80 Prozent der Hirnmasse aus, ist zerfurcht wie eine Walnuss und in zwei miteinander verbundene Hälften geteilt. Jede Hirnhälfte ist auf bestimmte Aufgaben spezialisiert. In der Regel sitzen links Sprache und Logik, rechts der Orientierungssinn und die Kreativität. Die gefaltete Hirnrinde ist etwa zwei bis fünf Millimeter dick und bildet die äußerste Schicht des Großhirns. In ihr liegen Ihre Lern-, Sprech- und Denkfähigkeit, Ihr Bewusstsein und Ihr Gedächtnis. Außerdem kommen dort die Informationen aus Ihren Sinnesorganen an, werden verarbeitet und anschließend in Ihrem Gedächtnis abgespeichert.

Das **Kleinhirn** koordiniert Ihre Bewegungen und sorgt für deren flüssigen Ablauf, ist verantwortlich für Koordination und Gleichgewicht.

Das **Zwischenhirn** beherbergt den Thalamus, das Tor des Bewusstseins. Der Thalamus entscheidet, welche Sinneseindrücke in Ihr Bewusstsein vordringen dürfen, und leitet sie an die entsprechenden Verarbeitungszentren weiter. Auch der Hypothalamus liegt in diesem Hirnbereich. Er ist Vermittler zwischen dem Nerven- und dem Hormonsystem. Er steuert Hunger und Durst, Schlaf- und Wachrhythmus und ist für den Sexualtrieb, für Schmerz- und Temperaturempfindungen verantwortlich.

Das **Stammhirn** ist für die lebensnotwendigen Funktionen zuständig. Es steuert die Atmung, den Herzschlag und den Blutdruck. Auch wichtige Reflexe wie der Lidschluss-, der Schluck- und der Hustenreflex werden im Hirnstamm gesteuert. Er bildet die Schnittstelle zwischen Rückenmark und Gehirn und gibt eintreffende Informationen überkreuzt weiter, sodass die linke Gehirnhälfte die rechte Körperseite steuert, die rechte Gehirnhälfte die linke.

Das Gehirn ist die Steuerzentrale des gesamten Körpers. Etwa 20 Prozent des Blutes werden vom Herzen durch das Gehirn gepumpt. Wird die Zufuhr nur für zehn Sekunden unterbrochen, werden wir bewusstlos, nach zwei bis drei Minuten treten erste Zellschäden auf.

KÖRPERLICHER Aspekt des Gehirns

Ihr Gehirn ist die Zentrale Ihres menschlichen Lebens. In ihm laufen alle Leitungen und Verbindungen zusammen. Je mehr Sie Ihr Gehirn trainieren, desto besser werden Sie in allen Ihren Fähigkeiten. Auch Sport trainiert Ihr Gehirn, denn erst, wenn die Bewegungsabläufe perfekt abgespeichert sind, können Sie sie automatisch ausführen. Auch wenn der Körper eines Menschen noch so perfekt ist, ohne ein funktionierendes Gehirn kommt kein sinnvoller Satz aus seinem Mund, macht kein Arm oder Bein eine koordinierte Bewegung, findet kein Bewusstsein des Lebens selbst statt – jeder Mensch braucht sein Gehirn.

Fühlen Sie sich manchmal gangunsicher? Ist Ihr Gehör- oder Ihr Gesichtsfeld eingeschränkt? Haben Sie Probleme, sich sprachlich auszudrücken? Leiden Sie unter Gedächtnisstörungen? Haben Sie depressive Verstimmungen? Leiden Sie unter Schmerzen, Bewusstseinsstörungen, Krämpfen oder Verwirrtheit? Können Sie sich Dinge schlechter merken als früher? Haben Sie häufig Kopfschmerzen? Gehen Ihnen zu viele unnütze Gedanken durch den Kopf?

GEISTIGER Aspekt des Gehirns

Werden Sie sich Ihres Selbst bewusst. Wer sind Sie? Wer wollen Sie in Ihrem Leben sein? Was ist der Sinn Ihres Lebens? Machen Sie sich Gedanken über sich selbst, Ihre Art zu leben, ob Sie wirklich glücklich sind. Analysieren Sie sich und Ihr Umfeld, denn dieses spiegelt Sie selbst wider. Versuchen Sie, bewusster und weniger oberflächlich zu sein.

SEELISCHER Aspekt des Gehirns

Ihr zentrales Thema ist die Kommunikation mit der Außenwelt. Wie reagieren Sie auf äußere Impulse? Versuchen Sie, Ihre Kommunikation besser zu planen, drücken Sie sich klarer und verständlicher aus, damit es weniger Missverständnisse gibt. Sagen Sie ganz klar, was Sie wollen, und äußern Sie auch, was Sie nicht möchten. Lernen Sie, Grenzen zu setzen und auch zu verteidigen. Bringen Sie das, was Sie tun, in Einklang, dann sparen Sie sich viel Kraft und Energie. Nicht alles, was Sie den ganzen Tag über tun, bringt Sie in Ihrem Leben wirklich voran. Misten Sie kräftig aus, und definieren Sie, was wirklich wichtig für Sie ist. Sie müssen nicht immer alles schaffen, denn manches ist nicht einmal Teil von Ihnen. Lernen Sie daher, Wichtiges von Unwichtigem zu unterscheiden und auch Nein zu sagen. Stehen Sie zu sich selbst, zu Ihrer Seele, und achten Sie auf Ihre Gefühle, statt Ihr Augenmerk auf die Anerkennung von außen zu richten – Sie sind Ihr Ziel.

› **Chakras:** 6., Stirn- oder Ajna-Chakra bzw. Drittes Auge, Farbe: Indigoblau bis Violett, Themen: Intuition, Erkenntnis, Selbsterkenntnis, Weisheit, Wahrnehmung, Vorstellungskraft; 7., Kronen-, Scheitel- oder Sahasrara-Chakra, Farbe: durchsichtig bis Weiß, Themen: Spiritualität, Erleuchtung, Selbstverwirklichung, Erfahrung geistiger Welten, Religiosität, Verbundenheit mit dem Kosmos

› **Meridiane:** Magenmeridian, Dünndarmmeridian, Dreifacher-Erwärmer-/San-jiao-Meridian, Gallenblasenmeridian, Lenkergefäß/Du Mai, Blasenmeridian, Yin Tang, Dickdarmmeridian, Konzeptionsgefäß/Ren Mai

Kopfschmerzen

(tägliche Spannungskopfschmerzen)

GEISTIGE Kohärenz: In Ihrem Kopf arbeitet es zu viel, sodass Sie eine Menge Druck aufbauen. Lassen Sie Probleme gedanklich los, beschäftigen Sie sich täglich mit leichten und schönen Dingen. Leeren Sie immer wieder Ihren Kopf, indem Sie z. B. meditieren.

SEELISCHE Kohärenz: Lassen Sie Ihre Gefühle mehr fließen, strengen Sie weniger Ihren Kopf an. Versuchen Sie nicht krampfhaft, Lösungen zu finden, lassen Sie die Probleme los. Achten Sie auf Ihre Intuition, und entscheiden Sie aus dem Bauch heraus.

Migräne

(einseitige, pulsierend-pochende Kopfschmerzattacken, oft begleitet von Übelkeit und Lichtempfindlichkeit)

GEISTIGE Kohärenz: Lösen Sie Konflikte verbal, dann muss die Migräne Sie nicht immer wieder abschotten. Lernen Sie, auf Ihr Inneres zu hören, Ihre eigenen Bedürfnisse in den Vordergrund zu stellen, Nein zu sagen und Grenzen zu ziehen. Lösen Sie sich von dem Gefühl des Müssens.

SEELISCHE Kohärenz: Die Migräne zwingt Sie, sich von der Außenwelt abzuschotten und nur bei sich selbst zu sein. Werden Sie sich bewusst, was Sie immer wieder ausbremst. Gehen Sie dabei bewusst auf alle Ihre Gefühle ein, leben Sie sie im gesamten Körper aus, statt sich auf den Kopf zu beschränken.

Schlaganfall/Apoplex

(Gefäßverschluss im Gehirn mit Ausfallerscheinungen)

GEISTIGE Kohärenz: Ihre Kommunikation lief bisher immer in einer bestimmten Art oder Richtung ab. Öffnen Sie sich dem Austausch auf verschiedenen Ebenen. Erweitern Sie Ihren geistigen Horizont. Wenn Sie Sprachschwierigkeiten davongetragen haben, werden Sie sich Ihrer Gedanken bewusst, und sortieren Sie sich zuerst innerlich neu.

SEELISCHE Kohärenz: Geben Sie die bisherige Einseitigkeit Ihres Lebens auf, auch wenn es nun besonders schwerfällt. Schenken Sie den gelähmten oder gestörten Körperbereichen besonders viel Liebe und positive Aufmerksamkeit. Beginnen Sie, Ihr Leben ganz neu einzurichten, sowohl im psychischen als auch im körperlichen Bereich. Haben Sie Geduld mit sich, und halten Sie durch, dann kommt die Kraft zurück.

Hirnblutungen, Schädel-Hirn-Trauma

(Blutungen in verschiedenen Arealen des Gehirns, z. B. durch Bluthochdruck oder Verletzungen)

GEISTIGE Kohärenz: Der Druck in Ihrem Kopf war zu groß, sodass die Gefäße nachgaben. Schaffen Sie Ihrem Kopf Erleichterung, indem Sie nicht immer wieder Sorgen und Ängste wiederkäuen. Nehmen Sie Ihre Welt gedanklich nicht so schwer, bringen Sie Leichtigkeit in Ihr Leben.

SEELISCHE Kohärenz: Der Überfluss in Ihrem Kopf hat Sie ausgebremst. Es ist Zeit, die Gefühle mehr ins Leben zu rufen, statt alles mit dem Kopf auszumachen. Gehen Sie nicht mit dem Kopf durch die Wand, geben Sie Ihre Sturheit auf.

Morbus Parkinson

(Mangel an dem Gehirnbotenstoff Dopamin mit Bewegungsstörungen)

GEISTIGE Kohärenz: Bringen Sie mehr Ruhe in die eigene Sprache. Lösen Sie schwierige Lebenssituationen, und machen Sie sich Ihre eigene Ängstlichkeit bewusst.

SEELISCHE Kohärenz: Ihr bisheriges Leben war durch zu viel Aktivität geprägt, nun ist es Zeit, die Dinge langsamer anzugehen. Konzentrieren Sie sich auf die innere Aktivität, und bringen Sie Qualität ins eigene Leben. Bauen Sie Lebensängste ab, damit sie nicht äußerlich gelebt werden müssen.

Multiple Sklerose (MS)/ Encephalomyelitis disseminata (ED)

(chronisch-entzündliche Erkrankung des zentralen Nervensystems mit Lähmungen, Ursachen noch nicht geklärt)

GEISTIGE Kohärenz: Lernen Sie, sich selbst mehr zu lieben und sich Fehler zu verzeihen. Geben Sie eine starre und steife Lebenshaltung auf, und seien Sie spontaner. Äußern Sie eigene unterdrückte Bedürfnisse sich selbst und anderen gegenüber.

SEELISCHE Kohärenz: Die MS zwingt zum Kontrollverlust. Wichtig ist es, mehr loszulassen, übermäßige Planung und Kontrolle sowie übertriebenen Perfektionismus aufzugeben. Suchen Sie Ihren eigenen Seelenweg, da in der Vergangenheit vieles ohne Rücksicht auf die eigenen Bedürfnisse getan wurde. Lassen Sie das starre Festhalten am Bekannten los.

Epilepsie

(Funktionsstörung des Gehirns mit erhöhter Prädisposition von Krampfanfällen mit Bewusstseinsstörungen)

GEISTIGE Kohärenz: Sprechen Sie über unterdrückte Gefühle, und verschaffen Sie den eigenen Wünschen Gehör. Äußern Sie frühzeitig, wenn innere Unzufriedenheit entsteht.

SEELISCHE Kohärenz: Es findet eine enorme innere Entladung durch einen epileptischen Anfall statt. Es ist wichtig, die Anpassung an andere aufzugeben und nach den eigenen Vorstellungen zu leben. Durch deren Unterdrückung kommt es zur Explosion im Kopf, und die Wellen laufen durch den gesamten Organismus. Lassen Sie innere Spannungen hinaus, und versuchen Sie, immer wieder loszulassen und sich auch einmal gehen zu lassen.

Hirntumor

(Tumor aus hirneigenem Gewebe, Rückenmark, Hirnhäuten/Meningen oder den Hirn- und Spinalnerven)

GEISTIGE Kohärenz: Das eigene geistig-seelische Wachstum war zu lange blockiert, nun versucht es selbst, größer zu werden. Geben Sie falsche Denkmuster auf, und wandeln Sie selbstzerstörerische Gedanken in heilende, liebevolle Gedanken um.

SEELISCHE Kohärenz: Gestalten Sie Ihr Leben komplett um, und ändern Sie Ihre eigenen Ansichten massiv. Je nachdem, welches Gewebe betroffen ist, schauen Sie nach den seelischen Entsprechungen. Lösen Sie sich von allen Zwängen, und erlangen Sie innere Freiheit.

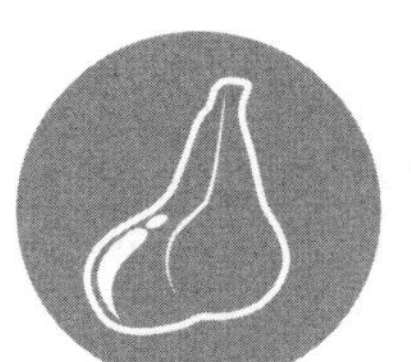

DIE HYPOPHYSE: Zentrale der Hormone und der Innenwelt

Ihre Hypophyse ist nur kirschkerngroß und liegt an Ihrer Schädelbasis, auf Höhe Ihrer Nase. Diese winzige Hormondrüse bildet eine Menge an wichtigen Hormonen für Ihren Organismus und ist dadurch stark an Ihrem Stoffwechsel beteiligt. Sie ist sozusagen die Schaltzentrale des Hormonsystems. Im Hypophysenvorderlappen werden Somatotropin (STH), Corticotropin (ACTH), Thyreotropin (TSH), Lipotropin (LPH), follikelstimulierendes Hormon (FSH), luteinisierendes Hormon (LH), Prolaktin (PRL) und Melanotropin (MSH) gebildet, im Hypophysenhinterlappen Oxytocin und antidiuretisches Hormon (ADH). In Stresssituationen können sehr schnell sogenannte Stresshormone freigesetzt werden, damit Ihr Körper auf äußere Reize reagieren kann.

› Somatotropin ist für das Wachstum, vor allem nach der Geburt und in der Pubertät, sowie für den Stoffwechsel wichtig.
› Corticotropin reguliert die Nebennierenrindenfunktion, die wiederum 40 verschiedene Steroidhormone bildet.

- Thyreotropin stimuliert die Schilddrüse zur Hormonbildung.
- Lipotropin regt die Produktion von Melanin und Melanozyten an, die die Färbung von Haut, Haaren und Augen bewirken. Zusätzlich hat es fettmobilisierende Funktionen.
- Follikelstimulierendes Hormon ist bei der Frau für die Follikelreifung und beim Mann für die Spermatogenese verantwortlich.
- Luteinisierendes Hormon stimuliert die Bildung und Sekretion von Androgenen und Östrogenen in den Gonaden beider Geschlechter.
- Prolaktin fördert vor allem die Milchproduktion der Brustdrüse, unterdrückt die Follikelreifung und ist wichtig für eine ausgeglichene Psyche.
- Melanotropin ist für die Pigmentbildung der Haut wichtig und wirkt negativ regulierend auf Fieberreaktionen. Ein Mangel erhöht das Hungergefühl.
- Oxytocin ist wichtig zur Anregung der Wehentätigkeit und später der Milchsekretion in der Brustdrüse. Außerdem hat es einen positiven Einfluss auf die Mutter-Kind-Beziehung.
- Antidiuretisches Hormon reguliert den Wasserhaushalt des Organismus. Gleichzeitig hat es eine gefäßverengende Wirkung, wodurch der arterielle Blutdruck erhöht wird.

KÖRPERLICHER Aspekt der Hypophyse

Die Hypophyse steuert Ihren gesamten Hormonhaushalt. Sie ist sozusagen die hormonelle Schaltzentrale, der alle anderen Hormondrüsen unterstehen. Nur, wenn sie richtig funktioniert, ist das ausgeklügelte System der einzelnen Botenstoffe im Gleichgewicht. Bereits die kleinste Veränderung hat schwerwiegende funktionelle Störungen im gesamten Körper zur Folge. Die Hormone sind wie Dominosteine in einer langen Funktionskette. Speziell der erste Stein, die Hypophyse, muss im richtigen Moment die nächsten Steine berühren, um den hormonellen Kreislauf in Ihrem Körper in Schwung zu bringen. Dies alles leistet das winzige Organ Tag und Nacht.

Fühlen Sie sich körperlich und psychisch gut? Empfinden Sie Freude und sehen die Schönheit des Lebens? Empfinden Sie Lust, und ist Sexualität ein regelmäßiger Teil Ihres Lebens? Reagiert Ihr Körper normal, oder haben Sie das Gefühl, irgendetwas stimmt in Ihrem Organismus nicht? Sind Sie glücklich und zufrieden mit Ihrem Leben, oder fehlt Ihnen irgendetwas, was Sie nicht benennen können?

GEISTIGER Aspekt der Hypophyse

Sie sind der Schöpfer Ihrer Gedankenwelt. Lernen sie, bewusst Ihre Gedanken zu steuern, nehmen Sie das Ruder in die Hand. Werden Sie sich bewusst, was täglich durch Ihren Kopf geht, und geben Sie angenehmen und unangenehmen Gedanken gleich viel

Raum, lassen Sie nicht einem der Pole die Überhand. Wo Schatten ist, finden Sie auch Licht, und Licht wirft immer auch Schatten. Verbinden Sie beides in Ihrer Gedankenwelt, und Sie werden sich befreit und in der Einheit fühlen. Lehnen Sie keinen Teil des Lebens ab, denn sonst wird er nur umso stärker und präsenter in Ihrer geistigen Welt. Lernen Sie, sich anzupassen und alles anzunehmen, ohne sich darin zu verlieren.

SEELISCHER Aspekt der Hypophyse

Ihre Außenwelt spiegelt Ihr Innenleben, daher erkennen Sie leicht, wie es in Ihnen aussieht. Sie können die Kontrolle über Ihr Leben in die Hand nehmen, indem Sie bewusst Ihr Innenleben ansehen. Wenn Ihnen dies schwerfällt, dann schauen Sie sich in Ihrer Umwelt um. Wie sieht Ihr Leben derzeit aus? Fühlen Sie sich als Opfer, oder haben Sie das Heft in der Hand? Geben Sie die Verantwortung für Ihr Leben nicht an andere ab, sondern werden Sie selbstbewusst. Sie müssen sich nicht an alles anpassen und immer absolute Harmonie anstreben – was Sie müssen, ist, Sie selbst zu bleiben und wahrhaftig zu sein. Leben Sie in Harmonie mit Ihrer Seele, dann sind Sie bei sich und verspüren die Harmonie, die Sie suchen.

› **Chakra:** 6., Stirn- oder Ajna-Chakra bzw. Drittes Auge, Farbe: Indigoblau bis Violett, Themen: Intuition, Erkenntnis, Selbsterkenntnis, Weisheit, Wahrnehmung, Vorstellungskraft

› **Meridiane:** Blasenmeridian (gekoppelt mit Nierenmeridian)

Hirnanhangsdrüsenschwäche/ Hypophyseninsuffizienz

(Mangel oder Komplettausfall der Hormone der Hirnanhangsdrüse, dadurch Ausfall des Zielorgans)

GEISTIGE Kohärenz: Sie haben die Steuerung und Kontrolle teilweise oder ganz abgegeben, sodass Sie sich gedanklich oft verloren fühlen. Grenzen Sie sich auch gedanklich von anderen ab, nehmen Sie nicht jede fremde Meinung an. Bestimmen Sie wieder selbst, was in Ihnen vorgeht.

SEELISCHE Kohärenz: Machen Sie sich bewusst, wie Ihre äußere und Ihre innere Welt entstehen. Übernehmen Sie die Verantwortung für Ihr Leben, und werden Sie selbstbestimmt. Überlegen Sie sich, was für Sie richtig ist, suchen Sie nicht nach Schuldigen für Ihre Probleme, und leben Sie nicht fremdbestimmt, denn Sie sind der Schlüssel zu Ihrem Lebensglück.

Prolaktinom

(Bildung von zu viel Prolaktin)

GEISTIGE Kohärenz: Versuchen Sie nicht, sich um alle Belange Ihres Umfeldes zu kümmern und für es zu entscheiden. Sprechen Sie Ihre eigenen Bedürfnisse aus, und fordern Sie auch Rücksicht auf sie ein. Stellen Sie sich selbst in den Vordergrund.

SEELISCHE Kohärenz: Ihr Mutter- oder Versorgerinstinkt ist stark ausgeprägt. Sie kümmern sich daher viel um andere, manchmal auch auf Kosten Ihrer selbst. Lernen Sie, loszulassen und Ihre Schwächen zuzugeben, damit andere auch Sie versorgen. Geben Sie Verantwortung ab, denn Sie müssen nicht alles und jeden glücklich machen.

Morbus Cushing

(Bildung von zu viel Cortisol)

GEISTIGE Kohärenz: Lösen Sie Druck, indem Sie aussprechen, was Sie beschäftigt. Lassen Sie sich nichts in Ihnen anstauen, bis Sie kurz vor dem Bersten sind. Söhnen Sie sich mit allen Ihren Emotionen aus, und versuchen Sie nicht, einen Teil von sich zu unterdrücken – alles hat seine Berechtigung und darf gelebt werden.

SEELISCHE Kohärenz: Sie bekämpfen sich selbst, unterdrücken jeden inneren Reiz und jede Form von Stress. Diese massive Selbstbeherrschung schadet Ihnen jedoch, denn sie greift Ihre innere Stabilität an. Lassen Sie los, entspannen Sie sich, und erlauben Sie Ihrer Wut und anderen negativen Emotionen auch einmal, hochzukochen. Geben Sie die Kontrolle auf, und lassen Sie alle Arten von Gefühlen zu. Seien Sie weniger beherrscht.

Akromegalie

(Bildung von zu viel Wachstumshormon)

GEISTIGE Kohärenz: Lernen Sie, sich verbal groß zu machen, und üben Sie sich im Selbstbewusstsein. Behaupten Sie sich mehr, indem Sie aussprechen, was Sie bewegt. Kompensieren Sie nichts, sondern bleiben Sie authentisch.

SEELISCHE Kohärenz: Lernen Sie, sich zu bremsen und das Maßlose aufzugeben. Wissen Sie, dass Sie bereits groß genug sind, wenn Sie es innerlich zulassen. Sorgen Sie für eine stabile Basis Ihres Seins, und machen Sie sich klar, dass weniger oftmals mehr ist. Erkennen Sie Ihre seelische Größe.

Thyreotropinom

(Bildung von zu viel Schilddrüsenhormonen) siehe Schilddrüsenüberfunktion

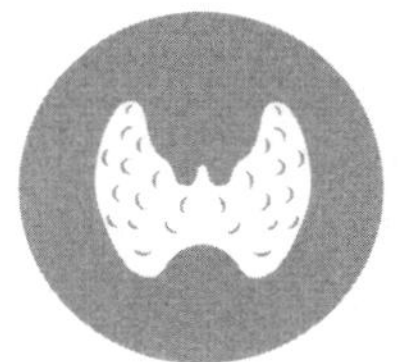

DIE SCHILDDRÜSE: Stoffwechsler und Schmetterling

Ihre Schilddrüse ist eine schmetterlingsförmige kleine Hormondrüse von 20–60 g, die sich im Hals unterhalb des Kehlkopfes und vor der Luftröhre befindet. Sie spielt eine wichtige Rolle für Ihren gesamten Stoffwechsel. Ihre Hauptfunktionen sind die Speicherung von Jod und die Produktion der jodhaltigen Schilddrüsenhormone Thyroxin (T4) und Trijodthyronin (T3) sowie des Peptidhormons Calcitonin. Wenn zu wenig Schilddrüsenhormone (T3 und T4) produziert werden, kommt es zu einer Schilddrüsenunterfunktion, und dadurch verlangsamt sich Ihr Stoffwechsel. Folgen sind Gewichtszunahme, Wasseransammlungen im Gewebe, Kältegefühl, Müdigkeit, Gedächtnisstörungen, depressive Verstimmungen, vermehrter Haarausfall, chronische Verstopfung sowie verminderte Potenz. Werden zu viele Schilddrüsenhormone produziert, kommt es zu einer Schilddrüsenüberfunktion mit Gewichtsverlust trotz Appetit, übermäßigem Schwitzen, Durchfällen, schnellem Puls und Nervosität. Eine gute Funktion der Schilddrüse ist wichtig für den Energiestoffwechsel und das Zellwachstum. Calcitonin hemmt den Knochenabbau, indem es Kalzium und Phosphat – zwei wichtige Mineralstoffe – in den Knochen einbaut und die Osteoklasten, die für den Knochenabbau zuständig sind, hemmt. Angeregt wird die Hormonausschüttung von T3 und T4 durch ein Hormon der Hypophyse namens Thyreotropin (TSH). Obwohl die Schilddrüse ein sehr kleines Organ ist, hat sie einen enormen Einfluss auf Ihren gesamten Körper und Ihr Leben, zum Teil auch indirekt, weil sie der erste Dominostein in wichtigen Körperfunktionen ist. Andererseits kann der Mensch auch ohne Schilddrüse leben, wenn er das Schilddrüsenhormon L-Thyroxin ergänzt.

KÖRPERLICHER Aspekt der Schilddrüse

Ihre Schilddrüse hält Ihre Verdauung, Ihren Stoffwechsel, aber auch Ihr Körpergefühl und Ihre Stimmung in Schwung. Ist ihre Tätigkeit reduziert, dann sinken alle diese wichtigen Funktionen ab. Sie fühlen sich dann müde, schlapp, und alles in Ihnen wird träge, auch Ihre Verdauung und der Abbau von Nahrungsfett. Arbeitet Ihre Schilddrüse zu stark, verbrennen Sie wiederum zu viel Körperfett und andere notwendige Nahrungsbestandteile und geraten in einen körperlichen Mangelzustand. Die Folgen sind Nervosität, Unruhe und ein enormes Stressgefühl, als würden Sie einen Marathon laufen – Ihr Körper läuft mit zu hoch eingestelltem Motor und verbrennt alles, was er hat. Sie bleiben dabei ausgebrannt zurück. Daher ist es wichtig, dass Ihre Schilddrüse bzw. ihre Hormone optimal eingestellt sind. Bereits 25 µg am Tag zu viel oder zu wenig sorgen für eine hormonelle, körperliche und gefühlsmäßige Veränderung im Leben.

Stellen Sie sich mit freiem Hals vor einen Spiegel, und betrachten Sie Ihre Halsvorderseite. Ist Ihr Hals unterhalb des Adamsapfels schlank, oder wölbt er sich leicht vor? Wie dünn ist Ihr Hals, wenn Sie ihn seitlich mithilfe eines Handspiegels betrachten? Erscheint er etwas gewölbt, dann lassen Sie Ihre Schilddrüse am besten von einem Arzt untersuchen. Die Schilddrüsenhormone können im Blut leicht bestimmt werden, und das Organ selbst kann im Ultraschall angesehen werden. So haben Sie schnell Gewissheit, ob Ihre Schilddrüse gesund ist. Haben Sie manchmal das Gefühl, dass Ihr Puls besonders schnell oder unregelmäßig ist? Auch dies kann ein Hinweis auf eine Schilddrüsenstörung sein. Hat sich Ihr Appetit in der letzten Zeit verändert? Leiden Sie unter Verstopfung oder Durchfall? Hat sich Ihr Gewicht stark verändert? Sind sie in letzter Zeit besonders müde, antriebslos und innerlich unzufrieden? Oder sind Sie sehr schnell nervös, gehetzt und kommen kaum zur Ruhe? Leiden Sie unter Haarausfall oder brüchigen Nägeln und trockener Haut? Können Sie schlecht ein- oder durchschlafen? Frieren Sie schnell, oder ist Ihnen oft sehr warm, obwohl andere die Temperatur als angenehm empfinden?

GEISTIGER Aspekt der Schilddrüse

Es ist wichtig, auch den geistigen Stoffwechsel anzuregen. Dafür müssen Sie offen für neue Gedanken und Ideen sein. Es gibt immer noch viel Neues zu erfahren, selbst wenn Sie meinen, bereits vieles zu wissen. Öffnen Sie sich neuen Welten, Hobbys, Interessen, um mehr Abwechslung in Ihr Leben zu bekommen. Lassen Sie sich von Ihrem Umfeld motivieren und anregen, wohin Sie sich als nächstes orientieren könnten. Öffnen Sie Ihren geistigen Horizont, und blicken Sie mit neuer Kraft auf Ihr Leben, denn es gibt vieles, was noch erlebt werden will. Finden Sie neue Lebenskraft.

SEELISCHER Aspekt der Schilddrüse

Eine Zeit lang stand Ihr Leben still oder lief auf niedrigen Touren. Nun ist es für Sie an der Zeit, in Ihrer Entwicklung wieder vorwärtszugehen. Vielleicht sind Sie in der letzten Zeit aber auch zu schnell vorangestürmt. Dann ist jetzt der richtige Zeitpunkt, um in gemäßigten Schritten weiterzugehen. Ihr Leben sollte gleichmäßig verlaufen – nicht zu schnell und überhastet, aber auch nicht im Stillstand verharrend. Werden Sie sich des Rhythmus im Leben bewusst, und passen Sie sich dem Fluss an. Es gibt eine Zeit des Wachstums, aber auch eine Zeit der Ruhe, des Entfaltens und Wirkens in Ihrem Inneren. Lassen Sie Ihr Leben in ein gesundes Maß der Aktivität kommen, wechseln Sie zwischen Arbeits- und Ruhephasen. Machen Sie sich klar, dass beides für Sie wichtig ist.

› **Chakra:** 5., Hals- oder Vissudha-Chakra, Farbe: Hellblau, Themen: Kommunikation, Wortbewusstsein, Kreativität, Inspiration

› **Meridiane:** Yang-Ming-Meridian, Magenmeridian, Konzeptionsgefäß/Ren Mai, Dickdarmmeridian, Dreifacher-Erwärmer-Meridian, Dünndarmmeridian, Yin Wei (Haltegefäß des Yin)

Schilddrüsenunterfunktion/Hypothyreose

(Bildung von zu wenig Schilddrüsenhormonen)

GEISTIGE Kohärenz: Sie sind auf geistiger Ebene zu still gewesen, haben sich zu sehr zurückgehalten. Gehen Sie offen auf andere zu, sprechen Sie die Menschen an. Reden Sie mehr, und hören Sie nicht nur zu.

SEELISCHE Kohärenz: Ihre Seele möchte gern weitergehen auf Ihrem Weg. Bringen Sie Ihr Innerstes in Schwung, kurbeln Sie Ihr Leben an, denn der Stillstand ist nicht Ihr Ziel. Gehen Sie lange Aufgeschobenes nun an, bringen Sie Ihr Dasein in Fluss.

Schilddrüsenüberfunktion/Hyperthyreose

(Bildung von zu viel Schilddrüsenhormonen)

GEISTIGE Kohärenz: Ihr Verstand, Ihre Gedanken, Ihr Kopf arbeiten ununterbrochen, sodass Sie sich leicht überfordert fühlen. Üben Sie sich in der Ruhe, der Stille, dort finden Sie Kraft.

SEELISCHE Kohärenz: Sie haben noch genügend Zeit im Leben, alles zu erleben, was Sie wollen. Gönnen Sie sich mehr Ruhe, und wissen Sie, dass Rom auch nicht an einem Tag erbaut wurde. Sie dürfen sich ebenfalls Zeit lassen. Es geht nun um die Qualität und nicht um die Quantität, die Sie erschaffen.

Schilddrüsenvergrößerung/ Schilddrüsenknoten

(heißer Knoten: hormonproduzierende Bereiche, die nicht mehr durch TSH gesteuert werden; kalter Knoten: produzieren keine Schilddrüsenhormone)

GEISTIGE Kohärenz: Manchmal sagen Sie etwas, was Sie gar nicht wollen. Es rutscht Ihnen einfach heraus, und die Konsequenzen machen Ihnen zu schaffen. Werden Sie sich Ihrer Muster bewusst und welche Sätze diese auslösen. Danach arbeiten Sie an Ihrer bewussten Kontrolle. Haben Sie Geduld mit sich.

SEELISCHE Kohärenz: Sie haben sich Ihrer Eigenkontrolle entzogen, und nun macht Ihr Innerstes, was es will: einmal zu viel, einmal zu wenig. Bringen Sie sich und Ihr Leben wieder unter Ihre Kontrolle. Werden Sie sich bewusst, was richtig für Sie ist, und geben Sie das Extreme auf. Suchen Sie die Mitte.

Morbus Hashimoto/ Hashimoto-Thyreoiditis

(Autoimmunerkrankung, zuerst Schilddrüsenüberfunktion, anschließend Zerstörung des Schilddrüsengewebes, danach dauerhafte Schilddrüsenunterfunktion)

GEISTIGE Kohärenz: Sie lassen sich leicht unter Druck setzen und reagieren dann sehr impulsiv oder fühlen sich verletzt. Weder das eine noch das andere bringt Ihnen etwas, daher versuchen Sie, ruhig und sicher zu sein, wenn Sie mit anderen sprechen. Arbeiten Sie an Ihrer Selbstsicherheit.

SEELISCHE Kohärenz: Etwas in Ihnen hat sich selbstständig gemacht und fordert Sie immens heraus. Was stört Sie in Ihrem Lebensfluss, am Spaß und innerlichen Glück? Finden Sie es heraus, und fangen Sie an, wahrhaftig zu leben, denn der Schlüssel dazu liegt in Ihnen.

Morbus Basedow

(Autoimmunerkrankung mit Schilddrüsenüberfunktion) siehe Schilddrüsenüberfunktion

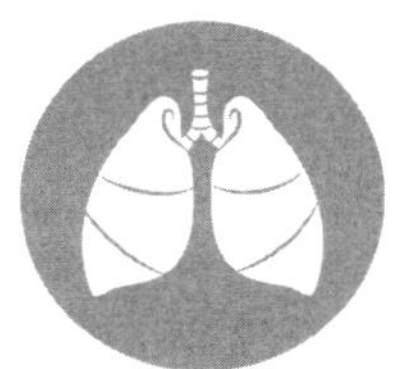

DIE LUNGE: Kontaktorgan und Austauscher

Ihre Lunge atmet ständig frische, sauerstoffreiche Luft ein und bringt die verbrauchte, kohlendioxidreiche Luft aus Ihrem Körper hinaus. Bei jeder Einatmung spannen sich die Atemhilfsmuskulatur und die Zwischenrippenmuskulatur an, das Zwerchfell zieht sich zusammen und erwärmt die eingeatmete Luft auf Körpertemperatur und reichert sie mit Wasserdampf an. Der eingeatmete Sauerstoff wird an die Blutbahn abgegeben. Dafür steigt der Kohlendioxidgehalt von 0,03 auf etwa 4 Prozent in der Ausatemluft an. Der eigentliche Gasaustausch findet in den Alveolen (Lungenbläschen) statt. Neben der Haut ist die Lunge unser Kontaktorgan und dient dem Austausch zwischen Innen- und Außenwelt. Die Atmung erfolgt automatisch, ohne dass wir uns darum kümmern müssen. Die normale Frequenz beim Erwachsenen liegt zwischen 12 und 15 Atemzügen pro Minute. Beim Neugeborenen finden 40–50 Atemzüge pro Minute statt. Durch eine zu hohe Atemfrequenz kann es zu einem Kohlendioxidabfall im Blut und zu einem Sauerstoffmangel im Körper kommen, was wiederum zu Gewebsschäden im Körper führt, da alle Zellen auf Sauerstoff angewiesen sind. Bei einer zu niedrigen Atemfrequenz kommt es zu ähnlichen Phänomenen, da das Blut nicht mehr ausreichend mit Sauerstoff angereichert wird und das Kohlendioxid unzureichend abgeatmet wird.

KÖRPERLICHER Aspekt der Lunge

Ihre Lunge sorgt für Frische und Sauerstoff in Ihrem Leben und in jeder Ihrer etwa 80 Billionen Körperzellen. Nur, wenn Ihre Lunge optimal funktioniert, bekommen alle Ihre Körperbereiche Leben eingehaucht. Die Lunge ist das Organ, das die Sauerstoffversorgung des gesamten Körpers gewährleistet und dafür sorgt, dass auch das Gewebe in Ihren Zehenspitzen noch durchblutet und mit frischen Nährstoffen versorgt wird.

Die Hauptaufgabe besteht im Gasaustausch des Blutes – Sauerstoff gegen Kohlendioxid. Die Lunge sorgt für Entgiftung und Reinigung des Organismus vom ungesunden Kohlendioxid aus dem Gewebe. Dieses entsteht bei der Zellatmung.

GEISTIGER Aspekt der Lunge

Sorgen Sie für mehr Frische in Ihrem Geist, klären Sie Ihre Gedanken. Lösen Sie sich von Gedanken, die Ihnen immer wieder in den Sinn kommen, und hängen Sie nicht daran fest. Lassen Sie Ihre Gedanken in neue Richtungen fließen, bewusst in die Gegenrichtung Ihres bisherigen Denkens. Sorgen Sie für Austausch, indem Sie sich mit anderen Menschen treffen und dabei neue Meinungen, Ansichten und Anschauungen kennenlernen. Erweitern Sie Ihre Lebensanschauung, indem sie Neuem begegnen. Vielleicht lernen Sie eine neue Sprache, reisen in ferne Länder, erkunden fremde Kulturen.

SEELISCHER Aspekt der Lunge

Ihre Lunge ist aufgebaut wie die Bäume. Spüren Sie den inneren Baum in Ihrer Brust. Verbinden Sie sich mit dem Kreislauf des Lebens, fühlen Sie die Kraft des Sauerstoffs. Sie sind stark wie ein großer Baum, Sie sind ein Teil der Natur. Treten Sie in Kontakt mit der Natur, aber auch mit anderen Menschen. Öffnen Sie sich der Kommunikation, reden Sie mehr, lassen Sie Ihre Stimme hören, machen Sie sich groß. Laden Sie das Leben zu sich ein, indem Sie es tief in Ihrem Inneren aufnehmen, so, wie Sie die Luft tief in Ihre Lungen hineinsaugen. Aber geben Sie dem Leben auch etwas zurück, indem Sie dankbar und voller Liebe sind. Leben Sie Ihre Freiheit mehr aus, und nehmen Sie das Leben leichter. Wenn Sie seelisch leben, spüren Sie mehr Leichtigkeit und Freiheit in sich.

› **Chakra:** 4., Herz- oder Anahata-Chakra, Farbe: Grün mit goldfarbenen Strahlen, Themen: Liebe, Menschlichkeit, Geborgenheit, Mitgefühl, Herzensgüte, Offenheit, Toleranz, Zuneigung

› **Meridiane:** Lungenmeridian, Dünndarmmeridian, Blasenmeridian, Nierenmeridian, Gallenblasenmeridian, Lebermeridian, Lenkergefäß/Du Mai, Konzeptionsgefäß/Ren Mai

Chronische Bronchitis

(chronische Entzündung der Bronchien mit Husten)

GEISTIGE Kohärenz: Ihre Kommunikationswege sind nicht frei. Öffnen Sie sich anderen Menschen gegenüber, reden Sie mehr und freier. Erfrischen Sie Ihre Umgebung, indem Sie schöne Gedanken mit ihr teilen.

SEELISCHE Kohärenz: Der Kreislauf Ihres Lebens stockt. Versöhnen Sie sich mit Ihrer eigenen Natur. Öffnen Sie sich der Verbindung mit allem, was ist, werden Sie ein Teil des Lebens. Erneuern Sie den Kreislauf des Lebens, indem Sie bewusst das Geben und Nehmen in Einklang bringen.

Lungentuberkulose

(chronische bakterielle Infektionskrankheit, sehr ansteckend)

GEISTIGE Kohärenz: Heilen Sie Ihre Gedanken, indem Sie für Frische und Reinheit sorgen. Entfernen Sie alles, was belastend, niederdrückend und besorgniserregend ist, aus Ihrem Geist. Die Frische in Ihrem Leben wird Sie heilen.

SEELISCHE Kohärenz: Das, was Sie anderen geben, ist nicht erhebend, weder für Sie selbst noch für die anderen. Erneuern Sie Ihre Einstellung zum Leben und zu anderen Menschen. Setzen Sie sich dafür mit Ihrem Leben auseinander und mit Ihrer Vergangenheit. Korrigieren Sie gemachte Fehler, um sich selbst zu befreien.

Staublunge

(Erkrankung der Lunge durch Feinstaub)

GEISTIGE Kohärenz: Ihre Gedanken sind eingestaubt, erfrischen Sie Ihren Geist. Sorgen Sie für Abwechslung in Ihrem Leben, lüften Sie, und lassen Sie neue Gedanken herein.

SEELISCHE Kohärenz: Es ist Zeit, in Ihrem Leben den Staub zu entfernen. Gehen Sie daher neue, frische und bereichernde Wege. Lüften Sie Ihr bisheriges Leben, und werden Sie sich bewusst, was Ihre Seele hat einstauben lassen. Was haben Sie bisher ignoriert, was Sie belastet?

Asthma bronchiale

(häufig durch Allergien ausgelöste, chronische Entzündung der Atemwege, Schwellung der Bronchien auf Reize, Verengung der Atemwege, Verkrampfung der Atemmuskulatur)

GEISTIGE Kohärenz: Wenn andere Ihnen etwas erzählen, nehmen Sie es intensiv in sich auf, doch es ist auch wichtig, über das Eigene zu sprechen. Bringen Sie Ihr Sprechen in Fluss, reden Sie mehr über sich, und hören Sie nicht nur zu.

SEELISCHE Kohärenz: Das Verhältnis zwischen Aufnehmen und Abgeben ist nicht im Lot. Stärken Sie das Geben in Ihrem Leben, indem Sie sich weniger umsorgen lassen und sich mehr um die Belange Ihrer Mitmenschen kümmern. Entfalten Sie sich selbst, indem Sie selbstständiger werden und auf eigenen Beinen stehen. Nabeln Sie sich ab.

Lungenemphysem

(irreversible Schädigung der Lunge, Überblähung der luftgefüllten Lungenbläschen, Bildung großer Emphysemblasen)

GEISTIGE Kohärenz: Das bisher Kommunizierte war zu oberflächlich, es fand zu wenig Austausch statt. Geben Sie mehr Tiefe in Ihre Kommunikation. Sprechen Sie weniger und dafür mehr über Wichtiges.

SEELISCHE Kohärenz: Geben Sie Ihrem Dasein mehr Tiefgang. Werden Sie sich bewusst, dass es um mehr geht, als Dinge anzuhäufen und Geld zu verdienen. Lernen Sie auch das Loslassen, sodass ein gesunder Austausch in Ihrem Leben entstehen kann.

COPD/chronisch obstruktive Lungenerkrankung

(mit Atemnot, Husten, Auswurf, Hauptursache ist Rauchen, nicht heilbar)

GEISTIGE Kohärenz: Ihr geistiger Austausch ist stark reduziert. Gehen Sie mehr auf andere Menschen zu, sprechen Sie über sich, halten Sie nichts zurück. Nehmen Sie mehr auf, indem Sie offener für Fremdes und Neues sind.

SEELISCHE Kohärenz: Sie haben sich vor der Außenwelt verschlossen. Lernen Sie, aus sich herauszugehen. Öffnen Sie sich allem, was auf Sie zukommt. Nehmen Sie notwendige Veränderungen an, weiten Sie Ihr Innerstes, indem Sie erkennen, dass es mehr gibt als die Außenwelt, vor der Sie sich verstecken.

Lungenödem

(Wasseransammlung in der Lunge durch Rückstau des Blutes vom linken Herz)

GEISTIGE Kohärenz: Ihre Gedanken ersticken im Gefühlsstau, da Sie sie nicht nach außen lassen. Trocknen Sie die nicht geweinten Tränen, indem Sie sie fließen lassen. Bringen Sie Ihr Leben wieder in einen normalen Fluss.

SEELISCHE Kohärenz: Öffnen Sie sich den seelischen Welten, indem Sie sich mehr Gedanken darüber machen, wer Sie sind und was Sie ausmacht. Anstatt sich Ihr Leben leicht und frei zu gestalten, machen Sie es sich selbst schwer.

Lungenfibrose

(Versteifung der Lunge durch Narbenbildung, Atemstörung, mangelnde Belastbarkeit, nicht heilbar)

GEISTIGE Kohärenz: Achten Sie bei der Kommunikation darauf, was Sie aussprechen. Ändern Sie nicht stetig Ihre Meinung, sondern bleiben Sie verbindlich.

SEELISCHE Kohärenz: Bisher beschäftigen Sie sich mit vielen unwichtigen Dingen, und das Eigentliche kommt zu kurz. Frischen Sie wichtige Beziehungen zu anderen Menschen wieder auf. Achten Sie mehr auf das, was im Leben entscheidend ist: die Gesundheit, die Beziehung zu anderen Menschen, das seelische Wachstum, Glück und Frieden.

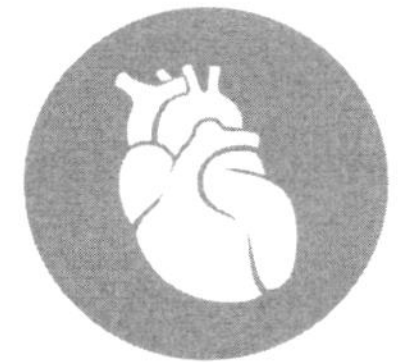

DAS HERZ: Schwungrad und Liebesquelle

60–80 Mal in der Minute schlägt Ihr Herz. Dies bedeutet, dass sich Ihr Herz täglich 86 400–115 200 Mal zusammenzieht und wieder weitet. Dabei werden etwa 10 000 Liter Blut am Tag durch die Blutgefäße gepumpt. Das ist eine ganze Menge Arbeit, die Ihr Lebensmotor im Laufe Ihres Lebens vollbringt. Ihr Herz schlägt ohne Unterbrechung und ohne, dass Sie etwas dazu tun müssen. Es hält Ihren Körperkreislauf am Leben und versorgt jede Zelle in Ihrem Körper mit Sauerstoff und Blut. Alle Ihre Organe und Körpergewebe sind von der ausreichenden Versorgung mit allen wichtigen Nährstoffen, Vitalstoffen, Botenstoffen, Substanzen und Sauerstoff abhängig. Steht Ihr Herz still, stirbt alles andere in Ihrem Körper – wir brauchen unser Herz zum Leben. Dabei ist das Herz kein großes Organ, mit einer Länge von 12 cm, einer Breite von 8–9 cm und einer Tiefe von 6 cm passt es in unsere menschliche Hand. Es ist ein sehr sensibles Organ. Wenn Sie sich aufregen, dann reagiert auch Ihr Herz darauf und schlägt schneller. Für unser Herz ist es daher wichtig, dass wir immer wieder zur Ruhe kommen und für Ausgeglichenheit und Tiefenentspannung sorgen, denn es passt sich leicht den Gegebenheiten an.

KÖRPERLICHER Aspekt des Herzens

Legen Sie sich entspannt auf den Rücken, und legen Sie eine Hand auf die Mitte Ihres Brustkorbs. Spüren Sie das Beben unter Ihrer Hand? Das ist Ihr Leben. Fühlen Sie die Kraft Ihres Herzens, wie es gegen Ihren Brustkorb schlägt, rhythmisch im Takt, immer und immer wieder. Wenn Sie auf dieser Position Ihren Herzschlag kaum spüren, können Sie Zeigefinger- und Mittelfingerkuppe auf Ihre Halsschlagader legen, um den Puls zu ertasten. Der Puls ist Ihr Herzschlag, der das Blut rhythmisch durch die Adern strömen lässt. Nun lassen Sie sich auf Ihren Rhythmus ein, folgen Sie ihm in Gedanken, und fühlen Sie, wie das Leben durch Ihren Körper hindurchkreist. Es ist Ihr Herz, Ihr Motor, Ihr Schwungrad des Lebens. Werden Sie sich dieses Geschenkes bewusst, der Technik des Lebens, die ohne Ihr Zutun jede Minute den Muskel an- und abspannt, die schlägt, trommelt und im Rhythmus des Lebens in Ihrem Brustkorb tanzt. Ihr Herz, Ihr Taktstock, Ihre Lebenstrommel – die Technik, die Sie Leben spüren lässt, den Puls Ihrer Natur.

GEISTIGER Aspekt des Herzens

Öffnen Sie Ihren Geist für die Liebe, indem Sie viele liebevolle Gedanken hervorbringen. Alles hat Liebe verdient, daher verschenken Sie mit jedem Gedanken Liebe. Erkennen Sie das Geschenk in allem, und schenken auch Sie allem Ihr Herz. Bemühen Sie sich um Herzlichkeit im Umgang mit anderen Menschen und auch mit Tieren. Lassen Sie Ihr Herz eine Quelle der Liebe sein, und sprechen Sie dies auch öfter aus: »Ich liebe dich.« Nehmen Sie Ihr Alter an, egal, wie alt Sie sind, denn wir alle werden mit jedem Tag älter. Auch das Älterwerden ist etwas Gutes, denn wir bekommen viel Lebenserfahrung dazu, werden weiser und reifer. Das Alter kann ein Geschenk sein, wenn Sie es als solches erkennen. Dass der Zahn der Zeit an allem nagt, was lebt, ist normal und zeigt nur, dass wir intensiv leben, uns viel bewegen und nicht nur ein dekorativer Gegenstand sind.

SEELISCHER Aspekt des Herzens

Öffnen Sie sich dem höchsten der Gefühle, der Liebe. Lassen Sie die Liebe von sich weg- und zu Ihnen zurückfließen. Begeben Sie sich in den Fluss des Lebens, und öffnen Sie sich all Ihren Gefühlen. Werden Sie sich der Bedeutung Ihrer Seele in Ihrem Leben bewusst. Erkennen Sie den Rhythmus des Lebens, das Auf und Ab, das Kommen und Gehen. Alles unterliegt einem Kreislauf, auch Sie. Halten Sie an nichts fest, sondern lassen Sie alles zu seiner Zeit in Liebe los – mit der Gewissheit, dass es zu gegebener Zeit in einer anderen Form wieder zu Ihnen zurückkommt. Spüren Sie die Energie in Ihrem Inneren, sorgen Sie für Ihre Lebenskraft, und folgen Sie nur Ihrem eigenen Rhythmus im Leben. Denn Ihre Seele gibt Ihnen den Takt und den nächsten Schritt in Ihrem Leben vor – halten Sie sich vertrauensvoll daran.

› **Chakra:** 4., Herz- oder Anahata-Chakra, Farbe: Grün mit goldfarbenen Strahlen, Themen: Liebe, Menschlichkeit, Geborgenheit, Mitgefühl, Herzensgüte, Offenheit, Toleranz, Zuneigung

› **Meridiane:** Herzmeridian, Dünndarmmeridian, Blasenmeridian, Perikardmeridian/Kreislaufmeridian), Lebermeridian, Lenkergefäß/Du Mai, Konzeptionsgefäß/ Ren Mai

Herzschwäche/Herzinsuffizienz

(nachlassende Pumpkraft des Herzens, sodass zu wenig Blut, Sauerstoff und Nährstoffe zu den Zielorganen gelangen)

GEISTIGE Kohärenz: Da der Körper weniger Kraft und Möglichkeiten hat, können Sie die Liebe in Ihrem Geist stärken. Sprechen Sie über das, was Ihnen wichtig ist, was Sie fühlen und was Sie innerlich bewegt. Lassen Sie die Liebe Ihr Sprachmotor sein.

SEELISCHE Kohärenz: Ihr Lebensmotor hat einen Großteil seiner Kraft aufgegeben, und nun läuft alles sehr langsam. Beschäftigen Sie sich besonders mit dem Thema der Selbstliebe und der Liebe zu dem, was Sie sind. Finden Sie heraus, was Sie von Ihrer Lebenskraft trennt. Welcher seelische Schmerz blockiert Sie im Leben?

KHK/Koronare Herzkrankheit

(Arterienverkalkung der Herzkranzgefäße)

GEISTIGE Kohärenz: Sie machen sich viele Gedanken, doch bisher sind sie eher oberflächlich. Es wäre nun wichtig für Sie, tiefer zu gehen, das Unbewusste zu erfassen, denn auch dies hat seine Berechtigung.

SEELISCHE Kohärenz: Der Fluss der Liebe aus Ihrem Herzen ist ins Stocken geraten. Schaffen Sie gedankliche Blockaden ab, räumen Sie Ihr Leben frei, und versorgen Sie sich mit intensiver Selbstliebe. Achten Sie mehr auf Ihre eigenen Bedürfnisse, stillen Sie sie, und stecken Sie nicht für andere zurück. Sie stehen jetzt im Vordergrund.

Vorhofflimmern

(Störung des Herzrhythmus, die anfallsweise oder dauerhaft auftreten kann)

GEISTIGE Kohärenz: Sorgen Sie für eine ruhige, bewusste Ausdrucksart Ihres Selbst. Ordnen Sie Ihre Gedanken und Ihre Sprache. Werden Sie sich bewusst, wann Sie aus Ihrem gewünschten Rhythmus fallen, sich aufregen oder sich verunsichern lassen. Arbeiten Sie an Ihrer Stabilität im Inneren und im Äußeren.

SEELISCHE Kohärenz: Ein Teil Ihres Selbst hat sich verselbstständigt und lebt nun nach einem eigenen Rhythmus, der nicht zum Rest passt. Dies bringt Sie ständig in ein Ungleichgewicht, lässt Sie stolpern und stocken. Verbinden Sie beide Anteile neu, und sorgen Sie für die Einheit in Ihrem Inneren, dann gelangen Sie zu richtiger Kraft und in neuen Lebensfluss.

Herzrhythmusstörungen

(unregelmäßige Abfolge von Herzschlägen mit Extrasystolen)

GEISTIGE Kohärenz: Ihre Gedanken sind sehr sprunghaft, und Sie lassen sich leicht ablenken. Bleiben sie bei einem Gedanken, bis Sie eine Lösung haben, statt vieles nur anzudenken.

SEELISCHE Kohärenz: Ihr Leben verläuft momentan nicht im richtigen Takt, und das belastet Sie sehr. Begeben Sie sich auf die Suche nach Ihrem ursprünglichen Seelenweg, und beenden Sie alles, was Sie in Ihrem wahren Sein stört. Finden Sie zurück zu sich und Ihrer inneren Kraft, indem Sie erkennen, wer Sie immer waren und wohin Sie das Schicksal führt. Beginnen Sie eine neue Reise, statt vor dem falschen Ziel zu warten.

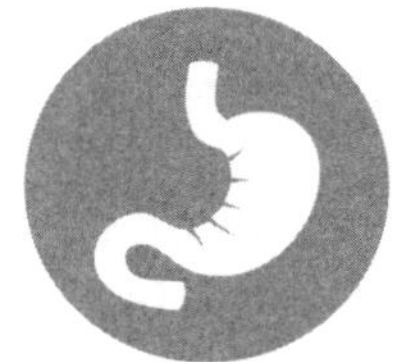

DER MAGEN: Prozessor und Nest der Kindheit

Ihr Magen ist ein dehnbarer, elastischer Muskelsack, der etwas links der Körpermitte zwischen Speiseröhre und Dünndarm liegt. Allerdings leistet er Enormes. Jedes Jahr knetet die Magenmuskulatur bis zu einer Tonne an Nahrungsmitteln durch und verarbeitet sie zu einem Speisebrei. In Ihrer Magenschleimhaut liegen etwa 35 Millionen Drüsen, die täglich 2–3 Liter Magensäure (Salzsäure und Verdauungsenzyme) bilden, die die Nahrung andaut und Mikroorganismen zerstört. Die Bildung des Magensaftes beginnt, sobald Nahrung mit der Schleimhaut des Magens in Kontakt kommt und der Magen gedehnt wird. Auch durch Reize wie Essensgeruch kann die Magensäureproduktion angeregt werden. Durch seine enorme Arbeitsleistung ist der Magen ein anfälliges Organ und verträgt wenig Stress, Alkohol, Nikotin oder fettes Essen. Bekommt er davon zu viel, reagiert er mit einer übermäßigen Säureproduktion, oder die Muskulatur kann sich verkrampfen. Das spüren Sie als Sodbrennen, Völlegefühl, Druck im Oberbauch, Magenschmerzen oder Übelkeit. Wichtig für Ihren Magen sind eine gesunde Ernährung, wenig Giftstoffe und Belastungen sowie regelmäßige Bewegung. Im Magen beginnt die Verdauung, vor allem durch eine Ansäuerung des Speisebreis, der aus der Speiseröhre in den Magen gelangt. Durch Pepsin und Kathepsin werden die Eiweiße aufgeschlossen. Die Magenwandbewegung emulgiert die in der Nahrung enthaltenen Fette, sodass sie eine stabile Mischung mit den wässrigen Anteilen eingehen und von der Lipase aus der Bauchspeicheldrüse weiter aufgespalten werden können. Die Kohlenhydratverdauung, die bereits im Mund beginnt, wird im Magen durch den hohen pH-Wert gestoppt. Durch seine starke Dehnbarkeit und einen Verschlussmuskel am Ausgang zum Dünndarm ist der Magen in der Lage, Nahrung zurückzuhalten, damit es zu einer gleichmäßigen Weitergabe an den Darm kommt. Dies ist wichtig, um sämtliche Nährstoffe aufnehmen zu können.

KÖRPERLICHER Aspekt des Magens

Wie ist Ihr Verhältnis zum Essen? Sind Sie oft sehr hungrig und brauchen ständig etwas im Magen? Essen Sie mehr, wenn Sie Stress haben, oder weniger? Haben Sie das Gefühl, nicht genug Essen zu bekommen? Essen Sie sehr schnell oder eher langsam und ruhig? Benötigen Sie sehr viel Salz und Gewürze in Ihrer Nahrung? Lieben Sie es, zu naschen oder zu knabbern? Mögen Sie alle Nahrungsmittel, oder sind Sie eher heikel, was das Essen betrifft? Waren Sie als Kind ein guter Esser, oder machten Sie sich nichts aus Essen?

GEISTIGER Aspekt des Magens

Sorgen Sie in Ihrem Leben für mehr Ausgeglichenheit. Lösen Sie sich von Stress und Anspannung, indem Sie mehr für Ihre Ruhe sorgen. Begegnen Sie Stress, indem Sie langsamer werden, dabei aber bewusster. Muten Sie sich nicht zu viel auf einmal zu, sondern verdauen Sie jedes Ereignis in Ruhe, bevor Sie sich ins nächste Abenteuer stürzen. Lernen Sie, auch mit Kritik umzugehen. Nehmen Sie die Worte und Ereignisse auf, lassen Sie sie wirken, spalten Sie sie gedanklich in ihre einzelnen Teile auf, und dann lernen Sie auch daraus. Seien Sie nicht so impulsiv, sondern überlegter. Schränken Sie überschießende Emotionen ein, sodass Sie beispielsweise nicht gleich sauer werden, wenn Ihnen etwas nicht gefällt. Bedenken Sie: In der Ruhe liegt Ihre Kraft.

SEELISCHER Aspekt des Magens

Ihr seelisches Thema hat viel mit Gefühlen zu tun. Sie sind auf der Suche nach einer tiefen Geborgenheit, nach einem Nest der Sicherheit. Vieles mussten Sie in Ihrer Vergangenheit herunterschlucken und haben die Ereignisse noch nicht verdaut. Sie schlummern in Ihrer Tiefe, brodeln und stoßen Ihnen oftmals auf. Schauen Sie sich diese vergangenen Ereignisse an, lernen Sie, zu verstehen, warum sie Teil Ihrer Vergangenheit sind, warum sie wichtig für Ihren seelischen Weg waren. Dadurch werden Sie vieles über sich selbst erkennen, was Ihnen den Weg in diesem Leben ebnet, und eine andere Einstellung zu sich, Ihrer Kindheit und Ihrer Vergangenheit bekommen. Alles im Leben hat seinen Sinn, auch wenn wir es manchmal erst mit zeitlichem Abstand erkennen können.

› **Chakra**: 3., Solarplexus-, Nabel-, Sonnen- oder Manipura-Chakra, Farbe: verschiedene Rottöne bis Gelb, Themen: Selbstvertrauen, Selbstkontrolle, Durchsetzungskraft, Entwicklung des Ich, Willenskraft, Persönlichkeit, Macht, Gefühle, Sensibilität

› **Meridiane:** Lungenmeridian, Magenmeridian, Milz-Pankreas-Meridian, Herzmeridian, Dünndarmmeridian, Blasenmeridian, Perikardmeridian/Kreislaufmeridian, Dreifacher-Erwärmer-Meridian/Sanjiao-Meridian, Gallenblasenmeridian, Konzeptionsgefäß/Ren Mai, Milzmeridian

Entzündung der Speiseröhre/ Gastroösophageale Refluxkrankheit

(Entzündung der Speiseröhrenschleimhaut durch Rückfluss der Magensäure in die Speiseröhre)

GEISTIGE Kohärenz: Sie tun sich schwer mit dem Aufnehmen von Kritik, diese stößt Ihnen immer wieder auf. Sehen Sie sie weniger als persönlichen Angriff, sondern als wertschätzende Möglichkeit für Sie, mit Herausforderungen umzugehen. Warten Sie, bevor Sie reagieren, indem Sie eine Nacht darüber schlafen.

SEELISCHE Kohärenz: Lernen Sie, die Geschehnisse anzunehmen, und geben Sie Ihren inneren Widerstand auf. Was geschehen ist, lässt sich nicht mehr ändern, doch Sie können aus jedem Ereignis etwas lernen, wenn Sie sich Zeit geben, es akzeptieren und in Ruhe verdauen.

Chronische Magenentzündung/ chronische Gastritis

(Entzündung der Magenschleimhaut)

GEISTIGE Kohärenz: Sagen Sie klipp und klar, was in Ihrem Inneren vorgeht, auch wenn es nicht jeder gleich versteht. Schlucken Sie nichts mehr herunter, was Sie belastet, stört und innerlich beschäftigt. Heilen Sie sich selbst, indem Sie nur noch tun, was Ihnen bekommt. Alles andere überlassen Sie demjenigen, der es will.

SEELISCHE Kohärenz: Entstehende Aggressionen richten Sie gegen sich selbst, statt andere in ihre Schranken zu weisen. Hören Sie auf, sich für andere zu zerstören, achten Sie auf sich. Machen Sie nichts mehr, was Sie unterbewusst sauer werden lässt. Schenken Sie Ihren Emotionen Raum, und kanalisieren Sie Ihre Kraft.

Reizmagen

(Magenbeschwerden ohne feststellbare krankhafte Veränderung)

GEISTIGE Kohärenz: Lernen Sie, mehr auf Ihr Eigenes zu achten. Sagen Sie Nein, wenn Sie sich nicht wohlfühlen. Unterscheiden Sie Unwichtiges vom Wichtigem, und geben Sie den Perfektionismus auf.

SEELISCHE Kohärenz: Sie fühlen sich schnell gereizt von allem, was von außen auf Sie zukommt. Geben Sie diese innere Unsicherheit und Ihre Ängste ab, denn Sie können das alles problemlos schaffen. Der Einzige, der Ihnen Druck macht, sind Sie selbst. Niemand erwartet so viel, also bleiben Sie ruhig und gelassen. Setzen Sie Prioritäten, und geben Sie auch Arbeiten ab.

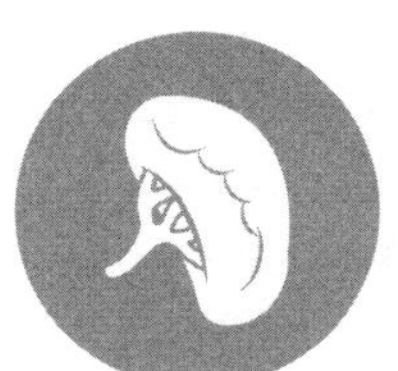

DIE MILZ: Filter und ätherische Kraft

Ihre Milz ist das größte lymphatische Organ Ihres Körpers. Beim lymphatischen System handelt es sich um ein Netzwerk aus Lymphgefäßen und Lymphorganen, in dem die Lymphflüssigkeit gebildet und transportiert wird. Es ist ein wichtiger Teil Ihres Immunsystems zur Infektabwehr. Ihre Milz wiegt zwischen 150 und 200 g, ist etwa 12 bis 13 cm lang, 7 bis 8 cm breit und rund 4 cm dick. Sie liegt im linken Oberbauch neben dem Magen. Bei ungeborenen Kindern produziert die Milz rote Blutkörperchen. Diese Aufgabe kann sie auch in höheren Lebensjahren in bestimmten Situationen (z. B. bei einer Leukämie) wieder übernehmen. Ihre Milz ist auch wichtig für den Zellaustausch von alten oder geschädigten Blutzellen. Außerdem werden in der Milz Mikroorganismen und Immunkomplexe ausgefiltert und eliminiert. Bei Bedarf werden in der Milz die B- und T-Lymphozyten vermehrt gebildet. Ihre Milz ist sozusagen der größte Filter für Krankheitserreger und mangelhafte Blutzellen in Ihrem Körper. Daher ist die Milz besonders gut durchblutet.

Ihr komplettes Blut wird jeden Tag etwa 500-mal durch die Milz gepumpt.

Sie recycelt das Eisen aus dem roten Blutfarbstoff alter Blutkörperchen und führt es zurück in den Blutkreislauf. Auch kleine Blutgerinnsel, die zu gefährlichen Thrombosen und Gefäßverschlüssen führen können, filtert die Milz aus Ihrem Kreislauf heraus. In der Milz reifen zum Teil die Lymphozyten (weiße Blutkörperchen) heran, und etwa 30 Prozent werden dort auch gespeichert. Sie attackieren Krankheitserreger, die mit dem Blutkreislauf in die Milz gelangen, und verhindern so Infektionen. Wenn besonders viele Krankheitserreger im Körper vorhanden sind, werden von der Milz auch weiße Blutkörperchen in die Blutbahn ausgeschüttet und verteilen sich dann im gesamten Organismus. Im Milzgewebe können auch spezielle Abwehrstoffe gebildet werden, die sogenannten Immunglobuline (IgA, IgG, IgM). Außerdem wird in Ihrer Milz auch immer eine gewisse Menge Blut gespeichert, die bei einer Blutung oder bei extremer Anstrengung dem Körperkreislauf zugeführt werden kann. Es wird vermutet, dass dadurch das Seitenstechen beim Sport entsteht.

Die Milz ist prinzipiell entbehrlich, denn alle ihre Aufgaben können auch andere Organe übernehmen, allerdings ist dann eine höhere Infektanfälligkeit wahrscheinlich.

KÖRPERLICHER Aspekt der Milz

Fühlen Sie sich voller Kraft und Stärke, oder sind Sie oft müde und kaputt? Haben Sie das Gefühl, Bäume ausreißen zu können? Finden Sie Ihr Leben schön? Fühlen Sie sich oft körperlich angegriffen? Sind Sie schnell erkältet, oder leiden Sie unter häufigen Entzündungen im Körper? Bekommen Sie schnell Seitenstechen?

GEISTIGER Aspekt der Milz

Hören Sie auf, den ganzen Tag die gleichen Gedanken zu wälzen. Seien Sie geistig beweglich, und halten Sie nicht an fixen Ideen fest, wenn das Leben Ihnen zeigt, dass sie Sie nicht weiterbringen. Seien Sie offener für andere Ansichten, denn manchmal haben auch andere Menschen recht. Seien Sie insgesamt flexibler und offener für Ideen. Beenden Sie endloses Grübeln und Sorgen. Beschäftigen Sie sich mit positiven, motivierenden und fördernden Gedanken, und wehren Sie alle anderen ab.

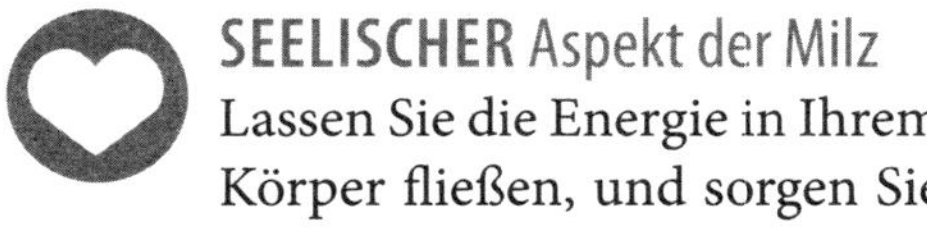

SEELISCHER Aspekt der Milz

Lassen Sie die Energie in Ihrem Körper fließen, und sorgen Sie für einen guten energetischen Kreislauf in Ihrem Leben. Werden Sie sich bewusst, dass Sie sich der Energie öffnen müssen. Ihre ätherischen Anteile wollen ebenfalls leben, versorgen Sie sie mit Ihrer energetischen Kraft, und wissen Sie, dass Sie mehr als nur Ihr Körper sind. Wehren Sie alles ab, was Ihnen nicht guttut, setzen Sie Grenzen, und verteidigen Sie sie, denn sonst verletzen Sie sich selbst. Sorgen Sie für mehr Frische in Ihrem Dasein, erneuern Sie, was veraltet und abgelebt ist. Das Leben besteht aus Wandel, und auch Sie müssen sich zuweilen wandeln. Seien Sie offen und dankbar für alles, was seelisch auf Sie zukommt, aber wehren Sie auch Ungesundes und Verletzendes ab. Sorgen Sie für Ihre körperliche, geistige und seelische Gesundheit. Seien Sie sich das selbst wert.

› **Chakra:** 3., Solarplexus-, Nabel-, Sonnen- oder Manipura-Chakra, Farbe: verschiedene Rottöne bis Gelb, Themen: Selbstvertrauen, Selbstkontrolle, Durchsetzungskraft, Entwicklung des Ich, Willenskraft, Persönlichkeit, Macht, Gefühle, Sensibilität

› **Meridiane:** Magenmeridian, Blasenmeridian, Milz-Pankreas-Meridian

Milzvergrößerung/Splenomegalie

(oft Folge einer anderen Erkrankung)

GEISTIGE Kohärenz: Sie haben sich in letzter Zeit zu viele Sorgen gemacht, sodass Ihr seelisches Abwehrsystem nicht mehr hinterhergekommen ist. Doch viele Ängste entspringen nicht Ihnen selbst. Geben Sie zurück, was nicht zu Ihnen gehört. Sie müssen nicht die gesamte Welt retten, aber retten Sie sich.

SEELISCHE Kohärenz: Lassen Sie Altes bewusst los, denn durch das viele Neue in Ihrem Leben wurden Ihre Kapazitäten bereits gesprengt. Wandel kann nur geschehen, wenn etwas gehen darf, ansonsten häufen Sie immer mehr in Ihrem Inneren an. Haben Sie das Vertrauen, dass Sie auch ohne das Bekannte zurechtkommen werden, befreien Sie sich von unnützem Ballast.

Milzüberfunktion/Hypersplenismus

(Folge einer Milzvergrößerung, die zu einer Überfunktion führt mit vermehrter Speicherung von roten und weißen Blutkörperchen und -plättchen sowie vermehrtem Abbau der Zellen, Folge sind Anämie und Blutplättchenarmut)

GEISTIGE Kohärenz: Ihre Sorgen haben sich verselbstständigt, sodass Ängste entstanden sind. Sprechen Sie Ihre Ängste und Sorgen aus, denn das macht Ihnen bewusst, wie übertrieben Sie auf manches reagiert haben. Lernen Sie, Sorgen und Ängste durch Gespräche abzubauen, holen Sie sich Hilfe von anderen.

SEELISCHE Kohärenz: Sie haben Ihre Quelle der Kraft angegriffen, indem Sie den Fluss Ihres Lebens blockierten. Beschäftigen Sie sich mit dem Schritt, den Sie nicht gehen wollten, mit dem, woran Sie zu sehr festgehalten haben. Erkennen Sie, dass es nicht mehr zu Ihnen gehört, dass Sie es in Liebe und Frieden gehen lassen dürfen und auch können, ohne dass Sie aufhören, Sie selbst zu sein. Geben Sie es frei, was auch immer es ist.

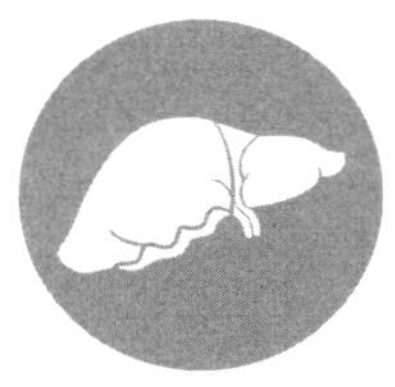

DIE LEBER: Entgifter und Wüterich

Die Leber ist die größte Drüse im menschlichen Körper, und ihre zentrale Aufgabe ist der Stoffwechsel. Gleichzeitig ist sie unser wichtigstes Entgiftungsorgan. Sie produziert essenzielle Eiweiße wie die Gerinnungsfaktoren, verwertet Nahrungsbestandteile und produziert die Gallensäure, die wir für die Fettverdauung benötigen. Die Leber arbeitet wie eine Fabrik in unserem Körper. Sie baut Stoffe auf, um und ab, verstoffwechselt Fette, Eiweiße und Kohlenhydrate. Jeden Tag laufen etwa 2000 Liter Blut durch sie hindurch, das sie auf Schadstoffe, Gifte, Alkohol, zu viel Fett oder Zucker kontrolliert, um diese Substanzen aus dem Körper auszuscheiden oder zu speichern. Da die Ausscheidung von Giftstoffen nur bis zu einer bestimmten Menge reibungslos funktioniert und danach der Leber und damit dem gesamten Organismus schadet, ist es besonders wichtig, möglichst gesund zu leben. Dies bedeutet maximal 30 g Alkohol am Tag für Männer, 20 g für Frauen und zwei alkoholfreie Tage pro Woche.[15] Ein kleines Bier (0,3 l) entspricht bereits 11,5 g Alkohol, ein Glas Wein (0,2 l) 17,6 g. Auch Medikamente sind Giftstoffe, die der Körper über die Leber abbauen muss. Viel fettes Essen, vor allem, wenn es reich an den kurzkettigen Transfetten ist, kann von der Leber nicht mehr ausreichend verarbeitet werden, sodass sich das Fett in den Leberzellen selbst ablagert. Es entsteht eine Fettleber mit eingeschränkter Funktion. Um die Leber zu unterstützen, sollten Sie möglichst gesunde, frische und fettarme Nahrung bevorzugen und sämtliche Giftstoffe vermeiden (Alkohol, Nikotin, Drogen, Pestizide, Schwermetalle, Quecksilber, Amalgam, Gase, Medikamente). Da die Leber keine Nervenfasern enthält, spüren Sie bei Überlastung des Organs lange Zeit keinen Schmerz.

15 Laut den Suchtberatungsstellen ist dieser Wert sogar noch zu hoch. Sie empfehlen für Männer maximal 24 g und für Frauen maximal 12 g Alkohol am Tag.

KÖRPERLICHER Aspekt der Leber

Wie viele Giftstoffe muten Sie Ihrer Leber täglich zu? Trinken Sie täglich Alkohol, und wenn ja, in welcher Menge? Nehmen Sie täglich Medikamente ein? Schreiben Sie 14 Tage lang alle Giftstoffe auf, die Sie sich zuführen, und überlegen Sie, welche Sie bewusst weglassen können. Beobachten Sie Ihre Verdauung. Leiden Sie unter Blähungen und Appetitlosigkeit? Betrachten Sie Ihre Haut. Ist sie leicht gelblich verfärbt und juckt, oder ist sie gesund und fleischfarben?

GEISTIGER Aspekt der Leber

Entgiften Sie Ihre Gedanken, reinigen Sie Ihr Inneres. Geben Sie Ihrer Wut, Ihrem Zorn und Ihrem Groll einen Kanal. Dies kann durch regelmäßigen Ausdauersport wie Joggen, Kickboxen, Aerobic geschehen. Finden Sie die Quelle Ihrer giftigen Gedanken heraus, und lösen Sie für sich das entsprechende Problem.

SEELISCHER Aspekt der Leber

So, wie es Ihrer Leber geht, so ergeht es Ihnen als Mensch und Seele im Leben. Wenn Ihre Leber viele Gifte zur Bewältigung bekommt, dann ist dies ein Zeichen, dass Ihr Leben voll seelischen Gifts ist. Sorgen Sie für mehr Klärung, für Reinheit in Ihrem Leben. Entgiften Sie sich selbst und Ihre Seele, indem Sie die Themen Ihres Lebens angehen. Jeder muss sich seinen Themen widmen, den Zeitpunkt legen Sie selbst fest. Doch gesünder ist es, frühzeitig den inneren Zorn, die auffressende Wut und den schmerzenden Groll abzulegen – denn wenn Sie mit sich selbst im Reinen sind, dann fühlen Sie sich frei und unbeschwert.

› Chakra: 3., Solarplexus-, Nabel-, Sonnen- oder Manipura-Chakra, Farbe: verschiedene Rottöne bis Gelb, Themen: Selbstvertrauen, Selbstkontrolle, Durchsetzungskraft, Entwicklung des Ich, Willenskraft, Persönlichkeit, Macht, Gefühle, Sensibilität

› Meridiane: Blasenmeridian, Nierenmeridian, Gallenblasenmeridian, Lebermeridian, Konzeptionsgefäß/Ren Mai

Leberentzündung/Hepatitis

(chronische Entzündung des Lebergewebes, meist durch Viren)

GEISTIGE Kohärenz: Ihre Abwehrmechanismen gegen giftige Äußerungen von außen haben versagt, nun kämpfen Sie einen inneren Kampf. Nehmen Sie Anschuldigungen nicht persönlich, aber lernen Sie auch, Grenzen zu setzen. Werden Sie sich Ihres Selbst bewusst, und schützen Sie sich, statt sich angiften zu lassen.

SEELISCHE Kohärenz: Im Moment fühlen Sie sich in Ihrem Sein vergiftet. Das liegt daran, dass Sie nicht dem treu geblieben sind, was gut und richtig für Sie ist. Strukturieren Sie Ihr Leben neu, sortieren Sie alles, was von außen kommt und Ihnen schadet, aus. Achten Sie auf Ihr Innerstes, und folgen Sie Ihrem eigenen seelischen Plan.

Leberverfettung/Steatosis hepatis

(Umbau des Lebergewebes mit vermehrtem Fett, meist durch Alkoholkonsum, Medikamente oder Giftstoffe, auch als Folge einer anderen Erkrankung möglich)

GEISTIGE Kohärenz: Widerstehen Sie jedem Ersatz für etwas, was Sie meinen, nicht zu haben. In Ihnen selbst ist im Prinzip alles in Ordnung. Gestehen Sie sich das Zuviel ein, sprechen Sie es aus, machen Sie sich ganz klar, wofür das Gift als Ersatz steht, und gehen Sie das unbewusste Thema nun endlich an.

SEELISCHE Kohärenz: Sie haben bisher zu viel Schädliches in sich hereingelassen, statt Grenzen zu setzen. Nun hat Ihr Körper versucht, gegen das Schädliche einen inneren Schutzwall zu errichten. Doch richtig wäre es, Ihre Person zu schützen. Wehren Sie schnell und effektiv ab, was Sie innerlich zerstört. Werden Sie sich Ihrer körperlichen, energetischen und seelischen Grenzen bewusst.

Schrumpfleber/Leberzirrhose

(Verhärtung des elastischen Lebergewebes durch Absterben gesunder Zellen und Aufbau von narbigem Bindegewebe)

GEISTIGE Kohärenz: Lernen Sie, sich selbst gegenüber ehrlich zu sein und sich die Wahrheit einzugestehen. Bisher haben Sie sich selbst etwas vorgemacht, nun ist es Zeit, auszusprechen, was wirklich Sache ist. Entgiften Sie Ihren Geist, indem Sie wahrhaftig sich und anderen gegenüber über sich selbst sprechen. Gestehen Sie sich vergangene Fehler ein, denn das ist der erste Schritt zur Heilung.

SEELISCHE Kohärenz: Lange Zeit haben Sie nicht Ihr eigenes Leben gelebt. Die Zeit lässt sich zwar nicht zurückdrehen, dennoch können Sie sich nun endlich auf die Suche Ihrer Seele begeben und lernen, den Rest des Weges als anderer Mensch zu gehen. Das, was bisher zu viel in Ihrem Leben war, müssen Sie jedoch zurücklassen. Sonst ist die Balance nicht herzustellen. Die Information des Gifts liegt in jeder einzelnen Körperzelle wie in einem Safe versteckt, jederzeit bereit, durch den giftigen Code herauszukommen und Sie fertigzumachen. Entsagen Sie allem, womit Sie es bisher übertrieben haben. Finden Sie sich hinter dem Übermaß, denn dort steckt Ihr eigentliches Ich, das nichts und niemand anderen mehr braucht.

Eisenspeicherkrankheit/ Hämochromatose/Primäre Siderose

(häufige Erbkrankheit, zu viel Eisenaufnahme aus der Nahrung mit vermehrter Speicherung in Leber, Bauchspeicheldrüse und Herz)

GEISTIGE Kohärenz: Sorgen Sie für geistige Frische, indem Sie für Abwechslung in Ihren Gedanken, Beschäftigungen und Gesprächen sorgen. Überraschen Sie sich mit neuen, gesunden Themen.

SEELISCHE Kohärenz: Sie hungern nach dem wahrhaftigen Leben und halten dadurch an den falschen Dingen fest. Werden Sie Ihrer eigenen und der seelischen Themen Ihrer Familie bewusst. Geld, Materie und oberflächliche Luxusgüter bringen Ihnen keine Erlösung. Streben Sie nach innerlicher Wahrhaftigkeit, nach dem, was wirklich entscheidend im Leben ist: Wer Sie sind, sein wollen, nach Gesundheit, Liebe, Lebensfreude und innerem Glück. Bringen Sie dies alles in Ihr Leben.

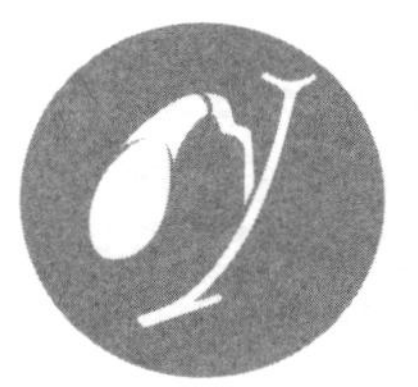

DIE GALLENBLASE: Fettverdauer und Entscheider

Dieses kleine Hohlorgan ist ein Anhängsel Ihrer Leber und wichtig für die Fettverdauung. In ihr wird die Gallenflüssigkeit oder Galle gespeichert, die von der Leber zwischen den Mahlzeiten produziert wird. Die Gallenblase ist 8–12 cm lang und 4–5 cm breit, birnenförmig und liegt an der Unterseite Ihrer Leber rechts im Oberbauchraum. Sobald Sie etwas essen, zieht sich Ihre Gallenblase zusammen und befördert dadurch die Gallenflüssigkeit in den oberen Darmabschnitt (Dünndarm). Dort wird das Nahrungsfett in kleinere Tröpfchen zersetzt, damit Enzyme das Fett weiter abbauen können. Jeden Tag bildet Ihre Leber zwischen ½ und 1 Liter Gallenflüssigkeit. Da die Gallenblase nur 50–60 ml Flüssigkeit aufnehmen kann, wird der Gallenflüssigkeit Wasser entzogen. Die Gallenflüssigkeit besteht aus Wasser, Phosphorlipiden, Gallensäuren, Gallenfarbstoffen und Cholesterin. Bei einer falschen Verteilung der Bestandteile, z. B. durch eine Erkrankung oder cholesterinreiche Ernährung, kann sich das enthaltene Cholesterin verklumpen, und es entstehen Gallensteine. Weil die Gallensäure in der Leber gebildet wird, ist ein Leben ohne Gallenblase möglich. Allerdings sollte dann auf fette Mahlzeiten verzichtet werden.

KÖRPERLICHER Aspekt der Gallenblase

Wie bekommt Ihnen fetthaltiges Essen? Liegt es Ihnen schwer im Magen, und leiden sie anschließend unter Verdauungsstörungen? Leiden Sie manchmal unter kolikartigen Schmerzen im rechten Oberbauch, vor allem nach besonders fettem Essen? Etwa 15 Prozent der Frauen und 7,5 Prozent der Männer haben Gallensteine. In diesem Fall ist es wichtig, sich regelmäßig vom Arzt untersuchen zu lassen. Spüren Sie manchmal einen Druck im rechten Oberbauch oder ein Völlegefühl, und leiden Sie unter Blähungen? Auch das kann ein Hinweis auf eine Funktionsstörung der Gallenblase sein und sollte untersucht werden.

GEISTIGER Aspekt der Gallenblase

Suchen Sie die Quelle Ihrer Aggression. Richtet sie sich gegen Sie selbst aus innerer Unzufriedenheit oder gegen eine andere Person oder Situation? Welche Emotionen lassen Sie überkochen, sodass Sie sich zerrissen fühlen? Seien Sie mutiger und entschlossener in Ihrem Leben. Treffen Sie in Ruhe Entscheidungen, und dann folgen Sie ihnen, statt immer hin und her zu überlegen. Beleben Sie Ihr Sein mit Dynamik und Entschlossenheit, hadern Sie nicht, sondern gehen Sie Ihren Weg. Probieren Sie es mit Plänen, sie werden zielführender für Sie sein.

SEELISCHER Aspekt der Gallenblase

Irgendetwas hat Sie innerlich verbittert und bricht immer wieder einmal hervor, auch wenn Sie nicht an die Quelle herankommen. Was hat einst dazu geführt, dass Sie sich die Würze des Lebens, den Überfluss versagten? Lösen Sie diese Altlast in Ihrem Seelendasein, und genießen Sie Ihr Dasein. Werden Sie spontaner, mutiger, und haben Sie mehr Vertrauen ins Leben. Werden Sie impulsiv, denn bisher versagen Sie sich die Üppigkeit und halten immer etwas von sich zurück. Leben Sie mit Begeisterung und Freude, und erkennen Sie die Schönheit des Lebens. Begeben Sie sich mit Ihrer Energie in den Fluss des Lebens: Alles ist gut, alles wird gut, und das Leben ist zum Feiern, Lachen und Genießen da. Gehen Sie voller Freude entschlossen in Ihr weiteres Leben.

› **Chakra:** 3., Solarplexus-, Nabel-, Sonnen- oder Manipura-Chakra, Farbe: verschiedene Rottöne bis Gelb, Themen: Selbstvertrauen, Selbstkontrolle, Durchsetzungskraft, Entwicklung des Ich, Willenskraft, Persönlichkeit, Macht, Gefühle, Sensibilität

› **Meridiane:** Blasenmeridian, Gallenblasenmeridian, Lebermeridian, Konzeptionsgefäß/Ren Mai

Gallensteine/Cholelithiasis

(anfallsartige Schmerzen/Koliken, kann aber auch symptomlos sein)

GEISTIGE Kohärenz: Wenn Sie zornig sind, dann sprechen Sie es auch aus. Unterdrücken Sie Ihre Gefühle nicht, sonst brechen sie dann heraus, wenn Sie es gar nicht wollen.

SEELISCHE Kohärenz: Ihre Lebensfreude ist ins Stocken geraten und hat sich innerlich verklumpt. Nun zeigt sich diese geballte Ladung in Ihnen immer wieder mit plötzlichem Schmerz. Bringen Sie das Lachen zurück in Ihr Leben, damit es in Ihnen wieder fließen kann. Lösen Sie die alte Verbitterung auf, denn es ist Zeit, zurück in den Fluss des Lebens zu kommen.

Chronische Gallenblasenentzündung/ Cholezystitis

(häufig durch Gallenblasensteine verursachte Entzündung mit möglichem Gewebsumbau)

GEISTIGE Kohärenz: Etwas hat Sie in Ihrem Leben richtig wütend gemacht, doch diese Wut lassen Sie nicht heraus. Sie haben sie nach innen verschoben, und dort schwelt sie vor sich hin. Mal flammt die Wut auf und lodert stark, doch es ist wichtig, sich ihr zu stellen und sie dort abzuladen, wohin sie gehört – auf das Objekt dieser Wut.

SEELISCHE Kohärenz: Die Wut in Ihnen lebt schon viel zu lange. Sie steckt so tief, dass Sie sie vielleicht nicht einmal mehr spüren können, doch sie ist da. Was ist passiert, was hat für Ihre innerlichen Narben gesorgt? Gehen Sie auf das vergangene Ereignis ein, lassen Sie die Wut, den Zorn, den Frust aus sich heraus, und heilen Sie sich innerlich. Bringen Sie den Schmerz an die Oberfläche, in Ihr Bewusstsein, dann kann die tiefe Wunde sich endlich schließen.

DIE BAUCHSPEICHELDRÜSE: Verdauung und Süße des Lebens

Ihre Bauchspeicheldrüse ist 14–18 cm lang und 70–100 g schwer. Sie liegt quer in Ihrem Oberbauch auf Höhe Ihres zweiten Lendenwirbels und bildet Verdauungsenzyme und Hormone. Sie wird in drei Teile unterteilt, den Kopf, den Körper und den Schwanz. Letzterer reicht bis zur Milz. Ihre Bauchspeicheldrüse besitzt einen Ausführungsgang, der zusammen mit dem Hauptgallengang im Zwölffingerdarm – dem obersten Anteil Ihres Dünndarms – mündet. In ihrer Funktion als Drüse sezerniert sie sowohl nach innen (direkt in die Blutbahn) als auch nach außen (über einen Ausführungsgang in ein Hohlsystem des Körpers). Sie ist Ihre wichtigste Verdauungsdrüse und bildet täglich jede Menge Verdauungsenzyme und Enzymvorstufen.

Je nach Nahrung bildet die Bauchspeicheldrüse täglich bis zu 1,5 Liter Sekret.

Dieses besteht aus Enzymen zur Eiweißspaltung (Trypsinogen, Chymotrypsinogen, Elastase), Enzymen zur Kohlenhydratspaltung (Alpha-Amylase, Ribonukleasen) und Enzymen zur Fettspaltung (Lipase). Durch seinen Gehalt an Bicarbonat kann das Bauchspeichelsekret die Magensäure neutralisieren.

KÖRPERLICHER Aspekt der Bauchspeicheldrüse

Am besten lassen Sie beim Arzt Ihre Blutzuckerwerte (Blutzucker und HbA1c, den Langzeitzuckerwert bzw. das Blutzuckergedächtnis) sowie Amylase und Lipase bestimmen. An den Werten erkennen Sie, wie gut Ihre Zuckerverwertung funktioniert und wie gut die Funktion Ihrer Bauchspeicheldrüse ist. Um Ihre Bauchspeicheldrüse zu schonen, sollten Sie wenig zuckerhaltige Produkte essen. Zucker ist auch in Naturprodukten wie Früchten enthalten. Außerdem ist es empfehlenswert, wenig oder gar keinen Alkohol zu trinken, denn vor allem die langkettigen Alkohole (Schnaps, Branntwein) können zu einer Entzündung Ihrer Bauchspeicheldrüse führen. Wie es durch Alkohol zur Schädigung der Bauchspeicheldrüse kommt, ist noch nicht geklärt. Schmerzen im Oberbauch, ausstrahlend in den Rücken, sowie Übelkeit und Appetitlosigkeit sind erste Anzeichen.

GEISTIGER Aspekt der Bauchspeicheldrüse

Zerlegen Sie Ihre Gedanken, gehen Sie tiefer, und erkennen Sie, was dahintersteckt. Oberflächlich betrachtet, mögen sie harmlos sein, doch wenn Sie sie weiter zerlegen, wird sich Ihnen eine neue Welt offenbaren. Vielleicht haben Sie besonders viele süße Gedanken und versuchen, alles zu süßlich und schön zu sehen? Erkennen Sie, warum alles in Ihrem Leben süß und nett sein muss. Versuchen Sie, Schmerzliches als Erfahrung zu erkennen, und setzen Sie sich mit dem Thema, das Ihnen so zusetzt, intensiv auseinander. Holen Sie es bewusst in Ihre Gedankenwelt, verdrängen Sie es nicht, sondern zerlegen Sie es in einzelne Erfahrungen. Was haben Sie daraus gelernt? Wie hat es Sie in Ihrer Entwicklung beeinflusst? Verdauen Sie es, dann können Sie es zurücklassen und sind frei für Neues.

SEELISCHER Aspekt der Bauchspeicheldrüse

Sie sind auf der Suche nach sich selbst, aber wissen noch nicht so genau, wer Sie wirklich sind. Doch wenn Sie sich nicht mit den einzelnen Bestandteilen Ihres Selbst auseinandersetzen, werden Sie sich nicht finden. Schauen Sie sich die einzelnen Facetten Ihres Seins an. Verdauen sie, was Ihnen gedanklich und seelisch nicht schmeckt – auch das ist ein Teil von Ihnen. Nehmen Sie ihn an, und akzeptieren Sie ihn. Erkennen Sie den Genuss des Lebens, denn das Leben ist wunderschön. Lösen Sie sich von dem Ersatz der Liebe. Sie benötigen nicht die Süße der Nahrung oder den Alkohol, um sich selbst zu erfahren. Sie tragen das Süße bereits in sich, denn jede Seele ist mit Liebe gesegnet. Spüren Sie die Energie und Kraft, die Ihnen die Liebe schenken kann. Wenn Sie Ihr Leben und sich selbst lieben, dann werden Sie frei, kraftvoll und voller echter Süße sein.

- **Chakra:** 3., Solarplexus-, Nabel-, Sonnen- oder Manipura-Chakra, Farbe: verschiedene Rottöne bis Gelb, Themen: Selbstvertrauen, Selbstkontrolle, Durchsetzungskraft, Entwicklung des Ich, Willenskraft, Persönlichkeit, Macht, Gefühle, Sensibilität

- **Meridiane:** Magenmeridian, Milz-Pankreas-Meridian, Blasenmeridian, Lebermeridian, Konzeptionsgefäß/Ren Mai

Chronische Entzündung der Bauchspeicheldrüse/Pankreatitis

(wiederkehrende Entzündung, meist aufgrund von Gallensteinen oder übermäßigem Alkoholkonsum)

GEISTIGE Kohärenz: Sie spalten Gehörtes zu wenig auf, daher nehmen Sie nur einen Teil dessen auf, was wichtig ist. Verarbeiten Sie die Sätze besser, besonders das Unangenehme, das schwer Verdauliche. Denn gerade das bringt Sie in Ihrer Entwicklung weiter.

SEELISCHE Kohärenz: Es ist wichtig, alles in Ihrem Leben anzuschauen, die Höhen und die Tiefen, und sich damit auseinanderzusetzen, denn alles ist ein Teil von Ihnen. Analysieren Sie Ihr Leben, zerlegen Sie es in seine Einzelbestandteile, damit Sie die Hintergründe verstehen können. Erkennen Sie die Chance auf positive Veränderungen, statt am Leid festzuhalten. Beginnen Sie jetzt, auf tief greifende Art zu leben, indem Sie alles erkennen, was war und ist.

Zuckerkrankheit/Diabetes mellitus

(Stoffwechselkrankheit, die aufgrund Insulinresistenz oder Insulinmangel besteht, mit chronisch erhöhtem Blutzuckerspiegel)

GEISTIGE Kohärenz: In Ihren Gesprächen sind Sie auf einer oberflächlichen Ebene geblieben. Lernen Sie, die Worte tief in sich aufzunehmen, sodass sie ihre Wirkung in Ihnen entfalten können. Gerade schöne Worte des Lobes und der Liebe sollten nun tief in Ihnen wirken dürfen. Lassen Sie sie nicht abprallen, sondern glauben Sie ihnen.

SEELISCHE Kohärenz: Stellen Sie sich bewusst den schmerzlichen Erfahrungen Ihres Lebens, denn die Süße hatten Sie bereits im Überfluss. Blicken Sie den Tatsachen ins Gesicht, und schönen Sie nichts. Woher kommt die tiefe Sehnsucht nach Liebe, nach dem süßen Leben? Leben Sie endlich auch den anderen Pol, das Gegengleichgewicht.

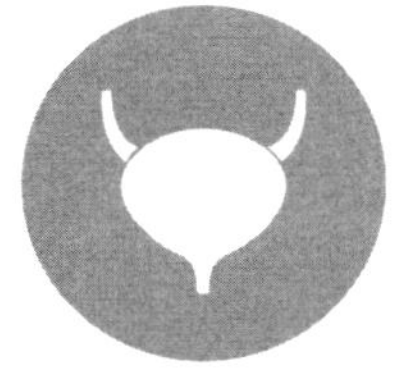

DIE HARNBLASE: Sammelbecken und Druckventil

Die Blase ist ein dehnbares Hohlorgan, das wir nur bemerken, wenn es gefüllt ist. Dann dehnt sich die Blase aus wie ein Luftballon und wird rund, ist sie leer, ist sie flach wie eine Schale. Sie liegt im kleinen Becken über dem Beckenboden und dient als Sammelbehältnis für den Urin, der ununterbrochen aus den Nieren abgeleitet wird. Zusammen mit der Harnröhre bildet sie den unteren Harntrakt. Bereits ab 300–350 ml Füllung nehmen wir eine zunehmende Wandspannung wahr und haben das Gefühl, auf die Toilette gehen zu müssen. Das Fassungsvermögen der Harnblase ist abhängig von der Körpergröße und beträgt zwischen 900 und 1500 ml. Ist sie ganz gefüllt, ist der Drang zur Toilette sehr stark. Am Blasenausgang sitzen zwei Schließmuskeln, den unteren können wir bewusst beeinflussen. Entspannen wir ihn, entleert sich die Blase. Ausgeschieden wird der Harn über die Harnröhre.

KÖRPERLICHER Aspekt der Blase

Leiden Sie häufig unter Blaseninfekten? Reagieren Sie empfindlich auf Kälte und Feuchtigkeit? Können Sie mit starkem Harndrang gut umgehen? Müssen Sie nachts oft auf die Toilette?

Nehmen Sie mehr Flüssigkeit zu sich, um Ihre Blase gut zu spülen. Cranberrysaft wirkt desinfizierend auf Ihre Blase durch die enthaltenen Antioxidantien, die Proanthocyanidine vom Typ A. Auch Rettich und andere Kreuzblütler enthalten Senföle, die antibakteriell wirken und harntreibend sind. Halten Sie Ihren Unterleib warm, wenn Sie sehr empfindlich sind. Trainieren Sie Ihre Beckenbodenmuskulatur und die Blasenfüllung, wenn Sie Schwierigkeiten mit dem Harnhalten oder häufigem Wasserlassen haben. Übrigens ist Rauchen sehr schädlich für Ihre Blase. Tabakkonsum wird für 50–70 Prozent aller Fälle von Blasenkrebs verantwortlich gemacht.

GEISTIGER Aspekt der Blase

Entspannen Sie sich gedanklich immer wieder. Machen Sie sich selbst nicht zu viel Druck. Lernen Sie, immer wieder loszulassen und Altes bewusst gehen zu lassen. Es bringt Ihnen nichts, immer wieder dieselben Gedanken durchzukauen. Lösen Sie sich von ihnen, und suchen Sie lieber effektiv nach Lösungen. Lernen Sie, besser mit Druck und Stress umzugehen. Nehmen Sie die Dinge nicht zu persönlich.

SEELISCHER Aspekt der Blase

Auch auf seelischer Ebene ist es für Sie wichtig, das Loslassen zu üben, besonders, wenn sich jede Menge nicht geweinte Tränen in Ihnen angesammelt haben. Setzen Sie sich mit dem alten Schmerz auseinander. Was ist damals genau passiert? Erinnert es Sie an eine noch frühere Begegnung? Lassen Sie die Tränen fließen, und lösen Sie den inneren Druck in sich. Lernen Sie, sich zu entspannen. Schaffen Sie sich ein vertrauensvolles Umfeld, und dann seien Sie einfach Sie selbst. Versuchen Sie nicht, immer nur Harmonie anzustreben, manchmal muss es donnern und krachen, damit hinterher Ruhe und Entspannung einkehren können. Machen Sie sich selbst keinen Druck, sondern bleiben Sie entspannt bei allem, was Sie tun. Auch wenn jemand kühl und gefühllos mit Ihnen umgeht, bedeutet das nicht, dass Sie nicht liebenswert sind – vielleicht hat er nur ein Problem mit sich und kann nicht besser damit umgehen. Beides gehört zum Leben: Spannung und Lösung.

› **Chakra**: 2., Milz-, Sakral- oder Svadhisthana-Chakra, Farbe: Orange, Themen: Sexualität, Fortpflanzung, Arterhaltung, Sinnlichkeit, schöpferische Lebensenergie, Kreativität, Fluss der Lebensenergie, Lebensfreude

› **Meridiane:** Magenmeridian, Milz-Pankreas-Meridian, Blasenmeridian, Nierenmeridian, Gallenblasenmeridian, Lenkergefäß/Du Mai, Konzeptionsgefäß/Ren Mai

Chronische Blasenentzündungen/Zystitis

(wiederkehrende Entzündungen der Harnblase, Frauen sind häufiger betroffen)

GEISTIGE Kohärenz: Lassen Sie Ihre Gedanken kommen, aber auch wieder gehen. Halten Sie nicht an ihnen fest, denn vieles ist nicht wichtig, was in Ihrem Kopf entsteht. Wenn Sie nicht geweinte Tränen in sich tragen, dann sprechen Sie darüber, und geben Sie Ihrer inneren Traurigkeit ihren Freiraum, aus Ihnen hinauszufließen.

SEELISCHE Kohärenz: Sie halten sehr lange an Vergangenem fest, bis es sich in Ihnen staut und ein innerer Kampf entsteht. Immer, wenn Sie etwas Altes loslassen, kommt etwas Neues in Ihr Leben. Das führt zu einer Bereicherung und zu Ihrem notwendigen Fortschritt. Erfreuen Sie sich an jeder Veränderung, und öffnen Sie sich dem, was kommt. Lassen Sie Ihr Leben fließen.

Reizblase/Splenomegalie

(überaktive Blase mit plötzlich auftretendem, dringendem Harndrang, häufige Blasenentleerungen in kleinen Mengen)

GEISTIGE Kohärenz: Arbeiten Sie an Ihrer Nervosität, der Sie durch den Gang auf die Toilette zu entfliehen versuchen. Atmen Sie stattdessen mehrmals tief durch, sammeln Sie sich, und sprechen Sie ruhig und mit fester Stimme. Lösen Sie sich von der Angst.

SEELISCHE Kohärenz: Sie bauen sich selbst Druck auf, der sich ganz plötzlich entladen will. Bleiben Sie mehr in der Ruhe, arbeiten Sie an Ihrer Ausgeglichenheit, und werden Sie nicht hektisch, wenn etwas nicht auf Anhieb klappen will. Haben Sie das Vertrauen, dass alles gut wird, und lösen Sie sich von dem Gefühl des Müssens. Bleiben Sie entspannt und gelassen, und alles ist gut.

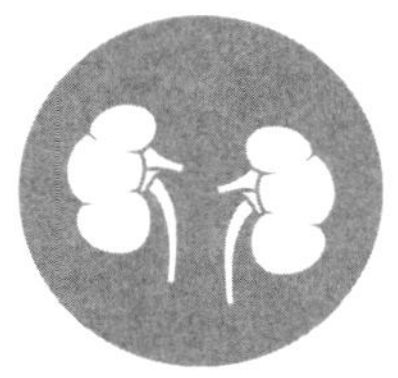

DIE NIEREN: Filter und Gleichgewicht

Ihre Nieren liegen unterhalb Ihres Zwerchfells rechts und links der Wirbelsäule auf Höhe der unteren Rippen. Die rechte Niere liegt aufgrund der Größe der Leber meist etwas niedriger. Diese beiden bohnenförmigen Organe haben eine Länge von 10–12 cm und eine Breite von 5–6 cm. Ihr Gewicht liegt zwischen 120 und 200 g. Die Hauptaufgaben Ihrer Nieren sind die Filtration, Rückgewinnung und Konzentration des Harns. Sie sind wichtig für Ihren Wasser- und Elektrolythaushalt sowie für Ihren Säure-Basen-Haushalt. Durch Bildung und Sekretion von Renin und Erythropoetin sowie Calcitriol sind sie an der Regulation Ihres Blutdrucks sowie an der Bildung reifer roter Blutkörperchen beteiligt. Jede Niere besteht aus 6–9 Nierenlappen, die man in Nierenmark und Nierenrinde gliedert.

Ihre Nieren enthalten je 1–1,2 Millionen Nephrone, in denen der Harn gebildet wird.

Unterteilt wird ein Nephron in ein Nierenkörperchen, das sogenannte Glomeruli, und den angeschlossenen Tubulusapparat, das Harnauffangbecken. Dieses geht in die Sammelrohre des Harns über. Ihre Niere ist eines Ihrer am stärksten durchbluteten Organe, sie durchlaufen 20–25 Prozent des Blutvolumens, das Ihr Herz pro Minute in den Kreislauf pumpt.

Ihre Nieren produzieren jeden Tag etwa 180 Liter Primärharn.

Bei der Harnbildung entsteht zunächst der Primärharn, der bei durchschnittlicher Flüssigkeitszufuhr etwa 180 Liter pro Tag beträgt. Im Glomerulum wird das Blutplasma gefiltert, indem die größeren Blutbestandteile und Eiweiße im Blutgefäß verbleiben. Für diese Filterung ist ein normaler Blutdruck wichtig, bei einem starken Abfall funktioniert dieses Filtrationssystem nicht mehr, und es kommt zum Nierenversagen. Im nächsten Schritt kommt es zu einer aktiven Rückführung von Elektrolyten, Zucker und Resteiweißen aus dem Tubulussystem ins Blut und zu einer passiven Rückführung von 99 Prozent des Wassers ins Blut. Gleichzeitig findet eine aktive Ausscheidung von Harnsäure, Harnstoff, Kreatinin, Elektrolyten, Aminosäuren und anderen Stoffwechselprodukten vom Blut in das Tubulussystem statt. Durch diese

Mechanismen wird das Volumen des Primärharns auf 18–20 Liter pro Tag verringert. Zuletzt wird er durch Wasserentzug konzentriert. Der verbleibende Sekundärharn hat nur noch ein Volumen von etwa 1,5 Liter pro Tag, und der menschliche Körper gewinnt so täglich etwa 150 Liter Wasser zurück.

Durch die Rückführung von Bicarbonat im Tubulussystem übernimmt die Niere auch eine wichtige Rolle im Säure-Basen-Haushalt und beeinflusst den pH-Wert des Blutes.

KÖRPERLICHER Aspekt der Nieren

Trinken Sie täglich genügend Flüssigkeit? Fällt es Ihnen schwer, reines Wasser zu trinken? Wie gut funktioniert Ihre Harnausscheidung? Ist Ihr Urin sehr konzentriert? Enthält er Substanzen, die nicht darin sein sollten, wie Eiweiß, Zucker, Ketone, weiße oder rote Blutkörperchen? Haben sie dumpfe ausstrahlende Rückenschmerzen, die einseitig oder beidseitig sind?

GEISTIGER Aspekt der Nieren

Bringen Sie Ihre innere Welt ins Gleichgewicht. Im Moment sind Sie geistig zu einseitig. Entweder ist bei Ihnen alles übertrieben gut, oder Sie sehen im Moment alles zu schwarz. Doch Ihr Leben beinhaltet beide Pole, und auch Sie sollten beide Pole leben. Filtern Sie daher Ihr Gedankengut, und lassen Sie nur die Gedanken hindurch, die Sie in die Mitte bringen. Lassen Sie das Extreme in Ihrem Leben los. Entgiften Sie sich von Ihrem geistigen Ungleichgewicht. Filtern Sie heraus, was nun wichtig für Sie ist, und trennen Sie sich von alten Anschauungen.

SEELISCHER Aspekt der Nieren

Jeder Mensch, egal ob Mann oder Frau, verfügt über weibliche und männliche Anteile. Beide Aspekte gehören zum gesunden seelischen Leben dazu. Es ist wichtig, beiden Kräften dieselbe Daseinsberechtigung zu geben, denn jede Frau sollte auch ihren Mann stehen und jeder Mann auch seine Frau leben. Unterdrücken Sie nichts, was zu Ihnen gehört, sondern stellen Sie eine Harmonie zwischen beiden Kräften in Ihnen her. Wenn Sie bisher einen Anteil völlig ignoriert haben, dann versuchen Sie nun, diesem bewusst mehr Raum zu geben. Verfallen Sie dabei aber auch nicht ins andere Extrem.

Männliche Energie ist zielstrebig, nach außen gerichtet, fokussiert und produktiv. Hier kommen Härte, Unnachgiebigkeit, Durchsetzungskraft, Macht und Ausdauer zum Ausdruck.

Weibliche Energie ist nach innen gerichtet, kreativ und prozessorientiert. Hier kommen Nachgiebigkeit, Anpassung, Ruhe, Ausgeglichenheit, Harmonie und Liebe zum Ausdruck.

- **Chakra:** 2., Milz-, Sakral- oder Svadhisthana-Chakra, Farbe: Orange, Themen: Sexualität, Fortpflanzung, Arterhaltung, Sinnlichkeit, schöpferische Lebensenergie, Kreativität, Fluss der Lebensenergie, Lebensfreude
- **Meridiane:** Blasenmeridian, Nierenmeridian, Gallenblasenmeridian, Gefäß der breiten Bahn/Chong Mai

Nierenschwäche/Niereninsuffizienz

(sich ständig verschlechternde Nierenfunktion, meist endgültig bis zum Nierenversagen)

GEISTIGE Kohärenz: Sie überschwemmen Ihren Geist mit Dingen, die Ihnen nicht guttun, und lassen sie tief in sich herein. Werden Sie sich bewusst, was Sie in Ihrem Dasein weiterbringt, und errichten Sie einen Schutzschild für alles Giftige. Aussortieren ist nun Pflicht.

SEELISCHE Kohärenz: Bringen Sie Ihre beiden Anteile in die Einheit zurück, denn im Moment leben Sie einen Anteil zu schwach. Machen Sie sich stärker oder nachgiebiger. Gehen Sie in die Balance, unterdrücken Sie nichts von dem, was Sie sind. Seien Sie Sie selbst, und erreichen Sie inneres Gleichgewicht.

Nierenbeckenentzündungen/Pyelonephritis

(Entzündungen des Nierenbeckens, z. B. durch Harnleiterverengung)

GEISTIGE Kohärenz: Das Loslassen funktioniert im Moment bei Ihnen nicht. Bringen Sie Ihr Leben in Fluss, indem sie das, was Sie stört, abschaffen, statt es immer und immer wieder durchzukauen. Bringen Sie frische Gedanken in Ihr Inneres.

SEELISCHE Kohärenz: Sie fangen vieles auf, sammeln es, aber geben es nicht weiter. Ihr Becken entzündet sich daran. Sortieren Sie aus, lösen Sie sich von Materie und Ideen, die Sie überfrachten. Nehmen Sie sich nicht zu viel auf einmal vor, setzen Sie Prioritäten. Delegieren Sie Aufgaben, wenn möglich, und lösen Sie sich davon, es allen recht machen zu wollen oder müssen. Lassen Sie alles los, was nicht Ihres ist.

DIE NEBENNIEREN:
Überlebensschutz und geistiger Ausgleich

Ihre Nebennieren befinden sich auf den oberen Polen beider Nieren und sind paarig angelegte Hormondrüsen. Eine Nebenniere ist ca. 5 cm lang, 3 cm breit und wiegt zwischen 5 und 15 g. Ihre Nebennieren beinhalten zwei endokrine Drüsen: In der Nebennierenrinde werden Steroidhormone (Mineralocorticoide, Glukocorticoide, Geschlechtshormone) gebildet, im Nebennierenmark Noradrenalin und Adrenalin.

- **Steroidhormone** (Testosteron, Östrogene, Gestagene, Aldosteron und Cortisol) spielen eine wichtige Rolle bei der hormonellen Steuerung und der Zellmembranbildung.
- **Mineralocorticoide** (z. B. Aldosteron und Deoxycorticosteron) beeinflussen den Elektrolythaushalt. Sie werden wie alle Steroidhormone aus Cholesterin gebildet.
- **Glucocorticoide** gehören ebenfalls zu den Steroidhormonen und beeinflussen den Zuckerstoffwechsel.
- **Geschlechtshormone** sind Steroidhormone, die wichtig für die Fortpflanzung und die Ausbildung der Geschlechtsmerkmale sind. Die weiblichen sind Östrogene (Follikelhormone) und Gestagene (Gelbkörperhormone). Die männlichen nennt man Androgene.
- **Noradrenalin** ist ein Neurotransmitter, der den Sympathikus aktiviert, wirkt aber auch als Hormon, indem es die Blutgefäße verengt, die Herzkranzgefäße weitet, den Blutdruck steigert und die Herzfrequenz senkt.
- **Adrenalin** steigert den Gefäßtonus, erhöht den Blutdruck und die Herzfrequenz. Es hilft beim Abbau von Glycogen, Fettgewebe und Triglyceriden.

KÖRPERLICHER Aspekt der Nebennieren

Ihre Nebennieren sorgen vor allem für Energie in Stresssituationen. Durch die Hormone, die sie bilden, sind Sie in bedrohlichen Situationen in der Lage, schnell und effektiv zu reagieren. Dadurch sorgen die Nebennieren für Ihren Schutz, für Ihr Überleben. Wenn es darauf ankommt, reagieren sie blitzschnell, indem sie für eine optimale Blutverteilung im Körper sorgen, den Zuckerstoffwechsel regulieren, sodass das Gehirn besser versorgt ist, und den Wasserhaushalt zugunsten des Kreislaufs steuern. Allerdings reagieren die Nebennieren auf starken Stress genauso wie auf eine Lebensgefahr. Wenn Sie nicht gestresst sind, unterstützen die Nebennieren die Geschlechtshormone und damit Ihre Fortpflanzung und den Fortbestand der Art.

Sind Sie in gefährlichen Situationen reaktionsschnell und machen instinktiv das Richtige? Fühlen Sie sich als vollwertige Frau bzw. als vollwertiger Mann? Können Sie mit Stress gut umgehen und sind belastbar?

GEISTIGER Aspekt der Nebennieren

Regulieren Sie Ihre Gedanken, indem Sie sich den Lebensumständen anpassen. Lassen Sie bei Stress gedanklich los, und geben Sie dem ruhenden Gedankenpol den Vortritt. Wenn Ihr Leben zu »langweilig« ist, dann sorgen Sie für gedankliche Abwechslung – bringen Sie Spannung in Ihre geistige Welt. Dies können Sie tun, indem Sie Ihren Träumen mehr Freiraum geben. Vielleicht denken Sie auch einmal in ganz fremden, irrealen Dimensionen. Gleichen Sie auf jeden Fall Ihr Leben geistig aus, indem Sie Ihrem Inneren mehr Gewicht geben. Wenn Sie als Mann bisher sehr männliche Einstellungen hatten, dann geben Sie weiblichen Eigenschaften und Denkweisen mehr Raum, beispielsweise durch das Zulassen und Zeigen von Gefühlen. Wenn Sie als Frau bisher sehr weibliche Einstellungen hatten, integrieren Sie die männlichen Anteile in Ihr Leben, beispielsweise durch Stärke, Grenzsetzung oder Durchsetzungsvermögen.

SEELISCHER Aspekt der Nebennieren

Sehen Sie Ihr Leben nicht nur als Belastung und Stresssituation an. Jedes Leben birgt Herausforderungen, Aufgaben und Anforderungen, sonst könnten wir seelisch nicht wachsen. Doch in jedem Leben gibt es auch schöne Begebenheiten. Sie müssen lernen, dem Lebensfluss zu vertrauen. Immer, wenn Sie das Gefühl haben, Sie bewegen sich auf der Stelle und kommen nicht vorwärts, dann geben Sie Ihren inneren Kampf auf. Überlassen Sie Ihrer Seele die Führung, und Sie werden sehen, dass sie Sie in die richtige Richtung führt. Vielleicht dauert es eine Weile, und Sie müssen sich in Geduld üben. Doch solange Sie sich nicht selbst aufgeben, können Sie niemals scheitern. Glauben Sie daran, dass alles richtig ist und nichts in Ihrem Leben zu schwer ist. Vertrauen Sie der Kraft und Stärke, die in jedem Menschen steckt – wissen Sie, dass Sie eine ewig lebende Seele sind, die alle Herausforderungen meistern kann.

› **Chakra:** 2., Milz-, Sakral- oder Svadhisthana-Chakra, Farbe: Orange, Themen: Sexualität, Fortpflanzung, Arterhaltung, Sinnlichkeit, schöpferische Lebensenergie, Kreativität, Fluss der Lebensenergie, Lebensfreude; 1., Wurzel- oder Muladhara-Chakra, Farbe: Rot, Themen: Überleben, Sicherheit, Urvertrauen, Erdung, Selbsterhaltung, Lebenswille, Stabilität

› **Meridiane:** Blasenmeridian, Nierenmeridian, Gallenblasenmeridian, Gefäß der breiten Bahn/Chong Mai

Nebennierenschwäche/Nebenniereninsuffizienz/Adrenal Fatigue

(Mangel an den Nebennierenhormonen Cortisol, Adrenalin und Noradrenalin)

GEISTIGE Kohärenz: Diskussionen machen Ihnen zu schaffen und kosten Sie viel Kraft. Werden Sie sich bewusst, dass Sie es niemals allen recht machen können, doch stehen Sie immer für sich selbst ein. Nehmen Sie Kritik nur an, wenn sie wirklich berechtigt ist. Wenn nicht, dann lassen Sie sie an sich abprallen, und erkennen Sie Ihren Wert.

SEELISCHE Kohärenz: Stress macht Ihnen stark zu schaffen, weil Sie das Gefühl haben, alles sei schwer. Machen Sie sich bewusst, dass Sie nicht alles auf einmal zu schaffen brauchen. Üben Sie sich in Geduld, geben Sie Ihren Perfektionismus auf, und achten Sie auf Ihr Ruhebedürfnis. Nehmen Sie sich pro Tag nur zwei Aufgaben vor, dann fällt es Ihnen leichter.

Nebennierenüberfunktion/Cushing-Syndrom

(Überschuss an Nebennierenhormonen)

GEISTIGE Kohärenz: Sie sind sehr impulsiv, gehen schnell die Wand hoch und sind leicht reizbar. Achten Sie darauf, ruhiger zu werden, denn andere sind Ihr Pensum und Ihren Anspruch nicht gewohnt. Wenn Sie fehlerlos arbeiten wollen, bedeutet das nicht, dass andere keine Fehler machen dürfen.

SEELISCHE Kohärenz: Sie gönnen sich zu wenig Ruhe und stehen permanent unter Strom. Sie brauchen sich selbst nicht zu beweisen, dass Sie Kraft und Ausdauer besitzen und alles schaffen. Kommen Sie zur Ruhe, und setzen Sie sich nicht selbst unter Druck. Auch wenn Sie nur die Hälfte tun, ist es mehr als genug.

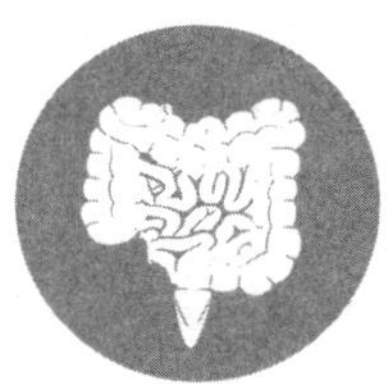

DER DARM: Versorger und Verwandler

Der Darm ist beim erwachsenen Menschen etwa 8 Meter lang, nur wenige Zentimeter breit und liegt sehr verschlungen im Bauchraum. Direkt an den Magen schließt sich der Dünndarm an, der aus drei Bereichen besteht: Zwölffingerdarm, der den Nahrungsbrei aufnimmt und für die eigentliche Verdauung zuständig ist, Leerdarm und Krummdarm, der in den Dickdarm übergeht. In diesem Abschnitt werden wichtige Nährstoffe von der Darmwand aufgenommen und ins Blut abgegeben. Im Bereich des Krummdarms liegt auch der Blinddarm, der sich entzünden kann und dann herausoperiert werden muss. Die unverdauten Nahrungsreste wandern weiter in den Dickdarm, der 1,5–1,8 Meter lang ist. Hier wird dem Speisebrei das Wasser mit den Elektrolyten entzogen. Die unverdaulichen Nahrungsbestandteile (z. B. Ballaststoffe) werden durch spezielle Darmbakterien abgebaut und in Fäulnis- und Gärungsprozessen zersetzt. Dabei entstehen kurze Fettsäuren, die von der Darmschleimhaut aufgenommen werden können und als Energielieferant dienen. Im Dickdarm verbleibt der Nahrungsbrei mit 48–72 Stunden die längste Zeit. Der letzte Abschnitt des Darms ist der Mastdarm, in dem der Stuhlgang vor der Ausscheidung gesammelt wird.

In Ihrem Darm leben Billionen von Mikroorganismen, vor allem Bakterien, die gemeinsam die Darmflora bilden.

Es existieren etwa 500 verschiedene Bakterien- und Pilzarten im Darm. Die Darmflora ist wichtig für Ihr Immunsystem. Auch durch die Nahrung gelangen täglich Krankheitserreger in unseren Körper, die durch die Mikroorganismen unschädlich gemacht werden. Dieser Prozess findet in der Darmschleimhaut statt, in der mehr als 70 Prozent der Abwehrzellen Ihres Immunsystems sitzen.

Unser Darm steht in engem Kontakt zu unserem Gehirn, denn Millionen von Nervenzellen senden ihre Signale an den Kopf und schlagen bei Unverträglichkeiten und Giftstoffen Alarm. Der Darm ist das größte Organ des Menschen, denn durch die blattförmigen Erhebungen im Inneren der gewundenen Schlingen, die sogenannten Darmzotten, ergibt sich eine um ein Vielfaches größere Oberfläche als die der Haut.

Die Darmoberfläche beträgt 400–500 Quadratmeter.

Der Darm ist empfindlich gegenüber Stress, Umweltreizen und falscher Ernährung. Bei Transportstörungen treten Blähungen, Verstopfung oder Durchfall auf.

KÖRPERLICHER Aspekt des Darms

Der Darm ist Ihr sensibelstes Organ und reagiert auf die kleinste Störung sehr heftig. Die Darmflora ist wie ein kleines Universum voll verschiedenster Lebewesen mit unterschiedlichen Bedürfnissen. Im Darm wird ununterbrochen gearbeitet, aufgespalten, zerlegt, entnommen, weitergeleitet, vermischt und gewartet. Es geht zu wie auf einer riesigen Baustelle, die niemals richtig Pause hat und komplett zur Ruhe kommt. Ihr Darm steuert den Großteil der Stoffwechselvorgänge in Ihrem Körper. Er produziert täglich lebenswichtige Enzyme und Aminosäuren und ebnet den Weg für viele Vitalstoffe. Alles, was uns schadet, versucht er, zu neutralisieren und auszuscheiden. Daher ist es wichtig, möglichst gesunde, frische und unbehandelte Nahrungsmittel zu sich zu nehmen. Denn jeder künstliche Farbstoff, jedes Konservierungsmittel, jeder Emulgator, jedes Allergen, jeder Giftstoff reizt unseren Darm und muss durch gesunde Darmbakterien abgewehrt werden. Das kostet unseren Organismus Kraft und Energie.

GEISTIGER Aspekt des Darms

Wir bekommen jeden Tag eine Unmenge von Informationen präsentiert. Wichtig ist, zu unterscheiden, welches Wissen uns dient und welches uns belastet. Wir müssen alles, was auf uns einprasselt, filtern, um uns nicht zu überlasten. Kommt es zu schädlichen Angriffen, ist es sinnvoll, nicht alles an uns heranzulassen. Lernen Sie, Nein zu sagen, sorgen Sie für gesunde Gedanken, und überlasten Sie sich nicht mit krank machenden Sorgen. Neutralisieren Sie Ängste und Bedenken durch frische Ideen in kleinen Gedankenportionen. Schalten Sie Ihren Kopf auch immer wieder einmal aus, denn in der Ruhe liegt Ihre Kraft.

SEELISCHER Aspekt des Darms

Viele seelische Probleme spiegeln sich in der Darmgesundheit wider. Bauchschmerzen, Verstopfung oder Durchfall weisen darauf hin, dass Sie alte Situationen und Herausforderungen loslassen sollten, aber auch aktuelle Schwierigkeiten im Leben annehmen. Lernen Sie, alles, was geschehen ist, vollständig zu verarbeiten, indem Sie die Geschehnisse in seine Einzelheiten zerlegen, um alles genau zu verstehen. Nur so gelingt es Ihnen, daran zu wachsen, aus Vergangenem zu lernen und einen Schritt weiterzugehen. Alles, was Sie verarbeitet haben und als Teil Ihres Lebens annehmen, schenkt Ihnen Kraft und Stärke auf Ihrem weiteren Weg. In allem steckt etwas, was Sie aufbaut, verändert, formt und weiterbringt. Dafür müssen Sie sich aber die Zeit nehmen, alles zu verarbeiten. Das gelingt nicht im aktuellen Geschehen, sondern erst im Nachhinein. Doch dann werden Sie den Sinn dahinter verstehen. Schenken Sie sich die Zeit, die es braucht, aber kümmern Sie sich auch um die Verarbeitung, denn Verdrängung sorgt für anhaltende Probleme.

› **Chakra:** 3., Solarplexus-, Nabel-, Sonnen- oder Manipura-Chakra, Farbe: verschiedene Rottöne bis Gelb, Themen: Selbstvertrauen, Selbstkontrolle, Durchsetzungskraft, Entwicklung des Ich, Willenskraft, Persönlichkeit, Macht, Gefühle, Sensibilität

› **Meridiane:** Lungenmeridian, Dickdarmmeridian, Magenmeridian, Milz-Pankreas-Meridian, Herzmeridian, Dünndarmmeridian, Perikardmeridian/Kreislaufmeridian, Dreifacher-Erwärmer-Meridian/Sanjiao-Meridian, Gallenblasenmeridian, Lenkergefäß/Du Mai, Konzeptionsgefäß/Ren Mai, Milzmeridian

Reizdarm-Syndrom

(»nervöser« Darm, wiederkehrende krampfartige oder stechende Bauchschmerzen, Völlegefühl, Blähungen mit Durchfall oder Verstopfung)

GEISTIGE Kohärenz: Sprechen Sie mit anderen Menschen über Dinge, die Sie beschäftigen, und machen Sie nicht alles mit sich selbst aus. Ein Außenstehender kann Ihnen vielleicht eine Möglichkeit aufzeigen, besser mit Ihrer Situation umzugehen, die Sie selbst im Moment nicht erkennen können.

SEELISCHE Kohärenz: Sie haben Probleme mit dem Aufarbeiten von Ereignissen. Zwar nehmen Sie die Geschehnisse auf, doch liegen sie Ihnen schwer im Bauch. Geben Sie sich selbst Zeit, alles zu begreifen. Gehen Sie die großen Herausforderungen Ihrer Vergangenheit gedanklich durch, und versuchen Sie, deren Notwendigkeit zu verstehen. Sträuben Sie sich nicht dagegen, sondern suchen Sie die positiven Veränderungen, die sich daraus ergeben haben oder noch ergeben könnten.

Colitis ulcerosa

(in Schüben verlaufende chronische Entzündung der Dickdarmschleimhaut mit Geschwüren und Blut im Stuhl)

GEISTIGE Kohärenz: Geben Sie Ihr Inneres nicht für andere auf. Verbiegen Sie sich nicht, sondern achten Sie sich selbst, indem Sie ansprechen, wenn Ihnen etwas missfällt. Stehen Sie zu dem, was in Ihnen ist, und setzen Sie Grenzen.

SEELISCHE Kohärenz: Sie verausgaben sich für andere und gehen dabei immer wieder über Ihre eigenen Grenzen hinaus. Opfern Sie sich nicht auf, sondern üben Sie sich in Selbstachtung. Seien Sie eigenständig, und klammern Sie sich nicht an andere, z. B. Ihren Partner, Ihre Partnerin oder Ihre Mutter, Ihren Vater.

Morbus Crohn

(chronisch-granulomatöse Entzündung, meist vom unteren Dünndarm und Dickdarm, mit Schmerzen und Durchfall)

GEISTIGE Kohärenz: Sprechen Sie Ihre unbewussten Ängste aus. Reden Sie darüber mit anderen, und holen Sie sie dadurch aus dem Schattendasein heraus. Lernen Sie, Unsicherheiten zu verarbeiten, indem Sie neue Wege finden, die Ihnen Stabilität geben.

SEELISCHE Kohärenz: Bisher sind Sie stark von Angst bestimmt. Ergründen Sie die Ursache Ihrer Ängste, und lösen Sie diese ganz auf. Geben Sie sich selbst mehr Sicherheit im Leben, und schaffen Sie ab, was Sie aus Ihrer Ruhe, Ihrer Mitte drängt. Arbeiten Sie an Ihrer Selbstsicherheit.

Divertikulitis

(Bildung von Ausstülpungen in der Darmwand, Schwäche des Bindegewebes, Entzündungen im absteigenden Dickdarm)

GEISTIGE Kohärenz: Sie halten stark an alten Ansichten fest und brauchen lang, um Neues anzunehmen. Geben Sie Ihre Sturheit auf, seien Sie offen für Neues. Gehen Sie bewusst einen anderen Weg als bisher, und befreien Sie sich dadurch.

SEELISCHE Kohärenz: Sie horten gern Dinge und tun sich mit dem Loslassen schwer. Geben Sie Ihr Sicherheitsbedürfnis auf, und erkennen Sie, dass Geld und Materie fließen müssen. Verlieren Sie Ihre Angst, nicht genug zu haben. Sie finden den Überfluss in sich selbst.

DIE MÄNNLICHEN GESCHLECHTSORGANE:
Manneskraft und Fluss des Lebens

Es wird zwischen den äußeren und den inneren Geschlechtsorganen unterschieden. Zu den äußeren zählen der Penis, der den Samen durch die Vagina transportiert, und der Hodensack (Skrotum), in dem der Hoden (Testis) liegt, der die Samenzellen (Spermien) produziert, und die Nebenhoden (Epididymis). Hoden, Nebenhoden, Samenleiter, Prostata, Bläschendrüsen und die Cowper-Drüsen bilden die inneren männlichen Geschlechtsorgane.

Der **Penis** besteht aus Schaft und Eichel (Glans penis), seine Haut ist im nicht erregten Zustand sehr dehnbar und elastisch. Bei nicht beschnittenen Männern ragt die Vorhaut über die Eichel und schützt diese. Bei sexueller Erregung zieht sich die Haut zurück und gibt die empfindliche Eichel frei. Die Eichel ist an der Unterseite durch ein dünnes Gewebsbändchen, das Frenulum, mit der Vorhaut verbunden. Im Frenulum liegen mehrere Talgdrüsen, deren Sekret sich mit Bakterien, abgestorbenen Hautzellen, Urin- und Spermaresten vermischt und das sogenannte Smegma bildet. Dieses kann sich zwischen Vorhaut und Eichel ansammeln und riechen, wenn es nicht regelmäßig entfernt wird. Im Penisschaft gibt es drei Schwellkörper, die beiden nebeneinander liegenden Penisschwellkörper an der Oberseite und den Harnröhrenschwellkörper an der Unterseite. Sie enthalten Blutkavernen, die sich bei einer Erektion mit Blut füllen. Im erschlafften Zustand sind die Penisarterien verengt, und die Blutzufuhr zu den Schwellkörpern ist minimal. Kommt es zur sexuellen Erregung, werden die Blutkavernen über große Arterien rasch mit Blut gefüllt, die Muskulatur zwischen den Blutkavernen zieht sich zusammen, und der Penis wird steif.

Im erschlafften Zustand misst der Penis im Durchschnitt 7–10 Zentimeter Länge, bei der Erektion wächst er auf 13–18 Zentimeter an. Die Penisbreite liegt im europäischen Durchschnitt zwischen 3 und 4,5 Zentimetern. Ist der Penis im erschlafften Zustand eher groß, nimmt er in der Regel durch die Erektion weniger an Länge und Breite zu.

Die beiden **Hoden** liegen links und rechts im Hodensack, zusammen mit dem jeweiligen **Nebenhoden.** Beim erwachsenen Mann sind sie etwa 4 Zentimeter lang und wiegen mit Nebenhoden zwischen 20 und 30 g. Bei den meisten Männern hängt der linke Hoden etwas tiefer als der rechte. Geschützt werden die Hoden durch eine derbe, nicht dehnbare Hülle aus Bindegewebe, da in den Hoden, im Keimepithel der Samenkanälchen, die Spermien bzw. Samenzellen gebildet werden, um dann in die Nebenhoden transportiert zu werden. Die Hodenkanälchen sind vielfach gewunden, sodass eine enorme Vergrößerung der Hodenoberfläche erreicht wird.

Die Gesamtlänge der Hodenkanälchen liegt bei 300–350 Metern. Jede Stunde machen sich 3–4 Millionen Spermien auf den Weg zum Nebenhoden, das sind ca. 1000 Spermien pro Sekunde.

Die Hoden bilden jedoch nicht nur die Spermien, sondern auch die männlichen Sexualhormone wie Testosteron in den sogenannten Leydig-Zwischenzellen, die im Bindegewebe um die Hodenkanälchen liegen.

Die **Spermien** sind die Keimzellen des Mannes, die in den Hodenkanälchen gebildet und dann zur Reifung im Nebenhoden gespeichert werden.

Bis aus einer Urkeimzelle ein reifes Spermium entstanden ist, vergehen etwa drei Monate.

Ein Spermium besteht aus drei Teilen: Kopf, Hals und Schwanz. Im Kopf des Spermiums ist das Erbgut in Form des einfachen Chromosomensatzes der DNA enthalten. Bei der Befruchtung einer Eizelle trifft es auf den einfachen Chromosomensatz der Frau, und beide bilden gemeinsam den kompletten Chromosomensatz eines neuen Menschen. Der Schwanzteil des Spermiums kann peitschenartige Bewegungen machen und dient der Fortbewegung des Spermiums.

Ein Spermium ist etwa 60 µm lang, das sind 0,06 mm.

Sperma ist die Flüssigkeit, die während des Samenergusses (Ejakulation) abgegeben wird. Sie ist weißlich-grau, klebrig und hat einen relativ starken Geruch. Bei einer Ejakulation gibt der Mann etwa 2–6 ml Sperma ab. Darin befinden sich normalerweise 40–120 Millionen Spermien. Bei häufigen Samenergüssen sinkt die Spermienzahl. Befinden sich weniger als 20 Millionen Spermien in einem Milliliter Ejakulat, spricht man von einer Oligospermie, kommen überhaupt keine Spermien darin vor, wird dies als Azoospermie bezeichnet.

Doch nur 3–5 Prozent des Ejakulats sind Spermien. Weitere Bestandteile sind Sekrete aus den Bläschendrüsen (60–70 Prozent), Sekrete der Prostata (15–30 Prozent) und etwas Nebenhodensekret. Der pH-Wert des Spermas liegt zwischen 7,2 und 7,8, ist also leicht alkalisch. Dies schützt die Spermien vor dem sauren Milieu der weiblichen Vagina und steigert ihre Beweglichkeit.

Während der Ejakulation wird das Sperma mit einer Geschwindigkeit von etwa 17 Kilometern pro Stunde abgegeben. Danach machen sich die Spermien mit etwa 3–4 mm pro Minute auf den Weg in Richtung Eizelle. Nur etwa 1 Prozent der Spermien schafft es bis in die Gebärmutter der Frau, allerdings nur an deren fruchtbaren Tagen, wenn der Gebärmutterhals nicht durch einen Pfropf verschlossen ist. Bis zum Ende der Eileiter gelangen nur ein paar Hundert Spermien. Für diese Strecke benötigen sie 1–3 Stunden, manchmal auch einige Tage.

Die **Prostata** (Vorsteherdrüse) ist etwa kastaniengroß und liegt im männlichen Becken unterhalb der Harnblase. Sie umschließt die Harnröhre, in die hier ebenfalls die Samenleiter münden. Die Hauptaufgabe der Prostata besteht in der Bildung des Sekrets, das dem Ejakulat beigemischt wird. Es enthält Spermin, das die Erbinformation schützt und dem Sperma den typischen Geruch verleiht. Die Prostatamuskulatur verschließt beim Wasserlassen zusammen mit der Blasenmuskulatur die Samenwege und Drüsengänge, um diese vor Urin zu schützen. Beim Samenerguss verschließt sie die Blase, sodass die Samenflüssigkeit nur nach außen fließen kann. Die Prostata ist ebenfalls am Hormonstoffwechsel beteiligt, denn sie wandelt das männliche Geschlechtshormon Testosteron in seine biologisch aktivste Form, das Dihydrotestosteron (DHT), um.

KÖRPERLICHER Aspekt des Penis

Der Penis dient in erster Linie der Ausscheidung, dem Loslassen. Er ist der Kanal für den Urin, aber auch für den Samen, der dem Erhalt des Lebens dient. Im Penis vereinen sich Weichheit und Stärke, da er sich der jeweiligen Aufgabe anpasst. Er staut das Blut in sich und öffnet und schließt die notwendigen Schleusen. An der Eichel befindet sich einer der sensibelsten Bereiche des Mannes, in dem sehr viele Nervenenden liegen.

GEISTIGER Aspekt des Penis

Arbeiten Sie an Ihrem Auftreten vor anderen Menschen. Strahlen Sie Selbstsicherheit aus, indem Sie sich anderen groß und fest präsentieren. Doch stellen Sie sich dabei nicht über sie, sondern begegnen Sie ihnen auf Augenhöhe. Sprechen Sie ruhig und bestimmt. Wenn Sie mit jemandem sprechen, der sehr unsicher wirkt, dann passen Sie sich an und reden Sie sensibler. Sprechen Sie mit jemandem, der Sie bevormunden will, dann werden Sie bestimmend und demonstrieren Sie

Stärke in Ihrer Stimme. Reagieren Sie möglichst spontan, aus dem Bauch heraus, und bleiben Sie emotional bei sich.

SEELISCHER Aspekt des Penis

Der Penis symbolisiert vor allem Männlichkeit und die Fähigkeit, im Leben zu stehen. Er zeigt, wie spontan Sie auf eine Veränderung reagieren können. Es gilt in manchen Situationen, Stärke zu zeigen, aber Sie dürfen auch weich und anschmiegsam sein. Leben Sie auch als Mann beides. Wenn Sie in Ihrem Alltag ständig Ihre Macht ausspielen, statt sensibel auf andere Menschen zu reagieren, kann es passieren, dass Ihnen die Macht über Ihr sexuelles Organ entgleitet. Dann ist es wichtig, sensibler zu werden, um in die Balance zurückzukommen.

KÖRPERLICHER Aspekt der Hoden und Nebenhoden

Wie eine Hochleistungsfabrik arbeiten die Hoden rund um die Uhr an der Produktion von Samenzellen. Im Nebenhoden befindet sich das Lager zum Reifen und zur Qualitätsverbesserung. Es ist eine enorme Aufgabe, die auf sehr engem Raum vollzogen wird, um jederzeit für Nachwuchs sorgen zu können. Auch die männlichen Hormone werden in diesem Körperteil gebildet und fördern daher die Männlichkeit. Obwohl Hoden und Nebenhoden so aktiv sind, handelt es sich um den sensibelsten Körperbereich des Mannes.

GEISTIGER Aspekt der Hoden und Nebenhoden

Bringen Sie mehr Sensibilität in Ihre Sprache. Seien Sie nicht so hart zu sich selbst und zu anderen. Manches braucht einfach seine Zeit, und auch Sie dürfen sich Zeit lassen. Seien Sie geduldig, damit die Gedanken in Ihrem Kopf in Ruhe reifen können. Spontane Ideen sind etwas Gutes, doch nicht jede bringt Sie weiter. Überlegen Sie sich daher im Vorfeld, welche Idee wirklich ausgereift und welche nur ein Hirngespinst ist. Geben Sie Ihr Wissen auch an andere weiter, das sorgt für Beständigkeit.

SEELISCHER Aspekt der Hoden und Nebenhoden

Hoden und Nebenhoden vereinen das Yin und das Yang des Mannes. Kein anderes Organ ist so empfindlich und sensibel und gleichzeitig so männlich, kraftstrotzend und beständig. Yang, das aktive, Impuls gebende Prinzip findet sich in den Hoden. Es steht für Sonne, Tag, Licht und Bewegung. Es symbolisiert das Aktive, das Leben. Yin verkörpert die passive, nach innen gerichtete Energie und gilt als weiblich. Es findet sich in den Nebenhoden und steht für die Nacht, für Dunkelheit und Stille, das Passive. Beide Prinzipien zusammen bilden eine Einheit und ergänzen sich. Die beiden Organe tragen gemeinsam das Leben in sich. Sie symbolisieren die Lebenslust, aber auch die Lebensreife des Mannes.

KÖRPERLICHER Aspekt der Prostata

Ihre Prostata sorgt für Schutz und Kontrolle beim Ausscheiden und in der Sexualität. Sie übernimmt die Führung, sodass Sie sich auf anderes konzentrieren können. In der Sexualität sorgt sie für den raschen Fluss Ihrer Spermien zum Zielorgan und schützt diese vor Angriffen, indem sie das richtige Milieu erschafft. Insgesamt ist die Hauptaufgabe Ihrer Prostata der Schutz vor Angriffen Ihrer Körperlichkeit durch körpereigene Substanzen.

GEISTIGER Aspekt der Prostata

Kontrollieren Sie, was Ihnen täglich an Gedanken durch den Kopf geht. Beobachten Sie die Art Ihrer täglichen Gedanken: Bauen sie Sie auf, oder drücken sie Sie nieder? Lassen Sie nicht alle negativen Gedanken an sich heran. Sie müssen nicht jedes Problem lösen, sondern nur Ihre eigenen. Sorgen Sie sich weniger, haben Sie Vertrauen in sich und Ihr Leben. Üben Sie sich im flüssigen Reden, indem Sie mehrere Sätze hintereinander sprechen. Seien Sie weniger kurz angebunden bei Gesprächen persönlicher Natur oder bei Telefonaten.

SEELISCHER Aspekt der Prostata

Die Prostata steht für Ihre Selbstachtung, für das Vertrauen in die eigene Männlichkeit und Sexualität. Reflektieren Sie Ihre Vergangenheit, und suchen Sie nach Ereignissen, in denen Sie Ihrer Meinung nach falsch gehandelt haben. Es ist wichtig, sich dieser Ereignisse bewusst zu werden und sie in eine Heilung zu bringen, um die Selbstachtung, das Verständnis für sich selbst, aufzubauen. Fehler in der Vergangenheit sind nicht das Problem, das Sie haben, sondern das Ignorieren und Verdrängen derselben. Vergeben Sie sich selbst, um den Fluss des Lebens wieder zu spüren. Erkennen Sie die Vitalität und Lebensfreude, die Sie permanent begleiten und von denen Sie sich selbst abgeschnitten hatten. Vertrauen Sie sich selbst, verarbeiten Sie die schmerzhaften Erlebnisse der Vergangenheit, und lassen Sie sie los, um sich dem Leben und Ihrer Sexualität wieder hingeben zu können. Wenn Sie erkennen, dass Sie ein Mensch mit Schwächen und Stärken sind, der einmal etwas falsch macht und dann wieder etwas richtig, dann werden Sie im Fluss Ihres Lebens beständig sein.

› **Chakra:** 2., Milz-, Sakral- oder Svadhisthana-Chakra, Farbe: Orange, Themen: Sexualität, Fortpflanzung, Arterhaltung, Sinnlichkeit, schöpferische Lebensenergie, Kreativität, Fluss der Lebensenergie, Lebensfreude

› **Meridiane:** Dickdarmmeridian, Magenmeridian, Milz-Pankreas-Meridian, Blasenmeridian, Nierenmeridian, Gallenblasenmeridian, Lebermeridian, Lenkergefäß/Du Mai, Konzeptionsgefäß/Ren Mai, Gefäß der breiten Bahn/Chong Mai

Erektile Dysfunktion/Erektionsstörung

(Unfähigkeit, eine für den Geschlechtsverkehr ausreichende Steife des männlichen Glieds zu erlangen)

GEISTIGE Kohärenz: Sie lassen sich leicht ablenken, das Konzentrieren auf das Hier und Jetzt gelingt Ihnen schlecht. Verdrängen Sie unterbewusste Probleme nicht, sondern lernen Sie, diese gleich zu lösen, sonst nehmen Sie sie gedanklich mit.

SEELISCHE Kohärenz: Alles, was Sie beruflich und familiär leisten, ist gut. Erkennen Sie Ihren Wert als Mann sich selbst gegenüber an. Verlieren Sie die Angst, nicht mehr jung genug, gut genug oder unbesiegbar zu sein. Sie sind ein wunderbarer Mann, der zu seinen inneren Gefühlen stehen darf und sich selbst nicht unter Druck zu setzen braucht. Loslassen und präsent sein ist die Lösung des Problems.

Prostataentzündung/chronische Prostatitis

(chronische Entzündung der Vorsteherdrüse)

GEISTIGE Kohärenz: Sie halten sich in Gesprächen gern zurück, da Sie es nicht gelernt haben, viele Worte zu machen. Doch unbewusst wollen die Worte hinaus. Sprechen Sie mehr über das, was Sie bewegt, was Ihnen durch den Kopf geht. Reden Sie über Ihre Gefühle und Bedürfnisse – lernen Sie, über sich zu sprechen.

SEELISCHE Kohärenz: Söhnen Sie sich mit Ihrer Vergangenheit aus. Lassen Sie den unterdrückten Schmerz in Ihr Bewusstsein dringen, und lösen Sie das alte Thema endlich auf. Gestehen Sie sich Ihre Fehler ein, und lernen Sie daraus, statt sie zu ignorieren. Geben Sie den falsch verstandenen Selbstschutz auf, denn Sie sind auch mit Fehlern liebenswert.

Prostatavergrößerung/Prostatahyperplasie/Prostataadenom/benignes Prostatasyndrom

(Vergrößerung der Vorsteherdrüse mit Schwächung des Harnstrahls und Nachträufeln)

GEISTIGE Kohärenz: Bringen Sie alles, was Sie beschäftigt, sofort an. Halten Sie sich nicht zurück, denn es arbeitet sonst weiter in Ihnen und kommt Stück für Stück eh heraus. Nun ist es Zeit, Ihren Gefühlen Raum zu geben, über sie zu sprechen und Dinge auszudiskutieren. Warten Sie nicht, bis Sie innerlich platzen.

SEELISCHE Kohärenz: In Ihnen hängen viele nicht geweinte Tränen fest. Werden Sie sich des Schmerzes bewusst, der immer größer wird, sodass er sich kaum noch ignorieren lässt. Lassen Sie endlich die Tränen fließen, denn auch Männer dürfen traurig sein. Jede Träne, die hinausfließen darf, bringt Sie wieder in den Lebensfluss zurück. Geben Sie allen Gefühlen in sich Raum.

Chronische Nebenhodenentzündung/ Epididymitis

(Entzündung der Nebenhoden, meist durch Aufsteigen einer Blasen- oder Prostataentzündung)

GEISTIGE Kohärenz: Lassen Sie Ihre Gedanken reifen, und gönnen Sie sich gedankliche Auszeiten. Setzen Sie sich nicht selbst unter Druck, sondern lassen Sie die Dinge geschehen, dann ordnet sich vieles von allein, was Sie zuvor verrückt gemacht hat.

SEELISCHE Kohärenz: Ihre innere Ruhe ist bisher zu kurz gekommen. Lernen Sie, nachgiebiger sich selbst gegenüber zu sein. Geben Sie den Schattenseiten mehr Kraft, erkennen Sie, dass das Dunkle, die Stille in Ihrem Leben ebenfalls wichtig sind. Achten Sie besonders auf Ihre inneren Bedürfnisse.

Vergrößerung der männlichen Brust/ Gynäkomastie

(zu große oder weilblich erscheinende Brust beim Mann)

GEISTIGE Kohärenz: Werden Sie im Gespräch männlicher, indem Sie weniger nachgiebig sind. Überlegen Sie sich, was Sie wollen, und handeln Sie danach. Geben Sie nicht immer nur nach.

SEELISCHE Kohärenz: Das Nährende in Ihrem Leben hat überhandgenommen. Versorgen Sie nicht alles und jeden, sondern leben Sie Ihren männlichen Pol. Schenken Sie sich selbst die Stärke und Kraft, die Sie benötigen, um Nein zu sagen und Ihre Grenzen hart zu verteidigen.

DIE WEIBLICHEN GESCHLECHTSORGANE: Fortpflanzung und Lebenslust

Zu den weiblichen Geschlechtsorganen gehören alle Organe der Frau, die der Fortpflanzung dienen. Auch sie lassen sich in äußere und innere Organe einteilen. Die äußeren werden unter dem Begriff Vulva (Scham) zusammengefasst, zu ihnen gehören der Venushügel, die großen und kleinen Schamlippen, der Scheidenvorhof und die Scheidenvorhofdrüsen sowie die Klitoris. Zu den inneren Geschlechtsorganen gehören die Vagina, die Gebärmutter (Uterus), die beiden Eileiter (Tuben) und Eierstöcke (Ovarien). Sie liegen alle im kleinen Becken. Auch die weibliche Brust gehört zu den sekundären weiblichen Geschlechtsmerkmalen.

Der **Venushügel,** auch Schamhügel oder Mons pubis genannt, und **die großen Schamlippen** (Labia majora) begrenzen die Vulva. In diesem Bereich wachsen die Schamhaare sowie Schweiß-, Duft- und Talgdrüsen. Die beiden großen Schamlippen sind mit Fettgewebe unterpolsterte Hautfalten, die als Schutz des Scheidenvorhofs dienen, sind aber auch Schwellgewebe – vergleichbar den Schwellkörpern des Mannes – und enthalten zahlreiche Nerven. Die beiden **kleinen Schamlippen** (Labia minora) verstecken sich unter den äußeren. Auch sie stellen Hautfalten dar, die sehr empfindlich sind, da sie ein dichtes Geflecht aus Nerven und Blutgefäßen enthalten.

Im vorderen Bereich des **Scheidenvorhofs** liegt knapp unter der Klitoris die Harnröhrenöffnung, im hinteren Bereich mündet die Scheide. Die Schamlippen liegen normalerweise aneinander, sodass vom Scheidenvorhof lediglich ein kleiner Spalt zu sehen ist. An der vorderen Umschlagfalte der kleinen Schamlippen befindet sich die **Klitoris** (Kitzler), die ebenfalls aus Schwellkörpergewebe gebildet ist. Sie ist besonders berührungsempfindlich, da sie sehr viele Nervenenden enthält. Die Klitoris ist viel größer als von außen sichtbar, sie reicht weit in die Scheide hinein und entspricht entwicklungsgeschichtlich dem Gewebe des männlichen Penis. In das untere Drittel des Scheidenvorhofs sind die Scheidenvorhofdrüsen, die Bartholin-Drüsen (Vestibular-Drüsen) eingebettet. Sie dienen der Befeuchtung des Scheidenvorhofs vor allem bei Erregung. Ihre Ausführungsgänge münden an der Innenseite und dem hinteren Drittel der kleinen Schamlippen.

Die **Vagina** (Scheide) ist 8–10 Zentimeter lang und 2–3 Zentimeter breit, von dünnwandiger Struktur aus dehnbaren Muskelfasern. Sie bildet die schlauchartige Verbindung der äußeren Geschlechtsorgane mit der Gebärmutter (Uterus). Gleichzeitig stellt sie den letzten Abschnitt des Geburtskanals dar und reicht bis zum Muttermund. Ihre Aufgabe ist die Aufnahme des Penis und der Samenzellen des Mannes beim Geschlechtsverkehr. Während der Regelblutung (Menstruation) fließt das Blut über die Vagina ab. Eine weitere wichtige Funktion ist das Abschirmen der inneren weiblichen Geschlechtsorgane gegen Bakterien, Viren und Pilze. Die meiste Zeit liegen Vorder- und Rückwand der Vagina eng aneinander und berühren sich. Während der Geburt und beim Geschlechtsverkehr dehnen sie sich. Die Scheide wird von Längs-, glatten und Ringmuskeln durchzogen, sodass sie sich zusammen mit dem Beckenboden stark zusammenziehen kann. Diese ausgeprägte Muskulatur dient während der Geburt dem Hinausdrücken des Kindes.

Vor dem ersten Geschlechtsverkehr liegt das Jungfernhäutchen (Hymen) als elastische Schleimhautfalte wie ein Saum vor dem Eingang der Vagina, etwa 1–2 Zentimeter hinter dem Scheideneingang. Bei den meisten Frauen reißt es beim ersten Geschlechtsverkehr ein, wodurch es in 50 Prozent der Fälle zu leichten Blutungen kommt. Die Schleimhaut der Vagina ist drüsenfrei und besteht aus mehrschichtigem Zellgewebe, das ein Sekret absondert, das die Scheide feucht hält. Bei Erregung sondert die Vagina wässrigen Schleim ab, der als natürliches Gleitmittel dient. Die Dicke der Schleimhaut ändert sich während des Menstruationszyklus zwischen 2 und 4 Millimetern und ist auch vom Alter abhängig. Am dünnsten und damit empfindlichsten ist die Schleimhaut vor der Geschlechtsreife und nach der Menopause. In der Vagina herrscht ein saures Milieu mit einem pH-Wert von 4–4,5, das vor bakteriellen Infektionen schützt. Bei einem zu hohen pH-Wert kommt es leicht zu Veränderungen des Ausflusses und bakterieller Besiedlung.

KÖRPERLICHER Aspekt der weiblichen Geschlechtsorgane

Die Scheide dient dem Aufnehmen des Penis und des männlichen Samens, aber auch dem Abgeben. Sie sorgt für Schutz vor Mikroorganismen und leitet das verbrauchte Menstruationsblut ab. Auch das Kind wandert bei der Geburt durch diesen Kanal.

GEISTIGER Aspekt der weiblichen Geschlechtsorgane

Öffnen Sie sich Menschen, die Ihnen das Gefühl geben, wichtig und wertvoll zu sein. Wachsen Sie an ihren heilsamen Worten, und glauben Sie daran. Schützen Sie sich aber vor verbalen Angriffen, indem Sie andere in ihre Schranken verweisen. Sagen Sie ganz klar und deutlich, wie mit Ihnen umzugehen ist. Achten Sie sich selbst, und demonstrieren Sie dies, indem Sie verbale Verletzungen ganz klar zurückweisen. Denn auch Sie dürfen sich und Ihr Innerstes schützen.

SEELISCHER Aspekt der weiblichen Geschlechtsorgane

Die weiblichen Geschlechtsorgane symbolisieren das Geheimnisvolle, Weibliche. Sie zeigen Ihnen, wie wichtig es ist, das Versteckte zu öffnen, um Genuss zu erfahren. Lernen Sie, sich hinzugeben, sich vertrauensvoll zu öffnen und nichts von sich zurückzuhalten, um alles zu bekommen, was Sie wollen. Doch erkennen Sie auch, wann es besser ist, sich zu verschließen, sich zu schützen und Ihre Unschuld zu bewahren. Sie brauchen nicht jede Erfahrung in Ihrem Leben zu machen. Erkennen Sie, was richtig für Sie ist, und verzichten Sie auf überflüssigen Schmerz. Wenn etwas bereits geschehen ist, dann nehmen Sie es an, denn dann ist es ein Teil Ihres Lebens und heilt nur, indem Sie es sein lassen.

Die **Gebärmutter** (Uterus) ist ein muskulöses, birnenförmiges Organ, das zwischen Blase und Mastdarm liegt. Bei der geschlechtsreifen Frau misst sie 7–9 Zentimeter und wiegt 50–60 Gramm. Während einer Schwangerschaft vervielfacht sich das Gewicht auf etwa 1000 Gramm. Die äußere Oberfläche ist von Bauchfell und Bindegewebe umgeben. Das untere, schmalere Drittel der Gebärmutter wird als Gebärmutterhals (Zervix) bezeichnet, die oberen zwei Drittel als Gebärmutterkörper (Corpus uteri). Der Gebärmutterhals reicht bis in die Vagina hinein und besitzt eine kleine Öffnung, den Muttermund, die an den unfruchtbaren Tagen mit einem Schleimpfropf verschlossen ist. An den oberen seitlichen Winkeln (Tubenwinkeln) des Gebärmutterkörpers münden die beiden Eileiter (Tuben). Die Gebärmutterwand besteht aus einer dicken Schicht glatter Muskulatur, die während der Schwangerschaft stark anwächst. Die innerste Schleimhautschicht wird als Endometrium bezeichnet und ist sehr drüsenreich. Kommt es zur Befruchtung einer Eizelle, nistet diese sich dort ein und wird durch die Drüsenabsonderung genährt, bis sich die mütterlichen Gefäße (Plazenta) aufgebaut haben. Kommt es in einem Zyklus zu keiner Befruchtung, wird die Gebärmutterschleimhaut abgestoßen und über die Regelblutung ausgeschieden. Dieser Ausscheidungsprozess wird durch Gebärmutterkontraktionen unterstützt, die manche Frauen als Regelschmerzen spüren. Bei der Geburt treiben diese Kontraktionen das reife Kind durch den geweiteten Gebärmutterhals hinaus zusammen mit dem Mutterkuchen (Plazenta) und den Eihäuten der Nachgeburt.

KÖRPERLICHER Aspekt der Gebärmutter

Ihre Gebärmutter bereitet sich monatlich darauf vor, Leben zu empfangen, zu nähren und zu tragen. Jeden Monat, den Sie nicht empfangen, entwickelt sie sich wieder zurück. Wie Mutter Erde baut sie auf und ab. Sie ebnet Ihnen die Möglichkeit des Mutterseins und lässt Sie Ihre Weiblichkeit spüren. Sie ist stark, muskulös und doch weich und dehnbar. Sie vereint die weibliche Kraft und die weibliche Anpassungsfähigkeit in sich, das Yin und das Yang.

GEISTIGER Aspekt der Gebärmutter

Seien Sie in Gesprächen offen, und haben Sie Vertrauen in sich selbst. Haben Sie keine Angst, Sie müssen nichts von sich verbergen. Lassen Sie alles hinaus, was in Ihnen steckt und darauf wartet, geboren zu werden. Lassen Sie die Veränderung in Ihrem Inneren geschehen, und zeigen Sie sie auch der Welt. Nehmen Sie Neues an, auch wenn es ungewohnt erscheinen mag. Sie werden sich daran gewöhnen. Öffnen Sie, was in Ihnen verborgen ist, und lassen Sie neues Wissen an sich heran. Werfen Sie Ihre Zurückhaltung, Ihre Schüchternheit ab, reifen Sie heran, und treten Sie bewusst in Erscheinung. Machen Sie sich groß, und reden Sie viel, zeigen Sie, was in Ihnen steckt und leben will.

SEELISCHER Aspekt der Gebärmutter

Ihre Gebärmutter symbolisiert den Zyklus des Lebens, das Kommen und das Gehen, den Beginn und das Ende. Sie demonstriert Ihnen, dass alles der Veränderung unterworfen ist, dass Sie sich für Neues öffnen sollten, das in Ihr Leben will. Sie tragen in jedem Augenblick das Leben in sich. Öffnen Sie sich dem, was Ihr Leben Ihnen bietet. Nehmen Sie es an, halten Sie es in Ihren Händen, und wenn der Augenblick des Loslassens gekommen ist, dann seien Sie auch dazu bereit. Haben Sie Vertrauen in alles, was ist. Spüren Sie Ihre innere Stärke, denn Sie werden behütet bis in alle Ewigkeit und seit Beginn der Zeit. Hüten Sie, was ist, wie einen Schatz, doch wissen Sie auch: Alles ist dem Zyklus der Veränderung unterworfen. Alles hat seine Zeit und geht vorbei.

Die **Eileiter** (Tubae uterinae) sind etwa bleistiftdicke und 10–18 Zentimeter lange Schläuche, die vom Eierstock zum Tubenwinkel der Gebärmutter verlaufen. Sie sind von einer Bauchfellfalte umgeben, die als Mutterband (Ligamentum latum uteri) von der Kante der Gebärmutter zur Wand des kleinen Beckens verläuft. Die Eileiter besitzen eine äußere Längs- und eine innere Ringmuskelschicht, um sich zusammenzuziehen. Im Inneren befindet sich eine Schleimhaut mit Flimmerepithel (kleine Härchen), die Richtung Gebärmutter gerichtet sind. Der erweiterte Tubenbereich lagert sich durch chemische Reize an die Stelle des Eierstocks, an der eine reife Eizelle springen möchte, an und fängt diese trichterförmig auf. Eine befruchtete Eizelle wandert innerhalb von 4–6 Tagen durch den Eileiter in die Gebärmutter. Bei einem Hindernis, z. B. durch Entzündungen oder Verwachsungen, kann es zu einer Eileiterschwangerschaft kommen. Wird das Ei vom Tubentrichter gar nicht erst aufgenommen, kann es zu einer Bauchhöhlenschwangerschaft kommen. In beiden Fällen muss die Schwangerschaft abgebrochen werden, da sie gefährlich für die Mutter ist.

Die **Eierstöcke** (Ovarien) liegen zu beiden Seiten der Gebärmutter und sind die weiblichen Keimdrüsen. Bei der geschlechtsreifen Frau hat ein Eierstock die Form und Größe einer Pflaume und wiegt zwischen 7 und 14 Gramm. Die Ovarien sind mit elastischen Bindegewebsbändern zwischen Gebärmutter und Beckenwand aufgehängt. In den Eierstöcken findet die Produktion der Eizellen sowie der weiblichen Geschlechtshormone (z. B. Östrogene) statt. Unterteilt werden die Eierstöcke in die bindegewebige Markschicht mit zahlreichen Blutgefäßen und die Rindenschicht, die die Eibläschen (Follikel) enthält.

Bei einem neugeborenen Mädchen enthalten beide Eierstöcke zusammen zwischen 1 und 2 Millionen Eibläschen (Primärfollikel).

Die meisten davon gehen im Laufe des Lebens kaputt. Nur etwa 300–500 Eibläschen werden zu reifen Eifollikeln ausgebildet und können wirklich befruchtet werden. Jeden Monat reifen ein oder zwei Eifollikel heran, die Estradiol enthalten. Erst, wenn der Follikel ca. 24 Millimeter groß ist, platzt er auf, und die Eizelle wird ausgestoßen und vom Tubentrichter aufgenommen (Eisprung). Der Eileiter befördert die Eizelle durch das Flimmerepithel weiter zur Gebärmutter. Das übriggebliebene randständige Follikelgewebe wird zum Gelbkörper (Corpus luteum) umgebaut, indem die Zellen einen leuchtend gelben Farbstoff einlagern. Dieser Gelbkörper bleibt etwa zwei Wochen erhalten und sondert Progesteron und Östrogene ab, die den vorzeitigen Abbau der Gebärmutterschleimhaut verhindern, bis sich die befruchtete Eizelle einnisten kann.

KÖRPERLICHER Aspekt der Eileiter und Eierstöcke

In den Eierstöcken liegt der Ursprung des Lebens. Wie in einem riesigen Warenlager warten hier unzählige Eifollikel darauf, reif zu werden und Monat für Monat auf das Förderband der Eileiter zu springen, um zur Gebärmutter zu gelangen. Es ist eine enorme Aufgabe, die auf sehr engem Raum vollzogen wird, um jederzeit für Nachwuchs sorgen zu können. Auch die weiblichen Hormone werden in diesem Körperteil gebildet und fördern daher die eigene Weiblichkeit.

GEISTIGER Aspekt der Eileiter und Eierstöcke

Manches braucht seine Zeit, und auch Sie dürfen sich und Ihrer inneren Stimme Zeit lassen. Seien Sie geduldig, damit die Gedanken in Ruhe reifen können. Spontane Ideen sind etwas Gutes, doch nicht jede bringt Sie weiter. Überlegen Sie sich daher im Vorfeld, welche Idee wirklich ausgereift ist und welche Fantasie bleiben sollte. Geben Sie Ihr Wissen auch an andere weiter, das sorgt für Beständigkeit.

SEELISCHER Aspekt der Eileiter und Eierstöcke

Eileiter und Eierstöcke bilden die Basis für neues Leben. Sie symbolisieren daher den Neuanfang, die Kreativität. Hier entsteht alles Neue, Ideen, Lebenswege, Aufgaben und Bereiche. Öffnen Sie sich allem Neuen, das in Ihrem Leben entsteht. Sträuben Sie sich nicht dagegen, sondern lassen Sie es in Ihrem Inneren reifen und sich entfalten. Gehen Sie Schritt für Schritt diesen Weg voran, und es werden sich Ihnen neue Welten öffnen. Halten Sie den Fluss des Lebens nicht auf, sondern folgen Sie ihm, wohin er Sie auch führt. Vertrauen Sie dem Neuanfang, schenken Sie ihm Kraft und Lebenslust.

Zeigen Sie Ihre Reife, indem Sie bereit sind, weiterzugehen und anzunehmen, was in Ihr Leben kommt. Fühlen Sie, wie schön und spannend das Leben ist.

Die **weibliche Brust** (Mamma) gehört zu den sekundären weiblichen Geschlechtsmerkmalen und bildet sich erst mit der Pubertät. Die Brüste bestehen aus je einer Brustdrüse (Glandula mammaria), aus Binde- und Fettgewebe. Stillt eine Frau nicht, macht das Fettgewebe 80 Prozent des Brustgewebes aus. Die Brust ist hormonellen Schwankungen unterworfen und verändert sich in Form und Größe im Verlauf des Menstruationszyklus, während Schwangerschaft und Stillzeit sowie in der Pubertät und in den Wechseljahren. Das Bindegewebe der Brust verliert oft mit dem Alter an Festigkeit. Die Brustdrüse liegt etwa auf Höhe der dritten bis siebten Rippe auf dem Brustmuskel und besteht aus 10–20 Einzeldrüsen. Jede dieser Einzeldrüsen besitzt einen Hauptausführungsgang, den sogenannten Hauptmilchgang (Ductus lactifer colligens), der in die Brustwarze (Mamille/Papilla mammaria) mündet. Kurz vor der Mündung erweitern sich die Milchgänge zu einem kleinen Milchsack (Sinus lactifer), der als Milchreservoir dient. Die einzelnen Milchdrüsen sind durch Bindegewebe und Fettgewebe voneinander getrennt und verzweigen sich baumartig in sogenannte Lappen (Lobi). Jeder Lappen ist in mehrere traubenförmig erscheinende Drüsenläppchen geteilt, in deren Bläschen (Alveolen) während der Stillzeit die Milch gebildet wird. Von vorn betrachtet laufen die Milchgänge strahlenförmig auf die Brustwarze zu. Diese ist vom Warzenhof (Areola mammae) umgeben, der von Frau zu Frau unterschiedlich groß und auch unterschiedlich stark pigmentiert ist. Während der Schwangerschaft nimmt die Farbintensität oft zu. Im Warzenhof liegen viele Schweiß- und Talgdrüsen, kleine Härchen sowie Muskeln und Nerven. Bei einer Reizung durch sexuelle Erregung, Berührung oder Kälte ziehen sich die Muskeln zusammen und richten die Brustwarze auf. Im Warzenhof liegen ringförmig angeordnete Knötchen, die Montgomery-Drüsen, die den Warzenhof befeuchten und beim Saugen des Babys dafür sorgen, dass die Lippen die Brustwarze luftdicht umschließen. Die Muttermilch ist von den Nährstoffen optimal auf die Bedürfnisse des Säuglings abgestimmt und enthält auch Antikörper, die wichtig für das Baby sind, bevor sein Immunsystem selbst Immunzellen bilden kann.

KÖRPERLICHER Aspekt der weiblichen Brust

Ihre Brüste zeigen Ihre Weiblichkeit und Ihre Weichheit. Sie sind eine Ihrer wichtigsten erogenen Zonen und helfen Ihnen, sexuelle Lust und Begierde zu empfinden. Aber sie dienen auch der Ernährung Ihrer Kinder, wenn sie Babys sind.

GEISTIGER Aspekt der weiblichen Brust

Werden Sie weicher in Ihrer Sprache, wenn Sie meist hart auftreten. Nehmen Sie die Anspannung aus Ihrer geistigen Welt. Geben Sie nach, und nehmen Sie an, was ist. Puschen Sie Probleme nicht hoch, indem Sie sie immer wieder durchdenken. Lassen Sie

sie einfach komplett los, und konzentrieren Sie sich zwei Wochen lang auf Ihren Alltag, ohne einen Gedanken darauf zu verschwenden. Wenn Sie bisher zu nachgiebig in zwischenmenschlichen Diskussionen sind, dann bringen Sie nun mehr Spannung hinein, indem Sie Ihre eigenen Bedürfnisse klarstellen und Rücksicht auf sie einfordern.

SEELISCHER Aspekt der weiblichen Brust

Die Brüste einer Frau zeigen ganz deutlich ihre Weiblichkeit. Sie trägt sie vor sich her, sie sind präsent und, je nach Größe, sofort im Blickfeld eines Gegenübers. Frauen mit sehr großen Brüsten haben meist eine ausgeprägte Mütterlichkeit. Diese muss sich nicht durch eigene Kinder ausdrücken, sondern kann auch in der Fürsorge für andere Menschen oder Tiere ausgelebt werden. Diese Frauen bieten viel Geborgenheit und haben eine weiche Ausstrahlung. Stört eine Frau ihre große Brust, ist es hilfreich, mehr auf die eigenen Bedürfnisse zu schauen und allgemein an Stärke, Härte und Grenzsetzung zu arbeiten. Versuchen Sie, weniger weich, anpassungsfähig und mütterlich zu sein. Frauen mit besonders kleinen Brüsten haben oft ein Problem mit ihrer eigenen Weiblichkeit. Sie versuchen, ihren Mann zu stehen, kämpfen viel und sind oft hart zu sich selbst. Häufig wird das unterbewusste Ablehnen der eigenen Weiblichkeit auch mit exzessivem Sport und wenig Nahrung kombiniert. Erlauben Sie Ihre eigene Weichheit, das Nach- und Hingeben, und erfüllen Sie Ihre tiefen seelischen Bedürfnisse. Das bringt Ihnen seelische Heilung.

› **Chakra:** 2., Milz-, Sakral- oder Svadhisthana-Chakra, Farbe: Orange, Themen: Sexualität, Fortpflanzung, Arterhaltung, Sinnlichkeit, schöpferische Lebensenergie, Kreativität, Fluss der Lebensenergie, Lebensfreude

› **Meridiane:** Magenmeridian, Milz-Pankreas-Meridian, Herzmeridian, Dünndarmmeridian, Blasenmeridian, Nierenmeridian, Lenkergefäß/Du Mai, Konzeptionsgefäß/Ren Mai, Gefäß der breiten Bahn/Chong Mai, Dickdarmmeridian, Perikardmeridian/Kreislaufmeridian, Gallenblasenmeridian, Lebermeridian

Prämenstruelles Syndrom/PMS

(körperliche und psychische Beschwerden vor der Regelblutung)

GEISTIGE Kohärenz: Sie sind eigentlich eine selbstbewusste Frau, doch mit dem Hingeben, dem Zulassen und dem Annehmen tun Sie sich schwer. Werden Sie sich bewusst, dass Sie sich auch Schwäche eingestehen dürfen und dennoch eine starke Frau bleiben.

SEELISCHE Kohärenz: Sie stehen unter starker Anspannung, was Ihren Lebensrhythmus betrifft. Versuchen sie, das Auf und Ab, das Kommen und Gehen als Teil Ihres Lebens anzunehmen, und sträuben Sie sich nicht dagegen. Nehmen Sie Ihre Weiblichkeit mit allen ihren Facetten an, söhnen Sie sich mit sich selbst aus, und nehmen Sie sich so an, wie Sie sind.

Endometriose

(Ansiedelung von Gebärmutterschleimhaut außerhalb dieses Organs, die zu Schmerzen während der Menstruation führt)

GEISTIGE Kohärenz: Geben Sie in Gesprächen weniger leicht nach, vertreten Sie Ihren Standpunkt, und lernen Sie, Grenzen zu setzen.

SEELISCHE Kohärenz: Ihre Weiblichkeit nimmt überhand und schränkt Sie in Ihrem Leben ein. Integrieren Sie Ihre männlichen Anteile mehr, indem Sie Selbstbewusstsein, Kraft und Stärke zeigen. Sorgen Sie für Balance, und setzen Sie auch sich selbst mehr Grenzen.

Eierstockzysten/Ovarialzysten

(von einer Kapsel umgebene, sackartige Geschwulst, die mit Flüssigkeit gefüllt ist)

GEISTIGE Kohärenz: Unterdrücken Sie in Gesprächen nicht, was in Ihnen steckt, sondern lassen Sie alles heraus. Seien Sie authentisch, und halten Sie nichts von sich zurück. Wenn eine Traurigkeit in Ihnen feststeckt, dann vergießen Sie endlich die Tränen, die den alten Schmerz befreien und heilen.

SEELISCHE Kohärenz: Werden Sie sich bewusst, was in Ihnen wachsen und entstehen will. Geben Sie Ihre selbst auferlegten Begrenzungen auf, und befreien Sie, was in Ihnen reift. Geben Sie Neuem auch außerhalb von sich Raum.

Myom

(gutartige Wucherung der Gebärmutter, die zu Schmerzen und Blutungen führen kann)

GEISTIGE Kohärenz: Ihre Gedanken erschaffen Neues, doch bisher trauen Sie sich nicht, ihm den Raum zu geben, den es braucht. Verstecken Sie nichts in Ihrem Inneren, sondern leben Sie Ihre Kreativität, Ihre Weiblichkeit im Außen aus.

SEELISCHE Kohärenz: Sie tragen ein seelisches Kind in sich, das sich immer mehr bemerkbar macht. Versuchen Sie, herauszufinden, was Sie bisher unterdrückt haben. Was darf in Ihnen nicht leben? Bringen Sie Ihr seelisches Kind auf die Welt, leben Sie, wonach Sie sich sehnen, auch wenn Sie bisher meinten, das ginge nicht. Was wächst, darf leben!

Knoten in der Brust/Zysten

(kleine Schwellungen in der Brust)

GEISTIGE Kohärenz: Stehen Sie zu dem, was Ihnen wichtig ist. Unterdrücken Sie nichts, sondern leben Sie Ihre weiblichen Gefühle komplett aus. Geben Sie die innere Härte, die Sie aufgebaut haben, auf. Sie dürfen weich, weiblich, nachgiebig sein, aber auch Härte zeigen, wenn die Situation es erfordert.

♡ **SEELISCHE Kohärenz:** Ihre Weichheit hat harte, knotige Stellen bekommen. Verkrampfen Sie sich weniger in dem, was Sie tun. Achten Sie auf das Fließen, das Beständige, das Gesamte. Gehen Sie weniger Kompromisse ein, und zeigen Sie mehr Härte und Beständigkeit. Achten Sie auf sich und Ihre Bedürfnisse, auch in der Sexualität. Leben Sie aus, was Sie berührt.

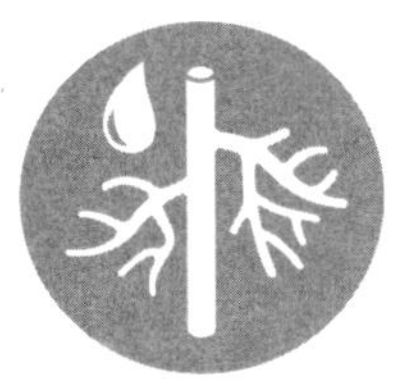

DIE BLUTGEFÄSSE: Austauscher und Wärmespender

Ihre Blutgefäße oder Adern sind elastische, röhrenförmige Strukturen, in denen das Blut transportiert wird. Ihr gesamter Körper ist von ihnen durchzogen. Alle zusammengenommen bilden mit dem Herzen das Herz-Kreislauf-System (kardiovaskuläres System).

Die Blutgefäße bilden ein Netzwerk von 15 000 Kilometern Länge, das den Körper durchzieht. Hintereinandergelegt, würden Ihre Adern mehr als dreimal die Erde umrunden.

Abhängig von der Fließrichtung, zum Herzen hin oder von ihm weg, werden die Adern in drei verschiedene Arten eingeteilt:

- **Arterien** sind Schlagadern, die das Blut vom Herzen in den Körper leiten, also sauerstoffreiches Blut führen.
- **Venen** sind Adern, die das Blut vom Körper zum Herzen zurückbringen und sauerstoffarmes Blut transportieren.
- **Kapillaren** sind mikroskopisch kleine Haargefäße, die im Gewebe als Ausläufer der Arterien den Übergang zu den Venen bilden. In ihnen erfolgt der Sauerstoff- und Nährstoffaustausch im Gewebe und in den Organen.

Die größte Arterie ist die Aorta, unsere Hauptschlagader, die der linken Herzkammer entspringt und beim Erwachsenen einen Durchmesser von 3 Zentimetern und eine Länge von 30–40 Zentimetern aufweist. Von ihr zweigen alle Arterien des Körpers ab. Weiter vom Herzen entfernte Arterien nennt man Arteriolen, bis diese wiederum im Gewebe in die Kapillaren übergehen. Die kleinsten und dünnsten Venen nach den Kapillaren werden als Venolen bezeichnet, die größeren näher am Herzen als Venen. Diese gehen in die obere und untere Hohlvene über, die in den rechten Herzvorhof münden.

Die Blutgefäße sind, bis auf die Kapillaren, dreischichtig aufgebaut: Die innere Schicht (Intima) besteht aus Gefäßendothel, das das Gefäß abdichtet und dem Gas-, Flüssigkeits- und Stoffaustausch zwischen Blut und umliegendem Gewebe dient. Die mittlere Schicht (Media) besteht aus mehr oder weniger ausgeprägtem Muskelgewebe und elastischen Bindegewebsfasern. Die äußere Schicht (Adventitia) besteht aus Kollagenfasern und elastischen Netzen, die die Gefäße im umliegenden Gewebe verankern. Kapillargefäße bestehen lediglich aus einem dünnen Endothel, dem außen spezielle Zellen des Bindegewebes aufliegen. Sie sind für bestimmte Moleküle und Blutzellen durchlässig.

Durch Kontraktion der Muskelschicht sind die Blutgefäße, vor allem die Arterien, zum Teil auch die Venen, in der Lage, ihren Durchmesser zu verändern und dadurch den Blutstrom zu steuern. Dies passiert durch das vegetative Nervensystem und kann zwei gegenteilige Vorgänge auslösen: die Gefäßerweiterung (Vasodilatation) und die Gefäßverengung (Vasokonstriktion). Dadurch kann der Körper selbst seine Sauerstoffversorgung und die Körperwärme in bestimmten Bereichen regulieren. Je besser eine Region durchblutet ist, desto wärmer ist sie. Innerhalb der Arterien herrscht ein Druck von 80–120 mm Hg, im venösen System ein Druck von maximal 10 mm Hg.

Durch eine Gefäßerweiterung erhöht sich der Blutfluss, und der Blutdruck sinkt, bei einer Gefäßverengung sinkt der Blutfluss und steigt der Blutdruck. Die kilometerlangen Blutgefäße dienen auch als Speicher der 5–6 Liter Blut beim Erwachsenen, wobei Frauen eine etwas geringere Blutmenge haben als Männer. Das entspricht einem Blutvolumen von etwa 8 Prozent des Körpergewichts.

KÖRPERLICHER Aspekt der Blutgefäße

Ihre Blutgefäße halten Sie und alle Ihre Körperzellen am Leben. Sie durchziehen jeden Winkel Ihres Körpers und bringen auch noch in die entfernteste Zelle das, was sie zum Leben braucht, sorgen für Wärme und ein angenehmes Gefühl. Die Adern sorgen für den Kreislauf von Neu und Alt, von Warm und Kalt, von Weit und Nah. Nichts geht dabei verloren.

GEISTIGER Aspekt der Blutgefäße

Sorgen Sie für geistigen Fluss, für Veränderung und Austausch. Drehen Sie sich gedanklich nicht im Kreis, sondern bringen Sie neue Ideen in Ihr Innerstes, indem Sie das Alte endlich los- und gehen lassen. Manche eingefahrenen Meinungen mögen Ihnen in der Vergangenheit dienlich gewesen sein, doch nun ist es Zeit, sich neue Ideen, Wege und Lösungen zu suchen. Befreien Sie sich von allem, was Ihren Gedankenfluss blockiert. Tauschen Sie sich mit

Ihren Mitmenschen aus, und lassen Sie fremde Ideen in sich wirken, sich entfalten. Geben Sie auch eigene Ideen an andere weiter, die auf der Suche sind. Bilden Sie eine große Gemeinschaft, und bleiben Sie nicht für sich.

SEELISCHER Aspekt der Blutgefäße

Lassen Sie in Ihrem Leben häufiger los, verkrampfen Sie sich nicht, sondern sorgen Sie für Leichtigkeit und Lebensfluss. Stehen Sie auf eigenen Beinen, denn Sie können für sich selbst sorgen. Vielleicht ist es an der Zeit, in Ihrem Leben nun ganz neue Wege zu gehen. Geben Sie die falsche Sicherheit durch Menschen, die Sie in Ihrem wahren Sein blockieren, nun auf. Vertrauen Sie auf Ihre eigene Kraft, denn in Ihnen steckt alles, was Sie für das Leben brauchen. Lösen Sie sich aus Abhängigkeiten, und bringen Sie Ihr Leben durch eine wichtige Veränderung in Schwung. Lassen Sie Neues herein, indem Sie Platz dafür schaffen.

› **Chakra:** alle

› **Meridiane:** Milz-Pankreas-Meridian, Dünndarmmeridian, Perikardmeridian/Kreislaufmeridian, Dreifacher-Erwärmer-Meridian/Sanjiao-Meridian, Gallenblasenmeridian, Lebermeridian

Aneurysma

(krankhafte Aussackung eines Blutgefäßes, die platzen kann)

GEISTIGE Kohärenz: Unterdrücken Sie keine Gefühle, sonst suchen sie sich ihre eigene Bahn. Bleiben Sie ruhig, aber bestimmt, reden Sie selbstbewusst. Befreien Sie sich aus Abhängigkeiten.

SEELISCHE Kohärenz: Etwas in Ihrem Leben ist in eine Sackgasse geraten und behindert Sie nun im Lebensfluss. Nehmen Sie sich die Freiheit, das zu leben, was richtig für Sie ist. Denken Sie weniger an Probleme, Ängste und Sorgen, sondern fühlen Sie sich frei. Leben Sie jetzt und nicht erst morgen.

Vaskulitis

(Autoimmunerkrankung, Entzündungen der Blutgefäße durch das körpereigene Immunsystem)

GEISTIGE Kohärenz: Lösen Sie sich von der Vorstellung, anderen zuliebe auf etwas verzichten zu müssen. Entfalten Sie Ihr eigenes Potenzial, indem Sie nach außen vertreten, was richtig und wichtig für Sie ist.

SEELISCHE Kohärenz: Machen Sie sich bewusst, was Sie auf Ihrem Seelenweg behindert. Welchen inneren Konflikt müssen Sie erst lösen, um befreit weiterzugehen?

Arteriosklerose

(Verkalkung der Arterien durch Ablagerung von Fetten in die Gefäßwand, wodurch sich die Wand verdickt, starrer wird und den Blutfluss behindert)

GEISTIGE Kohärenz: Geben Sie starres Denken auf, werden Sie flexibler und anpassungsfähiger. Ihre eigene Sprache braucht mehr Raum und Entfaltungsmöglichkeit.

SEELISCHE Kohärenz: Geben Sie eingefahrene Muster auf, und erfüllen Sie Ihre eigenen Bedürfnisse, statt sich Zwängen zu beugen. Lassen Sie Ihren inneren Druck hinaus.

Periphere arterielle Verschlusskrankheit/ pAVK

(starke Einengung mit Durchblutungsstörungen oder Verschluss eines Gefäßes durch Gefäßverkalkung in den Arterien der Beine, seltener der Arme)

GEISTIGE Kohärenz: Öffnen Sie sich anderen gegenüber, lassen Sie Ihre Gefühle fließen, und äußern Sie sie. Erweitern Sie Ihren geistigen Horizont, und entdecken Sie Neues. Sorgen Sie für Ihren eigenen Wandel.

SEELISCHE Kohärenz: Gehen Sie endlich alte innere Blockaden an, um Ihren Lebensfluss wieder fließen zu lassen. Überdenken Sie Ihr bisheriges Leben, und strukturieren Sie es um. Lernen Sie, auch anzunehmen und nicht nur zu geben. Überwinden Sie inneren Stillstand, indem Sie Ihre seelischen Themen angehen.

Krampfadern

(knotig erweitere Venen an der Hautoberfläche, meist an den Beinen)

GEISTIGE Kohärenz: Lernen Sie, mehr für sich selbst einzustehen. Stocken Sie auf Ihrem Weg nicht anderen zuliebe. Bringen Sie alles, was Ihnen wichtig ist, vorwärts, und gehen Sie bewusst Entscheidungen an.

SEELISCHE Kohärenz: Nicht alles, was in der Vergangenheit geschehen ist, hat Sie in den Fluss des Lebens gebracht. Vieles wurde behindert, und nun ist es Zeit, dem Fluss Ihres Lebens mehr Raum und Freiheit zu geben. Hören Sie auf mit dem Verzicht, gehen Sie vorwärts, und lassen Sie auf sich zukommen, was geschehen will.

Thrombose

(Gefäßverschluss durch ein Blutgerinnsel, meist in den Beinvenen – **Notfall, immer zum Arzt oder ins Krankenhaus gehen!**)

GEISTIGE Kohärenz: Alte Gedanken verstopfen Sie innerlich. Überdenken Sie Ihre Ansichten, und schauen Sie, was Sie zum Stillstand gebracht hat. Gehen Sie mit der Zeit, erkennen Sie die Notwendigkeit einer geistigen Neuausrichtung.

SEELISCHE Kohärenz: Bringen Sie den Lebensfluss wieder zum Fließen, indem Sie sich aus Lebenssituationen befreien, die nicht mehr zu Ihnen passen. Dazu müssen Sie innerlich zur Ruhe kommen und dürfen nicht den gewohnten Weg weitergehen. Bewegen Sie sich im Inneren anstatt im Äußeren. Achten Sie auf das energetische Gleichgewicht von Geben und Nehmen in Ihren Beziehungen.

Chronische Veneninsuffizienz

(Erkrankung der tiefen Beinvenen mit einer Minderdurchblutung der Unterschenkel, Gefahr von offenen Stellen)

GEISTIGE Kohärenz: Blockieren Sie Ihre Gefühle nicht, sondern lassen Sie sie ganz in die Tiefe dringen. Versorgen Sie sich mit heilender und liebender Energie. Lassen Sie Ihre Gefühle bis in die entferntesten Winkel Ihres Seins fließen.

SEELISCHE Kohärenz: Ihre innere Versorgung funktioniert nicht gut, denn ein Teil Ihres Daseins bekam bisher zu wenig Beachtung. Besonders im Bereich des Vorwärtskommens waren Sie zögerlich. Machen Sie sich endlich seelisch auf Ihren eigenen Weg, und gehen Sie Schritt für Schritt voran.

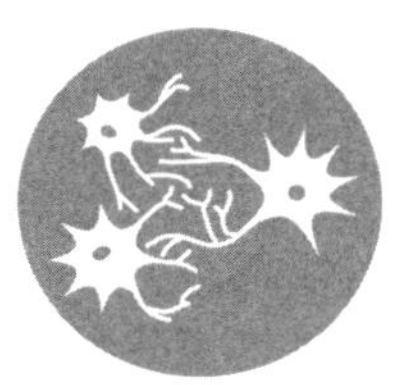

DAS NERVENSYSTEM: Steuerung und Kommunikation

Das Nervensystem dient der Anpassung an die wechselnden Bedingungen der Außenwelt und der Regulation des Körperinneren. Es ist ein Netzwerk, das unseren gesamten Organismus durchzieht und seiner Steuerung und Kommunikation dient. Eingeteilt wird es in das zentrale und das periphere Nervensystem.

Das **zentrale Nervensystem (ZNS)** besteht aus den in Gehirn und Rückenmark gelegenen Nervenstrukturen. Es verarbeitet, koordiniert und integriert die aus der Peripherie des Körpers kommenden sensorischen Reize, damit wir unsere Umwelt richtig wahrnehmen können. Außerdem ist es das Zentrum der willkürlichen Motorik und der Ort des bewussten und unbewussten Denkens.

Das **periphere Nervensystem (PNS)** liegt außerhalb des Schädels und des Wirbelkanals und umfasst alles, was nicht zum ZNS gehört. Sein Hauptteil sind Hirnnerven und Spinalnerven, es verbindet das ZNS mit den Effektorganen. Richtig trennen kann man das ZNS jedoch nicht vom PNS, auch wenn seine Lage anders ist, denn bei den motorischen Nerven liegen die Nervenzellen mit ihrem Zellkörper im ZNS, der Nervenzellfortsatz (Axon) befindet sich im PNS. Umgekehrt ist es bei den sensiblen Nervenbahnen. Das periphere Nervensystem lässt sich weiter unterteilen:

› willkürliches Nervensystem (somatisch)
› unwillkürliches Nervensystem (vegetativ)
  › sympathisches Nervensystem (Sympathikus)
  › parasympathisches Nervensystem (Parasympathikus)
  › enterisches Nervensystem (ENS)

Das **somatische Nervensystem** steuert die Motorik der Skelettmuskulatur und damit unsere willkürliche und reflektorische Körperbewegung. Es regelt die Funktionen, die der aktiven Beziehung zur Außenwelt dienen. Es besteht aus Nervenzellen, die mit der Haut, den Sinnesorganen und der Skelettmuskulatur verbunden sind. Weitergeleitet werden die Sinnesinformationen über elektrische Reize.

Das **vegetative Nervensystem** wird auch als autonomes Nervensystem bezeichnet. Es ist unserer willkürlichen Kontrolle entzogen, arbeitet also ohne unser Zutun. Es kontrolliert alle lebenswichtigen Funktionen wie Atmung, Stoffwechsel und Verdauung. Auch die inneren Augenmuskeln und die Sexualorgane werden vom vegetativen Nervensystem beeinflusst. Das sympathische und das parasympathische System besitzen entgegengesetzte Wirkungen auf die Erfolgsorgane. Der Sympathikus dient der schnellen Reaktion auf Umweltreize und mobilisiert den Körper für Flucht oder Kampf. Der Parasympathikus dämpft die nach außen gerichtete Aktivität und ist für Ruhe und Verdauung zuständig. In manchen Fällen, z. B. bei den Sexualfunktionen, ist ein Zusammenspiel beider Systeme notwendig.

Das enterische Nervensystem (ENS) oder Darmhirn ist ein Komplex von Nervenzellen, das den gesamten Verdauungstrakt durchzieht. Es hat etwa gleich viele Neuronen wie das Rückenmark und übt einen starken Einfluss auf die Verdauung aus. Es steuert die Darmbewegung, den Blutfluss in diesem Bereich sowie den Ionentransport. Beeinflusst wird das enterische System durch den Parasympathikus, der die Sekretion der Verdauungssäfte und die Beweglichkeit im Magen-Darm-Trakt steigern kann, und den Sympathikus, der beides senkt.

Das Nervensystem selbst besteht aus zellulären Funktionseinheiten, den Neuronen (Nervenzellen). Alle Nervenzellen sind durch sogenannte Synapsen miteinander verbunden. Hier findet die Weitergabe der Erregungsleitung statt. Jede Nervenzelle kann nur eine Funktion übernehmen, entweder Zu- oder Weiterleitung von Signalen, beides ist ihr nicht möglich.

Ihr Nervensystem besteht aus 30–40 Milliarden Nervenzellen und hat dabei nur ein Gewicht von etwa 2 kg, das entspricht 3 Prozent des gesamten Körpergewichts.

Das Neuron ist die kleinste funktionelle Einheit im Nervensystem und besteht aus drei Teilen: dem Zellkörper mit Zellkern, den Dendriten und dem Axon. Die Dendriten sind stark verzweigt wie kleine Bäume und nehmen die Informationen von anderen Nervenzellen auf. Die sensiblen Nerven in der Peripherie haben besonders lange Dendriten, die vom Rückenmark bis zu den entfernten Bereichen der Haut oder den Organen reichen. Das Axon ist lang, dünn und zylindrisch aufgebaut. Es setzt am Zellkörper an, und seine Aufgabe ist es, die Nervenimpulse zu einem anderen Neuron, einer Drüsenzelle oder einer Muskelfaser weiterzuleiten. Die Axone sind von einer Schicht aus Fetten und Eiweißen umgeben, die man Myelin nennt. Diese Schicht dient der Isolierung des Axons und der Erhöhung der Geschwindigkeit der Nervenimpulse. Das Axon endet in vielen dünnen Fortsätzen mit synaptischen Endknöpfchen. Dadurch können zwei Neuronen oder ein Neuron mit einer Effektorzelle in Kontakt treten. Diese bedienen sich der sogenannten Neurotransmitter, die der Erregung oder Hemmung von Muskelfasern, Drüsen oder anderen Neuronen dienen.

Um die Nervenzellen herum liegt die sogenannte Glia, die sie ernährt, elektrisch isoliert und vor Angriffen schützt. Die Gliazellen können sich vermehren und aufteilen. Dies kommt vor allem bei Verletzungen oder Krankheiten vor, wenn Neuronen zerstört wurden. Das Gliagewebe besetzt dann den frei gewordenen Raum. Wird die Myelinschicht um ein Axon zerstört, kommt es zu Sensibilitätsstörungen bis hin zu Lähmungen. Diese Demyelisierung tritt beispielsweise bei Multipler Sklerose auf und wird durch einen Vitamin-B12-Mangel begünstigt.

Das Nervensystem reagiert auf psychisch belastende Situationen extrem sensibel, sodass es zu einem Nervenzusammenbruch kommen kann. Auslöser sind unerwartete und traumatische Ereignisse, z. B. der Tod eines nahestehenden Menschen, ein schwerer Unfall, eine schwerwiegende Verletzung, eine plötzliche Erkrankung, aber auch dauerhafter psychischer oder physischer Stress. Das Nervensystem reagiert auf die außergewöhnliche Belastung mit einer gesteigerten Reizweiterleitung und einer verstärkten Stresshormonbildung, sodass der betroffene Mensch instinktiv mit Flucht- oder Angriffsreflexen antwortet. Dabei kommt es zu körperlichen Symptomen wie Herzrasen, Schwitzen, Zittern, Weinkrämpfen, Panikattacken, Wutausbrüchen und Konzentrationsstörungen. Manchmal gehen diese Symptome nach kurzer Zeit von allein wieder weg. Bleiben sie bestehen und werden chronisch, gelten sie als Krankheit.

KÖRPERLICHER Aspekt des Nervensystems

Durch Ihr Nervensystem sind Sie erst in der Lage, Ihre Umgebung wahrzunehmen und auf sie zu reagieren. Es hilft Ihnen beim Überlegen und spart Unmengen an Konzentration und Energie, da es zum Großteil autonom agiert. Jeder Impuls von außen durchläuft das Nervensystem und wird blitzschnell bearbeitet, sodass Sie darauf reagieren können.

GEISTIGER Aspekt des Nervensystems

Lernen Sie, sich in größerer Gesellschaft auszudrücken, statt anderen das Wort zu überlassen und still zu bleiben. Aber schieben Sie sich auch nicht ständig in den Vordergrund, sondern hören Sie auch anderen zu. Wenn verbale Angriffe kommen, reagieren Sie gelassen und ruhig, denn der Angriff richtet sich nicht gegen Sie persönlich. Spüren Sie auch, wenn Ihre Worte andere verletzt haben. Auch wenn das nicht Ihre Absicht war, lassen Sie den anderen spüren, dass Sie ihn verstehen und seine Gefühle achten.

SEELISCHER Aspekt des Nervensystems

Gehen Sie offen auf andere Menschen zu in dem Wissen, dass Sie Teil einer großen Gemeinschaft sind. Grenzen Sie sich nicht selbst aus, sondern fühlen Sie die Verbindung zu allem, was um Sie herum ist. Werden Sie sich auch Ihrer eigenen Bedürfnisse bewusst. Lassen Sie Ihre Gefühle zu, und schenken Sie ihnen Raum, denn sie machen Ihr wahres Selbst aus. Werden Sie sich bewusst, dass alle Lebewesen Gefühle haben, die Achtung verdienen. Gehen Sie auf sich selbst und auf andere ein. Dabei dürfen Sie Höhen und Tiefen durchleben, bleiben Sie mit Ihren Gefühlen nicht nur auf einer Ebene, denn das bedeutete, das Schöne oder das Herausfordernde in Ihrem Leben zu unterdrücken.

› **Chakras:** alle

› **Meridiane:** Lungenmeridian, Dickdarmmeridian, Magenmeridian, Herzmeridian, Dünndarmmeridian, Blasenmeridian, Nierenmeridian, Perikardmeridian/Kreislaufmeridian, Dreifacher-Erwärmer-Meridian/Sanjiao-Meridian, Gallenblasenmeridian, Lebermeridian, Lenkergefäß/Du Mai, Konzeptionsgefäß/Ren Mai

Multiple Sklerose (MS)/ Encephalomyelitis disseminata (ED)

(chronisch entzündliche Erkrankung, die die Markscheiden der Nerven angreift)

GEISTIGE Kohärenz: Geben Sie starre Ansichten auf, lösen Sie innere Aggression, und kommunizieren Sie weicher. Hören Sie auf, Gefühle zu unterdrücken, und geben Sie geistige Härte sich selbst und anderen gegenüber auf. Legen Sie Ihre Sturheit im Umgang mit anderen ab.

SEELISCHE Kohärenz: Leben Sie Ihre eigenen Bedürfnisse, und gehen Sie Ihren Weg. Seien Sie nachsichtig mit sich selbst, entwickeln Sie Eigenliebe, und vergeben Sie sich eigene Fehler. Legen Sie den Perfektionismus ab, und gönnen Sie sich innere Ruhe. Geben Sie die Kontrolle auf, und lassen Sie alles geschehen. Sie dürfen auch Verantwortung abgeben.

Morbus Alzheimer

(neurodegenerative Erkrankung, ab dem 65. Lebensjahr mit zunehmender Demenz)

GEISTIGE Kohärenz: Suchen Sie geistige Anregungen, bringen Sie sich in Gespräche ein. Trainieren Sie Wörter, lösen Sie Kreuzworträtsel, hören Sie Musik, schauen Sie alte Fotoalben und Filme an. Sprechen Sie Probleme offen an.

SEELISCHE Kohärenz: Übernehmen Sie Verantwortung für sich selbst, und flüchten Sie nicht vor Ihrem eigenen Leben. Arbeiten Sie die Vergangenheit auf, und lösen Sie alte, verdrängte Belastungen auf.

Für Angehörige: Binden Sie den Betroffenen in kleine Aufgaben ein, nehmen Sie ihm nicht alles ab. Lassen Sie ihn viele kleine Schritte tun, und sorgen Sie für viel Abwechslung: Musik, Kunst, Theater, Kino, (Vor-)Lesen, Kreuzworträtsel, frische Luft, kleine Spaziergänge. Auch gesunde, fettarme und vitalstoffreiche Ernährung ist wichtig.

Polyneuropathie/periphere Neuropathie/periphere Polyneuropathie (PNP)

(Schädigung mehrerer oder vieler peripherer Nerven mit Sensibilitätsstörungen, Schmerzen, Taubheitsgefühl und Muskelstörungen, Ursache ist oft Diabetes oder Alkoholmissbrauch)

Sie öffnen sich bisher nur im direkten familiären Bereich, ansonsten bleiben Sie lieber für sich. Suchen Sie bewusst die Verbindung zu anderen Menschen. Sprechen Sie über Ihre Vergangenheit, über tief gehende Erlebnisse. Besuchen Sie z. B. eine Selbsthilfegruppe.

SEELISCHE Kohärenz: Die zentrale Verbindung funktioniert noch, aber der restliche Kontakt zu Ihnen selbst ist gestört. Sehen Sie sich als Einheit, und integrieren Sie alles, was zu Ihnen gehört. Gehen Sie besonders auf alte, lang zurückliegende Situationen Ihres Lebens ein, in denen Sie Ihre Gefühle nicht ausgelebt haben.

Amyotrophe Lateralsklerose (ALS)

(ernste Erkrankung des zentralen und peripheren Nervensystems, bei der die motorischen Nervenzellen im Rückenmark und ihre Fortsätze zur Muskulatur degenerieren, was zu Muskelzuckungen, Muskelschwäche und Muskelschwund führt, erblich bedingt, andere Ursachen bisher unbekannt)

GEISTIGE Kohärenz: Ihre körperliche Kraft hat sich zugunsten Ihrer geistigen Beweglichkeit zurückgezogen. Versuchen Sie, sich nicht nur geistig zu vervollkommnen, sondern auch die Körperlichkeit ins Leben zu integrieren. Lernen Sie Ihren eigenen Körper lieben.

SEELISCHE Kohärenz: Seelische Themen sollten aufgearbeitet werden. Söhnen Sie sich mit Ihrem eigenen Körper aus. Aktivieren Sie Ihre eigenen

Kräfte, statt auf Hilfe von außen zu warten. Energie ist hier das Hauptthema, sowohl auf körperlicher Ebene (Coenzym Q10) als auch auf seelischer Ebene in Bezug auf Ihre Lebensenergie.

Morbus Parkinson

(Erkrankung des Nervensystems mit Störung der Bewegungsabläufe durch stetigen Verlust an Nervenzellen im Gehirn) siehe Gehirn

Epilepsie

(zerebrales Anfallsleiden, Krampfanfall des Gehirns mit Bewusstseinsstörungen) siehe Gehirn

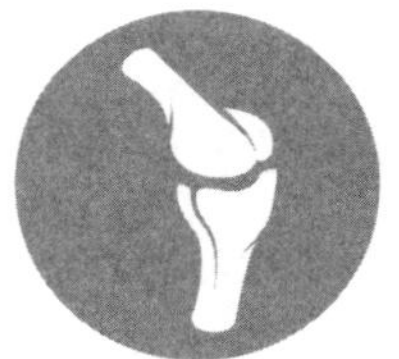

DIE KNOCHEN: Gerüst und Stabilisator

Die Knochen sind eine besonders harte Form des Binde- und Stützgewebes. Im menschlichen Körper gibt es 206–212 einzelne Knochen. Sie alle zusammen bezeichnet man als Skelett. Die kleinsten Knochen sind die Gehörknöchelchen, die nur einige Millimeter groß sind, der größte ist der Oberschenkelknochen. Das Skelett wird eingeteilt in das **Achsenskelett** mit den den Rumpf bildenden Knochen (Schädelknochen, Wirbelsäule, Wirbelknochen, Kreuzbein, Steißbein, Rippen, Sternum) und das **Extremitätenskelett** mit den Beckenknochen (Hüftbeine, Kreuzbeine), dem Schultergürtel (Schulterblatt und Schlüsselbein) und den oberen (Oberarmknochen, Elle, Speiche und Handknochen) und unteren Extremitätenknochen (Oberschenkelknochen, Schienbein, Wadenbein und Fußknochen). Im weiteren Sinne wird der gesamte passive Bewegungsapparat mit Knochen, Bändern, Gelenken und Gelenkkapseln zum Skelettsystem gezählt.

Entscheidend für die Stabilität unserer Knochen sind ihr Aufbau und ihre Struktur. Je nach Funktion und Position im Körper sind die Knochen aus verschiedenen Gewebearten aufgebaut.

- **Röhrenknochen** (Oberarme, Unterarme, Oberschenkel, Unterschenkel) sind deutlich länger als breit. In den mittleren Abschnitten befindet sich ein Hohlraum.
- **Kurze Knochen** (Hand- und Fußgelenke) sind meist genauso lang wie breit und haben keinen größeren Hohlraum. Auch die Wirbelknochen sind kurze Knochen.
- **Platte Knochen** (Schädel, Becken, Rippen) haben im Inneren besonders viel Knochenmark.
- **Unregelmäßige Knochen** (vor allem im Bereich des Schädels) haben keinen speziellen Aufbau und werden oft zu den platten Knochen gerechnet.
- **Sesambeine** (kleinste Knochen, z. B. Kniescheiben) verhindern das Reiben von Sehnen und Muskulatur auf den Knochen.

Während der Fetalzeit bilden sich aus dem Bindegewebe sogenannte Faserknochen mit ungeordneten Kollagenfasern und dazwischenliegenden Knochenzellen (Osteozyten). Diese produzieren Knochensubstanz, sodass es bis zum 5. Lebensjahr zur vollständigen Umwandlung in Lamellenknochen kommt. Faserknochen haben erwachsene Menschen nur noch an den Nähten der Schädelknochen, in Teilen des Kiefers und des Mastoids, eines Schädelknochens hinter dem Ohr. Lamellenknochen bestehen aus unterschiedlich großen Lamellen. Im äußeren Bereich liegt die harte Kompakta mit einer erhöhten Dichte an Lamellen, im inneren Bereich und an den Enden die aufgelockerte, schwammartige Spongiosa mit vielen kleinen Bälkchen und Hohlräumen, die mit rotem Knochenmark gefüllt sind. Im Knochenmark werden die roten Blutkörperchen und Blutplättchen gebildet.

1 mm^3 Blut enthält 4,5–5 Millionen rote Blutkörperchen (Erythrozyten), 5000–9000 weiße Blutkörperchen (Leukozyten) und 250 000 Blutplättchen (Thrombozyten).

Das ist eine beträchtliche Leistung, die unsere Knochen vollbringen. Bei Kindern ist das Knochenmark rot, mit zunehmendem Alter lagern sich Fette ein, sodass es gelblich wird.

Außen ist der Knochen mit einer Knochenhaut überzogen, die Blutgefäße enthält, die ins Innere des Knochens führen und diesen mit Nährstoffen versorgen. Im Inneren des Knochens werden die Lamellen ständig erneuert und umgebaut. Ist der Abbau der Knochen stärker als der Aufbau, kommt es zu einer verringerten Knochendichte und Osteoporose.

Der Oberschenkelknochen eines Menschen kann 1500 kg Gewicht aushalten, das dünne Schlüsselbein noch etwa 190 kg.

Hauptbestandteil der Knochen (55 Prozent) sind anorganische Salze oder Mineralstoffe wie Calciumphosphat, Calciumcarbonat, das auch in Marmor und Kalkstein vorkommt, Calciumchlorid und Magnesiumphosphat.

20 Prozent der Knochensubstanz ist Wasser, 25 Prozent sind organische Knochenzellen und Knorpelsubstanzen, der Rest sind anorganische Salze.

KÖRPERLICHER Aspekt der Knochen

Die Knochen geben Ihrem Körper seine Form und Größe. Sie sorgen für den innerlichen Halt, aber auch für die Bewegung. Sie schenken Ihnen Festigkeit und Raum im Leben, und sie bieten Ihren sensiblen Organen Schutz. Ihre Knochen sind hart und stark, aber auch anpassungsfähig und elastisch. Durch diese Gegensätzlichkeit bieten sie Ihnen eine enorme Stabilität im Leben. Sie könnten mit Ihrem Oberschenkelknochen sogar einen voll beladenen Wohnwagen abschleppen, ohne dass er bricht.

GEISTIGER Aspekt der Knochen

Bleiben Sie gedanklich bei sich, und lassen Sie sich nicht so leicht von außen verunsichern. Sorgen Sie für Sicherheit, indem Sie zu sich und Ihren eigenen Ansichten stehen. Demonstrieren Sie Ihre innere Größe nach außen. Reden Sie vor Publikum, und stellen Sie sich dabei selbstsicher und aufrecht hin, strecken Sie die Brust heraus, und zeigen Sie der Welt, wer Sie sind und was alles in Ihnen steckt. Trauen Sie sich, denn Sie können im beruflichen wie privaten Bereich Wichtiges beitragen. Verstecken Sie Ihr Wissen nicht aus alter Unsicherheit, sondern bereichern Sie Ihre Umgebung.

SEELISCHER Aspekt der Knochen

Stehen Sie zu Ihren eigenen Bedürfnissen, und legen Sie alte Verunsicherungen endlich ab. Auch wenn Sie sich in der Vergangenheit nicht entfalten und der Welt zeigen konnten, wie wundervoll Sie sind, ist es nun an der Zeit, Ihre wahre Größe zu demonstrieren. Stehen Sie auf, und seien Sie selbstbewusst und sicher. Wenn Ihnen einmal ein Fehler passiert, dann ist das kein wirkliches Problem, denn Sie sind flexibel und werden jede Herausforderung überstehen. Stehen Sie zu sich selbst, und hören Sie auf niemanden, der Ihnen etwas anderes einreden möchte. Erkennen Sie, dass die Welt im Wandel ist. Bauen Sie Neues in sich auf, und lassen Sie Altes gehen. Sorgen Sie für eine regelmäßige Erneuerung, und sperren Sie sich nicht selbst im Alten ein.

› **Chakras:** alle

› **Meridiane:** Lungenmeridian, Dickdarmmeridian, Magenmeridian, Herzmeridian, Dünndarmmeridian, Blasenmeridian, Perikardmeridian/Kreislaufmeridian, Dreifacher-Erwärmer-Meridian/Sanjiao-Meridian, Gallenblasenmeridian, Lenkergefäß/Du Mai

Osteoporose/Osteopenie

(Verminderung der Knochendichte mit Gefahr von Knochenbrüchen)

GEISTIGE Kohärenz: Größe, Stärke, Ausdruck und Stabilität in Ihrer Sprache und in Ihrem Auftreten bringen Sie nun voran. Machen Sie sich größer, als Sie sich anfangs zu fühlen vermögen.

SEELISCHE Kohärenz: Ihre innere Stabilität ist angegriffen, sodass Sie leichter straucheln und auch einmal stürzen. Stehen Sie zu sich selbst, zu Ihren inneren Werten, und treten Sie selbstsicher auf. Verbiegen Sie sich nicht.

Chronische Knochenentzündung/ Ostitis/Osteomyelitis

(chronische Entzündung des Knochens oder der Knochenhaut, meist durch mangelhafte Durchblutung des Knochengewebes)

GEISTIGE Kohärenz: Ihr stabiles Lebensgerüst ist von der Versorgung abgeschnitten, da Sie ihm zu wenig Beachtung schenken. Werden Sie sich Ihrer Werte bewusst, und äußern Sie sie auch.

SEELISCHE Kohärenz: Ihre Lebensbasis hat sich entzündet, und immer wieder flammt ein innerer Konflikt in Ihnen auf. Bereinigen Sie die Basis, die Stütze Ihres Lebens, denn sie bildet die Grundlage von allem weiteren. Lösen Sie auf, was Sie innerlich verzehrt.

Rückenschmerzen

(Muskelschmerzen durch Fehlhaltung oder Wirbelsäulenschäden)

GEISTIGE Kohärenz: Geradlinigkeit und ein aufrechter Gang bringen Ihre Rückenmuskeln zur Ruhe. Äußern Sie daher geradeheraus, was Ihnen nicht gefällt, und verbiegen Sie sich nicht.

SEELISCHE Kohärenz: Ihr Rücken leidet und schmerzt, da Sie sich hauptsächlich nach vorn orientieren. Werden Sie sich Ihres eigenen Schattens, der anderen Seite Ihres Seins, bewusst. Tragen Sie gezielt weniger Ballast mit sich herum, lockern Sie alles, was Sie stürzen lässt, und beugen Sie sich dem nicht, was Ihnen nicht gefällt.

Rheuma/rheumatoide Arthritis

(Krankheiten des rheumatischen Formenkreises, die durch Entzündungen hervorgerufen werden)

GEISTIGE Kohärenz: Ihr Bewegungsapparat steht chronisch in Flammen und behindert Sie im Alltag durch permanenten Schmerz. Lernen Sie, sich innerlich zu beugen, indem Sie öfter nachgeben. Geben Sie die Steifheit in Ihrem Inneren auf, und werden Sie flexibler in Ihren Ansichten.

SEELISCHE Kohärenz: Ihr Körper ist von inneren Konflikten durchsetzt. Überall kommt es zu Angriffen, sodass Sie sich steif und unbeholfen fühlen. Werden Sie innerlich biegsamer, weicher, und lassen Sie Aggressionen oder Wut an die Oberfläche gelangen.

Arthrose

(Abnutzung eines Gelenks mit Defekt des Knorpelüberzugs, an jedem Gelenk möglich)

GEISTIGE Kohärenz: Der innere Puffer ist verbraucht, sodass es ständig zu Reibung kommt. Lassen Sie sich nicht so schnell reizen, bleiben Sie ruhig, und atmen Sie öfter durch. Seien Sie sich bewusst, dass Sie sich sonst nur selbst aufreiben und Schmerz erleiden, nicht Ihr Gegenüber.

SEELISCHE Kohärenz: Ein Gelenk ist abgenutzt und verweigert Ihnen nun die Bewegung. Werden Sie sich der Funktion des Gelenkes bewusst, und bewegen Sie nun den Gegenpol mehr. Geben Sie der Funktion Ruhe und Zeit, und gehen Sie sorgsamer mit ihr um, statt es zu übertreiben.

Die Installationen in Ihrem Tempel

Durch unsere Sinne erfahren wir uns selbst und entdecken den Sinn des Lebens.

Unsere Sinnesorgane sind wie die Knöpfe an einem Gerät. Erst, wenn diese auf das Außen reagieren, erfahren wir, was Leben ist. Werden unsere Sinne aktiviert, leiten sie Erfahrungen in langen Bahnen an unsere Schaltzentrale – das Gehirn – weiter. Auf diese Weise erfahren wir uns selbst, denn wir ordnen uns durch die gemachten Erfahrungen ein, wir definieren uns: Wir sehen andere und erkennen dadurch uns selbst. Wir hören andere und äußern uns daraufhin selbst. Wir spüren und ertasten die Welt um uns und erfahren so unsere eigenen Grenzen. Vorher verschmelzen wir mit unserer Umgebung, wir sind ein Teil des Ganzen. Der Fötus im Mutterleib spürt die Gefühle der Mutter als seine eigenen. Die Trennung, die für eigene Erfahrungen so wichtig ist, passiert erst, wenn unsere Sinne differenziert auf ein Außen reagieren. Dies bedeutet, dass wir nur richtig fühlen lernen, wenn uns unsere Umgebung Gefühle spiegelt, wie wir auch nur sehen lernen, wenn unsere Umgebung hell, bunt und abwechslungsreich ist. Leben wir im Dunkeln, lernen wir nicht zu sehen, und leben wir in einer gefühlsarmen Umgebung, lernen wir nicht zu fühlen. Wir benötigen als Kinder eine Umgebung, die unsere Sinne aktiviert, und Abwechslung, um zu lernen, welche verschiedenen Nuancen es in allen Bereich gibt. Wird uns etwas vorenthalten, fehlt uns eine Erfahrung, die wir als Erwachsener nur schwer nachholen können. Denn von uns wird eine gewisse Disziplin verlangt, wir können nicht einfach laut schreien, wenn wir das Bedürfnis dazu haben. Doch nur so lernen wir, mit starken Emotionen umzugehen. Daher ist es für Sie wichtig, alle Ihre Sinne zu öffnen und bewusst Ihre Umgebung wahrzunehmen. Wir Menschen können immer nur auf unsere Umgebung reagieren – kennen wir sie nicht, können wir uns selbst nicht definieren.

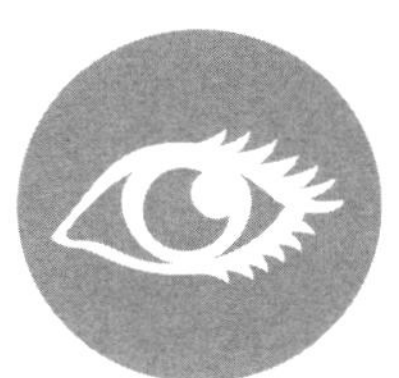

DIE AUGEN: Erkennen und Einsicht

Die Augen gehören zu den fünf Sinnesorganen des Menschen. Sie dienen der Wahrnehmung von äußeren visuellen Reizen, die in elektrische Impulse umgewandelt werden. Diese Informationen werden über den Sehnerv an das Gehirn weitergeleitet. Das Auge besteht aus vier Teilen: den Schutzvorrichtungen (Augenhöhle, Augenlid, Bindehaut und Tränenapparat), dem empfindlichen Augapfel (Bulbus oculi), dem Bewegungsapparat des Auges (Augenmuskeln, Bandapparat mit Tenon-Kapsel) und den Sehnerven. Durch die knöcherne Augenhöhle wird der Augapfel vor Verletzungen geschützt, das Augenlid verhindert das Eindringen von Schweiß und Staub. Der Augapfel selbst ist etwas kleiner als ein Tischtennisball und besteht aus der Augenlinse, dem Glaskörper und den Augenkammern. Umkleidet ist er von der äußeren, mittleren und inneren Augenhaut.

Die **äußere Augenhaut** (Tunica fibrosa bulbi) ist für die Form des Auges verantwortlich und besteht aus zwei Abschnitten: einer lichtundurchlässigen weißen Lederhaut (Augenweiß/Sklera) und einer lichtdurchlässigen Hornhaut. Die kräftige **Lederhaut** umhüllt fast den gesamten Augapfel und besitzt einen hohen Anteil an elastischen Fasern und Kollagen. Im vorderen Bereich des Auges geht die Lederhaut in die durchsichtige **Hornhaut** (Cornea) über. Dabei handelt es sich um ein klares Gewebe ohne Blutgefäße. Die Hornhaut ist etwas stärker gekrümmt als die Lederhaut und ragt über den Umfang des Augapfels hinaus. Sie sorgt für eine erste Bündelung der eintreffenden Lichtstrahlen, bevor diese die Augenlinse erreichen. Ist die Krümmung zu stark, kann das Auge die einfallenden Lichtstrahlen nicht mehr auf einen Punkt der Netzhaut bündeln, und der betroffene Mensch sieht verschwommen.

Die Augenhornhaut eines Erwachsenen ist im Zentrum etwa 0,6 mm, im äußeren Bereich etwa 0,8 mm dick.

Hinter der durchsichtigen Hornhaut erkennt man die schwarze **Pupille** und die farbige Regenbogenhaut (Iris). Die mittlere Augenhaut (Uvea) besteht aus der Aderhaut (Choroidea) und der Iris. Die Aderhaut versorgt das Auge mit Sauerstoff und Nährstoffen und dunkelt das Augeninnere ab, damit die Lichtstrahlen nur durch die Iris in das Auge eindringen können.

Die Aderhaut ist das am stärksten durchblutete Gewebe Ihres Körpers.

Die **Iris** befindet sich direkt vor der Augenlinse und trennt die vordere von der hinteren Augenkammer. Sie dient wie eine Blende der Regulierung des Lichteinfalls. Ihre kreisrunde Öffnung, die Pupille, wird durch zwei Muskeln bei Helligkeit, Nahsicht und Müdigkeit verengt, bei Dunkelheit, Fernsicht und Stress erweitert. Diese Steuerung geschieht automatisch über das vegetative Nervensystem.

Bei hoher Pigmentdichte erscheint die Iris braun, bei niedriger Pigmentierung grau bis blau. Eine grüne Augenfarbe entsteht durch geringe Pigmentierung und gelbbraune Pigmentflecke.

Der **Ziliarkörper** des Auges befindet sich zwischen der Aderhaut und der Iris und besteht aus einem Ziliarmuskel und dem Ziliarepithel. Er produziert das Kammerwasser der vorderen und hinteren Augenkammer und ermöglicht eine Formänderung der Augenlinse. Das Kammerwasser fließt zuerst in die hintere Augenkammer und von dort durch die Pupille in die vordere. Es umspült die Augenlinse und die Hornhaut. Das Augenwasser dient der Aufrechterhaltung des Augeninnendrucks und versorgt die Hornhaut, die Linse und den Glaskörper mit Nährstoffen. Über den Schlemm'schen Kanal, eine ringförmig verlaufende Vene, fließt das Kammerwasser wieder ab. Ist der Abfluss behindert, erhöht sich der Augeninnendruck, und ein grüner Star (Glaukom) kann entstehen.

Pro Minute werden 2 µl Augenwasser gebildet, sodass das gesamte Volumen der beiden Augenkammern von 125 µl in etwa einer Stunde erneuert wird.

Verbunden ist der Ziliarkörper über Aufhängebänder, die Zonulafasern, mit der Augenlinse. Diese Fasern sind für die Verformung der Linse verantwortlich. Wenn wir auf nahegelegene Objekte blicken, zieht sich der Ziliarkörper zusammen, die Zonulafasern erschlaffen, und die Linse wird runder und hat eine höhere Brechkraft. Schauen wir in die Ferne, entspannt sich der Ziliarkörper, die Zonulafasern spannen sich an und ziehen die Linse auseinander, sodass die Krümmung nachlässt.

Die innere Augenhaut wird auch als **Netzhaut** (Retina) bezeichnet. Sie stellt die hintere Wand des Augapfels dar und nimmt die einfallenden Lichtsignale auf, um sie über den Sehnerv an das Gehirn weiterzuleiten. In der Retina haben wir sogenannte Fotorezeptoren, Stäbchen für die Wahrnehmung von Farbreizen und Zapfen für die Unterscheidung von hell und dunkel. Der wichtigste Bereich der Netzhaut ist ihr Zentrum, der sogenannte **gelbe Fleck** (Macula). Hier ist die Rezeptordichte am höchsten, sodass wir dort am schärfsten und nuanciertesten sehen.

Das menschliche Auge besitzt insgesamt etwa 6–7 Millionen Zapfen und 120 Millionen Stäbchen.

Die **Augenlinse** liegt zwischen den beiden Augenkammern direkt hinter der Iris. Zusammen mit der Hornhaut bündelt sie die Lichtstrahlen und sorgt für die scharfe Abbildung eines Objekts auf der Netzhaut. Mit dem Alter nimmt die Elastizität der Linse ab und damit auch die Fähigkeit zum Scharfstellen. Deswegen brauchen viele Menschen im Alter eine Lesebrille. Die Linse besteht aus transparentem, eiweißhaltigem Gewebe, das sich im Alter optisch verdichten kann. Die Folge ist ein grauer Star (Katarakt).

Der Glaskörper besteht zu 98 Prozent aus Wasser, die restlichen 2 Prozent sind Kollagen und Hyaluronsäure.

Den größten Bereich des Augeninnenraums nimmt der gelartige und normalerweise transparente **Glaskörper** ein. Auch er kann sich im Alter verändern, sodass die gleichmäßige Struktur verloren geht. Der betroffene Mensch sieht kleine Verdichtungen als »fliegende Mücken« (Mouches volantes) oder Flusen, die umherwandern, während er das Auge bewegt. Diese Veränderungen sind zwar harmlos, werden aber oft als störend empfunden.

Die ins Auge einfallenden Lichtreflexe leitet der **Sehnerv** (Nervus opticus) von der Netzhaut an das Sehzentrum im Gehirn weiter. Die Austrittstelle aus der Netzhaut nennt man Papille (Sehnervenkopf) oder auch blinder Fleck. Hier liegen keine Lichtrezeptoren, sodass in jedem Bild, das wir wahrnehmen, immer ein kleines Stück fehlt, was wir in der Regel aber nicht bemerken, weil das Gehirn die Lücke ausfüllt.

In der Papille treffen sich die etwa 1,2 Millionen Nervenfasern der Netzhaut.

Nach dem Verlassen der Augenhöhle verläuft der Sehnerv bis zur Sehnervkreuzung, wo sich die beiden Sehnerven des linken und des rechten Auges überschneiden. Daher verarbeitet die rechte Gehirnhälfte die Informationen des linken Auges und umgekehrt. Je nach Schädelform hat der Sehnerv eine Gesamtlänge von 4–5 cm, wovon 25–40 mm in der Augenhöhle liegen und 10–15 mm im Schädel vor dem Kreuzungspunkt.

Die Augenhöhle schützt zusammen mit dem Augenlid, dem Tränenapparat und der Bindehaut das empfindliche Auge vor Verletzungen, Staub, Schweiß, Bakterien, Regen und Austrocknung. Es wird aus sieben aneinandergrenzenden Schädelknochen gebildet: Jochbein, Stirnbein, Tränenbein, Oberkiefer, Siebbein, Gaumenbein und Keilbein. Der Boden der Augenhöhle und ein Teil der seitlichen Wand sind besonders zerbrechlich und können bei Schlägen auf das Auge leicht brechen. Der Augapfel füllt etwa ein Fünftel der Augenhöhle aus, den Rest belegen Muskeln, Nerven, Gefäße, Fett- und Bindegewebe.

Die **Augenlider** sind jeweils zwei bewegliche Hautfalten, die das Auge von vorn vor äußerem Druck, Fremdkörpern, Austrocknung und Lichtreizen beim Schlafen schützen. Außerdem verteilen sie durch den regelmäßigen, unwillkürlichen Lidschlag die Tränenflüssigkeit auf der Oberfläche des Augapfels. An den Lidkanten sitzen Talgdrüsen, die einen Teil des Tränenfilms bilden. Wenn sie sich verschließen und entzünden, entstehen die sogenannten Gersten- oder Hagelkörner. Jeder Mensch bildet täglich etwa 2–4 Milliliter Tränenflüssigkeit.

KÖRPERLICHER Aspekt der Augen

Ihre Augen zeigen Ihnen die Außenwelt und schaffen die Verbindung zu Ihnen selbst. Sie dienen Ihrer Orientierung darüber, wo Sie stehen und wo Sie hinmöchten. Durch sie erkennen Sie auch, wer Sie selbst im Vergleich zu anderen sind. Durch Ihre Augen öffnet sich Ihnen die gesamte Welt des Äußeren, des Materiellen. Sie öffnen Ihnen neue Horizonte, den Weitblick, aber auch die Nähe. Ihre Augen zeigen Ihnen die Vielfalt des Lebens, der Farben und Formen. Sie symbolisieren die Unendlichkeit des Lebens, die Weite der Existenz, und sie zeigen Ihnen die ständige Veränderung im Leben. Ihre Augen lassen Sie erkennen, wo Ihre Grenzen liegen, aber sie führen Sie auch zu neuen Zielen.

GEISTIGER Aspekt der Augen

Legen Sie geistige Eintönigkeit ab, und öffnen Sie Ihren geistigen Horizont für andere Ansichten. Nicht alles, was Sie wissen oder glauben zu sein, ist objektiv betrachtet richtig, und es liegt auch immer im Auge des Betrachters. Manche Ihrer Sichtweisen sind zu starr, und es würde Ihnen guttun, auch andere Meinungen zuzulassen. Öffnen Sie sich anderen Menschen, und erweitern Sie Ihren Horizont. Hören Sie anderen zu, und erkennen Sie, dass auch andere das Recht haben, ihre Ansichten zu vertreten. Außerhalb Ihres Geistes gibt es viel mehr Wahrheit, Wissen und Erkenntnisse, als Sie jemals erfassen können. Ebenso wichtig ist es, in sich selbst zu schauen und den eigenen Wert zu erkennen. Lassen Sie immer beide Pole zu, sowohl die Ferne als auch die Nähe.

SEELISCHER Aspekt der Augen

Werden Sie Ihrer selbst bewusst. Öffnen Sie sich dem, was in Ihnen verborgen liegt. Blicken Sie ganz bewusst in sich hinein, und suchen Sie Lösungen bei sich und nicht im Außen. Die Außenwelt ist nur ein Spiegel Ihres Innenlebens. Alles, was Ihnen nicht gefällt, möchte in Ihnen selbst betrachtet und gelöst werden. Verschließen Sie sich nicht davor, sondern erweitern Sie Ihren Blick. Schauen Sie hinter das Offensichtliche. Jedes Problem in der Außenwelt deutet auf einen inneren Schmerz, auf eine tiefe Sehnsucht, auf verborgene oder verdrängte Teile Ihres Selbst hin. Sehen Sie das Wunder, das in Ihnen und in jedem Menschen liegt. Erkennen Sie die Vielfalt und Einzigartigkeit von allem, was ist.

› **Chakra:** 6., Stirn- oder Ajna-Chakra bzw. Drittes Auge, Farbe: Indigoblau bis Violett, Themen: Intuition, Erkenntnis, Selbsterkenntnis, Weisheit, Wahrnehmung, Vorstellungskraft

› **Meridiane:** Magenmeridian, Blasenmeridian, Dreifacher-Erwärmer-Meridian/Sanjiao-Meridian, Gallenblasenmeridian, Lenkergefäß/Du Mai, Yintang

Hornhautverkrümmung

(stärker gewölbte Hornhaut, die zu einer Sehunschärfe führt)

GEISTIGE Kohärenz: Überlegen Sie, was Sie wollen, und äußern Sie dies genau. Auch wenn die Menschen um Sie herum nicht damit einverstanden sind, dürfen Sie zu sich selbst stehen. Bleiben Sie geradlinig bei dem, was für Sie das Richtige ist. Seien Sie nicht zu flexibel, und verbiegen Sie sich nicht.

SEELISCHE Kohärenz: Sie verkrümmen sich, um es anderen recht zu machen, doch dabei bleiben Sie selbst auf der Strecke. Ihre Sichtweise wird dadurch getrübt. Stehen Sie zu dem, was Sie wollen, und achten Sie auf Ihre Bedürfnisse und Wünsche, denn auch sie haben ihre Berechtigung.

Hornhauttrübung

(Verlust der Transparenz der Hornhaut im Alter mit Trübung der Sicht)

GEISTIGE Kohärenz: Gestehen Sie sich selbst ein, wenn Ereignisse Ihrer Vergangenheit Sie betrübt haben. Sorgen Sie für Klarheit, indem Sie das Gespräch mit Beteiligten suchen und deren Sicht der Dinge erfahren.

SEELISCHE Kohärenz: Sie betrachten das, was in Ihrem Leben ist, aber nehmen es nicht richtig wahr. Klären Sie Ihren Blick, indem Sie verstehen lernen, was sich Ihnen zeigt. Blicken Sie hinter die Schleier Ihrer Vorurteile.

Grüner Star/Glaukom/ Engwinkelglaukom

(erhöhter Augeninnendruck durch Verengung oder Verstopfung des Kammerwinkels)

GEISTIGE Kohärenz: Sie verarbeiten die Dinge, die Sie in sich aufnehmen, nicht, sondern sie stecken in Ihrem Inneren fest. Reden Sie darüber, dann wird Ihre Sichtweise wieder flexibel.

SEELISCHE Kohärenz: In Ihrem Inneren haben sich viele nicht geweinte Tränen angestaut von verpassten Gelegenheiten, unverarbeitetem Schmerz und unangenehmen Ereignissen Ihrer Vergangenheit. Werden Sie sich Ihrer inneren Traurigkeit bewusst, und lassen Sie die Tränen hinausfließen.

Grauer Star/Katarakt

(Kondensation der Eiweiße in der Augenlinse mit zunehmender optischer Verdichtung)

GEISTIGE Kohärenz: Früher war alles klar, doch nun bekommt Ihr Leben dunkle Flecken, die Sie nicht mehr ignorieren können. Graben Sie die unbewussten Schatten Ihrer Vergangenheit aus, geben Sie ihnen ein Gesicht, eine Geschichte, hauchen Sie ihnen das Leben ein, das Ihnen fehlt.

SEELISCHE Kohärenz: Etwas, was Ihnen bisher nicht bewusst war, schiebt sich immer mehr in Ihr Blickfeld, sodass Ihr Leben störende Flecken bekommt.

Suchen Sie nach dem, was Sie stört. Welche unbewussten Flecken drängen sich Ihnen nun auf?

Blutungen der Bindehaut

(entstehen durch starke Belastungen, durch die die feinen Äderchen platzen, beispielsweise durch starken Husten oder Bluthochdruck)

GEISTIGE Kohärenz: Kanalisieren Sie innere Anspannungen, indem Sie sie herauslassen. Reden Sie darüber, bauen Sie den Druck durch sanften Sport ab, und ändern Sie, was Sie körperlich (Husten, Blutdruck) oder geistig unter Druck setzt.

SEELISCHE Kohärenz: Etwas bereitet Ihnen großen Druck, der sich auch auf Ihre Sichtweise erstreckt. Sorgen Sie für innerliche Ruhe, dann steht Ihnen die Spannung nicht mehr ins Gesicht geschrieben, sodass ihn jeder von Weitem sehen kann.

Trockene Augen/ Keratokonjunktivitis sicca

(verminderte Tränenmenge oder Veränderung der Zusammensetzung, wodurch der Tränenfilm schneller verdunstet, häufiger in den Wechseljahren und im Alter)

GEISTIGE Kohärenz: Bringen Sie Ihren Augen neue Feuchtigkeit, indem Sie für mehr Abwechslung sorgen. Lachen Sie, weinen Sie, sprechen Sie mehr, schulen Sie Ihren Geist, und verlassen Sie Ihren Kokon.

SEELISCHE Kohärenz: Zu viele Tränen sind geflossen, sodass Ihre Augen nun trocken sind. Bringen Sie mehr Freude in Ihr Leben, regen Sie den Fluss des Lebens in Ihrem Inneren an. Sorgen Sie für Veränderungen, und geben Sie den Stillstand auf.

Diabetische Netzhauterkrankung/ diabetische Retinopathie

(Veränderung der Blutgefäße durch dauerhaft zu hohen Zucker mit Flüssigkeitsaustritt und Gefäßverschlüssen, Gefahr der Erblindung)

GEISTIGE Kohärenz: Stellen Sie sich dem, was Sie in Ihrem Leben ausblenden: Was lässt Sie nach Liebe, Süße und Zucker hungern? Schenken Sie sich selbst die Süße, indem Sie sich immer wieder sagen, dass Sie sich lieben.

SEELISCHE Kohärenz: Sie sind süchtig nach Liebe, schönen Gefühlen und der Süße des Lebens. Dabei klammern Sie das »Negative« völlig aus. Doch das zwanghaft Süße hat Ihr Inneres verklebt, sodass Ihr Blick auf das Leben gestört ist. Erkennen Sie die Notwendigkeit der Entgiftung an, um Klarheit in Ihr Leben zu bringen.

Kurzsichtigkeit/Myopie

(häufigste Fehlsichtigkeit: In der Nähe ist alles scharf, Gegenstände in der Ferne sind unscharf)

GEISTIGE Kohärenz: Grenzsetzung und Nein-Sagen sind wichtige Themen für Sie. Lernen Sie, Situationen geistig loszulassen und nicht ewig daran festzuhängen.

SEELISCHE Kohärenz: Ihre Gegenwart beschäftigt Sie, und Sie sind sich Ihrer aktuellen Situation übermäßig bewusst. Daher fällt es Ihnen schwer, in die Ferne Ihres Daseins zu blicken. Lassen Sie das los, was Sie gerade festhält, und schärfen Sie Ihren Blick für Ihren persönlichen Horizont.

Weitsichtigkeit/Übersichtigkeit/ Hyperopie

(meist angeborene Verkürzung des Auges: Gegenstände in der Ferne sind scharf, in der Nähe unscharf)

GEISTIGE Kohärenz: Es fällt Ihnen leichter, Konflikte mit fremden Menschen anzugehen als mit Personen aus Ihrem direkten Umfeld. Haben Sie keine Angst davor, Ihrem Umfeld Ihre Gefühle anzuvertrauen. Sie werden sich selbst dadurch Klarheit verschaffen.

SEELISCHE Kohärenz: Direkt vor Ihnen liegt die Lösung Ihres Problems, doch Sie erkennen sie im Moment nicht. Beschäftigen Sie sich mehr mit dem Naheliegenden, statt die Flucht in die Ferne anzutreten: Ihr Zuhause ist wichtig, nicht der Urlaub, Ihre Familie zählt, nicht Ihr Freundeskreis …

Altersweitsichtigkeit/Alterssichtigkeit/ Presbyopie

(Naheinstellungsfähigkeit der Augen lässt im Alter nach, meist zwischen 40 und 50 Jahren: Gegenstände in der Ferne sind scharf, in der Nähe unscharf, Leseschwäche)

GEISTIGE Kohärenz: Sie sind unflexibler geworden und können sich nicht mehr so gut auf Veränderungen einstellen. Halten Sie nicht an Ihrer Einstellung fest, öffnen Sie sich wieder für Neues, erhöhen Sie Ihre Anpassungsfähigkeit.

SEELISCHE Kohärenz: Ihr Blick auf das Naheliegende hat sich getrübt. Sie blicken lieber in die Ferne der Vergangenheit oder der Zukunft. Richten Sie Ihr Augenmerk immer wieder auf das Hier und Jetzt, um Ihr Blickfeld zu trainieren.

DIE OHREN: Klang und Gleichgewicht

Ihre Ohren bestehen aus dem äußeren Ohr, dem Mittelohr und dem Innenohr. Sie enthalten gleich zwei wichtige Sinnesorgane: das Gehör und den Gleichgewichtssinn. Der äußere Ohrbereich und das Mittelohr nehmen Schallwellen auf und leiten sie an das Innenohr (Organum vestibulocochleare) weiter. Die Hörschnecke (Cochlea) nimmt den ankommenden Schall auf, damit unser Gehirn ihn verarbeiten kann. Das Gleichgewichtsorgan (Vestibularapparat) registriert die Lage und Bewegung Ihres Kopfes und kann so jede Veränderung Ihrer Position feststellen.

Das menschliche Ohr kann Schallwellen in einer Frequenz von 16 bis 16 000 Hertz wahrnehmen.

Darunter liegt der sogenannte Infraschall, darüber der Ultraschall, die wir beide nicht hören können. Am besten nehmen wir den Bereich zwischen 1000 und 4000 Hertz wahr, da hier unsere Sprache liegt.

Das **äußere Ohr** (Auris externa) besteht aus der Ohrmuschel (Auricula), dem äußeren Gehörgang (Meatus acusticus externus) und dem Trommelfell (Membrana tympanica). Die Ohrmuschel ist trichterförmig aufgebaut, um den Schall einzufangen. Sie besteht hauptsächlich aus elastischem Knorpelgewebe, nur das Ohrläppchen ist knorpelfrei. Während viele Tiere Stellmuskeln haben, mit denen sie die Ohrmuschel in Richtung Schall wenden können, sind die Ohren beim Menschen kaum beweglich.

Das Trommelfell ist die Grenze zwischen äußerem Gehörgang und einem Teil des Mittelohrs, der Paukenhöhle. Es ist eine ovale bis kreisrunde Membran von 1 cm Durchmesser und einer Dicke von 0,1 mm. Auf der Außenseite ist sie mit Haut und auf der Innenseite mit Schleimhaut überzogen. Am oberen Teil des Trommelfells befindet sich der Gehörhammer mit seinem Griff. Je nachdem, wie das Druckgefälle zwischen Mittelohr und Umgebungsluft ist, wölbt es sich nach innen oder außen. Bei einer Mittelohrentzündung kann hier Eiter durchbrechen und in den äußeren Gehörgang ablaufen.

Das **Mittelohr** beginnt direkt hinter dem Trommelfell und besteht aus der Paukenhöhle (Cavum tympani), den Gehörknöchelchen (Ossicula tympani) sowie deren Muskeln und aus der Eustachischen Röhre (Ohrtrompete, Tuba auditiva). Die drei Gehörknöchelchen Hammer, Amboss und Steigbügel sind durch bandartige Gelenke wie eine Kette miteinander verbunden. Sie dienen der Übertragung der Schallwellen vom Trommelfell auf das Innenohr und verstärken diese dabei. Die Eustachische Röhre ist ein 3–4 cm langer Kanal, der die Paukenhöhle mit dem Nasen-Rachen-

Raum verbindet. Sie dient der Belüftung der Paukenhöhle und dem Druckausgleich beim raschen Überwinden von großen Höhen- oder Druckunterschieden.

Im gut geschützten **Innenohr** liegen das Gleichgewichtsorgan und das Hörorgan. Es wird durch das Felsenbein umschlossen, ist mit einer klaren Flüssigkeit gefüllt, der Peri- oder Endolymphe, und besteht aus einem komplizierten Kanalsystem, das auch als Labyrinth bezeichnet wird. Das Schneckenlabyrinth beherbergt das eigentliche Gehör, das Vorhoflabyrinth enthält das Gleichgewichtsorgan.

Im Gleichgewichtsorgan gibt es zwei Sinnesfelder, die Sinneszellen enthalten. Diese Bereiche haben lediglich eine Fläche von 2–3 mm2. Das eine ist horizontal und das andere vertikal ausgerichtet, sodass je nach Lageänderung des Kopfes die entsprechenden Sinneszellen aktiviert werden. Die Fortsätze der Sinneszellen (Sinneshaare) ragen in eine Gelschicht hinein, der kleine Körnchen aus Calciumcarbonat aufgelagert sind. Diese Kristalle bewegen sich bei jeder Bewegung des Kopfes und dadurch ebenfalls die Gelschicht um sie herum. Diese bewegt wiederum die umschlossenen Sinneszellen, die die Information der Bewegungsänderung dann an das Gehirn weiterleiten können. Drei Bogengänge registrieren Drehbeschleunigungen. Sie entsprechen den drei Dimensionen des Raums.

Das Hörorgan besteht aus drei übereinanderliegenden Kanälen: Paukentreppe, Schneckengang und Vorhoftreppe. Sie biegt sich in zweieinhalb Windungen um die sogenannte Schneckenspindel, eine knöcherne Achse. Die Kanäle sind durch dünne Wände voneinander abgegrenzt. Paukentreppe und Vorhoftreppe laufen in der Spitze zusammen und sind dort durch das Schneckenloch miteinander verbunden. Die Schallwellen laufen dort über die sogenannten Haarzellen (Hörsinneszellen). Die inneren Haarzellen leiten die Schallsignale an das Gehirn, die äußeren dienen als Schallverstärker.

Die Hörsinneszellen liegen in einer inneren Reihe mit etwa 3500 Stück und drei äußeren Reihen mit etwa 15 000 Stück zusammen.

Durch Schalldruckschwankungen am Trommelfell fängt dieses an zu schwingen. Die Schwingung setzt sich über die Gehörknöchelchen in der Paukenhöhle fort und gelangt zum Innenohr. Die Gehörknöchelchen sorgen für wenig Verluste bei der Übertragung des Schalls. Die beste Verstärkung erfolgt bei einer Frequenz des Trommelfells zwischen 1000 und 2000 Hertz. Ohne die Gehörknöchelchen würden 98 Prozent der Schallwellen an der Membran zwischen Luft und Perilymphe zurückgeworfen werden.

Ohne funktionierende Gehörknöchelchen kommt es zu einem Hörverlust von 20 Dezibel.

Hohe Töne hören wir eher am Schneckeneingang, tiefe Töne eher an der Schneckenspitze. Je nach Bewegung der Endolymphe im Schneckengang bewegen sich die Haarzellen und senden ein elektrisches Signal über den Hörnerv an das Gehirn, sodass unterschiedliche Töne wahrgenommen werden können.

KÖRPERLICHER Aspekt der Ohren

Ihre Ohren nehmen sämtliche Geräusche, Töne, Worte in Sie auf. Sie helfen Ihnen zusammen mit den Augen bei der Orientierung. Durch sie wissen Sie, wie die räumlichen Verhältnisse um Sie herum sind, wo oben und unten ist, vorn und hinten. Durch das Gleichgewichtsorgan können Sie sich erst fortbewegen, ohne dass Ihnen übel wird oder Sie stürzen. Jede Lageveränderung wird registriert und gemeldet, sodass Sie immer wissen, wo Sie gerade sind.

GEISTIGER Aspekt der Ohren

Öffnen Sie sich den Ansichten anderer, hören Sie ihnen zu, und nehmen Sie die Informationen auf. Haben Sie mehr Interesse daran, wie es Ihrem Gegenüber geht. Hören Sie auch zwischen den Worten, seien Sie offen für alles, was nicht direkt angesprochen wird. Denn hinter jedem ausgesprochenen Satz steht mindestens ein weiterer, den man nicht sagt. Lassen Sie Gedanken nicht immer wieder wie ein Echo in sich klingen. Sprechen Sie sie lieber laut aus, klären Sie die Situation, und dann sorgen Sie für Stille im Kopf. Permanente Schwankungen in Ihrem Leben bringen Sie aus dem Gleichgewicht. Sorgen Sie für Klarheit im Gespräch und im inneren Dialog.

SEELISCHER Aspekt der Ohren

Hören Sie in sich hinein, und folgen Sie Ihrer inneren Stimme, statt den lautstarken Ratschlägen anderer zu folgen. Vertrauen Sie Ihrer Seele. Je leiser Sie die äußeren Stimmen vernehmen, desto wichtiger ist es, in sich selbst zu horchen. Leben Sie, was Sie sind, öffnen Sie Ihr Innerstes, und verschließen Sie sich nicht mehr. Bleiben Sie sich selbst treu, denn nur so kommen Sie wieder in Ihre innere Balance. Begeben Sie sich in die Mitte, und meiden Sie das Extreme. Auch der mittlere Ton hat seine Berechtigung, nicht nur das laute Geschrei oder das mahnende Flüstern. Nehmen Sie mehr am Leben teil, entwickeln Sie Ihre Offenheit, Klarheit und Ehrlichkeit. Lösen Sie alte, unbewusste Belastungen auf, damit sie nicht mehr in Ihnen nachklingen.

› **Chakra:** 6., Stirn- oder Ajna-Chakra bzw. Drittes Auge, Farbe: Indigoblau bis Violett, Themen: Intuition, Erkenntnis, Selbsterkenntnis, Weisheit, Wahrnehmung, Vorstellungskraft

› **Meridiane:** Magenmeridian, Dünndarmmeridian, Dreifacher-Erwärmer-Meridian/Sanjiao-Meridian, Gallenblasenmeridian, Lenkergefäß/Du Mai

Ohrenschmalzpfropf/Ceruminalpfropf/ Cerumen obturans

(durch zu viel Ohrenschmalz kommt es zu einer teilweisen oder vollständigen Verstopfung des äußeren Gehörgangs mit Beeinträchtigung der Schallleitung)

GEISTIGE Kohärenz: Versuchen Sie, mehr zu verstehen als Ihnen gesagt wird. Erkennen Sie das Gefühl, das hinter den Worten steht. Hören Sie besser hin, und achten Sie auf die Sorgen, die hinter dem Gesagten stehen.

SEELISCHE Kohärenz: Etwas nicht Aufgearbeitetes will hinaus. Es möchte endlich von Ihnen gehört, anerkannt und ausgesprochen werden.

Schwindelgefühl

(Lösung der Kristallkörnchen der Sinneszellen von der Gelschicht)

GEISTIGE Kohärenz: Erkennen Sie die Notwendigkeit von Schwankungen. Es ist nicht immer alles wörtlich zu nehmen. Sie tun sich leichter, wenn Sie bereit sind, allem Spielraum einzuräumen. Denn auch unsere Worte haben eine Schwingungsfrequenz.

SEELISCHE Kohärenz: Finden Sie zurück in Ihre seelische Balance, auch wenn es ein Ereignis gegeben hat, das Ihnen den Boden unter den Füßen weggezogen hat. Merken Sie, dass der Boden unter Ihren Füßen nie wirklich gewankt hat, sondern Sie lediglich Ihre Stabilität im Leben verloren hatten.

Kompletter Hörverlust

(Schaden der inneren Haarzellen)

GEISTIGE Kohärenz: Hören Sie auf Ihre innere Stimme, die Ihnen mitteilt, was wirklich richtig ist. Suchen Sie den Klang, der in Ihrem Inneren schwingt. Achten Sie das Bedürfnis der Stille in Ihrem Leben.

SEELISCHE Kohärenz: Von einem wichtigen Aspekt Ihres Lebens wollen Sie nichts hören. Sie haben im wahrsten Sinne des Wortes Ihr Gehör, Ihr Gespür und sich selbst davor dicht gemacht. Beginnen Sie nun, mit dem anderen Ohr mehr von Ihrem Leben zu verstehen als bisher.

Schwerhörigkeit/ Schallleitungsschwerhörigkeit

(Schaden an den äußeren Haarzellen oder den Gehörknöchelchen)

GEISTIGE Kohärenz: Sie achten nur auf die lauten Stimmen um Sie herum, doch viel wichtiger wäre es, das leise Gesagte zu hören. Stellen Sie den Lärm ab, damit Sie innerlich hören lernen.

SEELISCHE Kohärenz: Sie möchten nicht alles in Ihrem Leben hören und sortieren daher gern Unangenehmes aus. Lernen Sie, anderen Menschen die Achtung entgegenzubringen, ihnen zu sagen, was Ihnen nicht gefällt, statt so zu tun, als wüssten Sie es nicht.

Hörsturz/Ohrinfarkt

(plötzliches Auftreten einer Schallempfindungsstörung bis zum Hörverlust, meist einseitig)

GEISTIGE Kohärenz: Sie richten Ihr Gehör immer nur in eine bestimmte Richtung aus, doch nun ist es Zeit, auch die Gegenrichtung wahrzunehmen. Beachten Sie beide Pole.

SEELISCHE Kohärenz: Etwas hat Sie plötzlich aus der Lebensbahn geworfen, was Sie nicht hören wollen. Sie haben Ihr Ohr verschlossen und versuchen, das Ereignis zu ignorieren. Öffnen Sie sich für alles, was in letzter Zeit, vielleicht auch unbewusst, geschehen ist.

Tinnitus/Ohrgeräusche

(Wahrnehmung von Pfeifen, Klingeln, Rauschen oder Ähnlichem, ein- oder beidseitig, durch Stress, Durchblutungsstörungen, psychische Probleme)

GEISTIGE Kohärenz: Achten Sie auf das Geräusch in Ihrem Ohr: Woran erinnert es Sie? Mit welcher Erinnerung verbinden Sie es? Verlagern Sie das Geräusch in Ihr äußeres Bewusstsein, dann hört es in Ihrem Inneren auf.

SEELISCHE Kohärenz: Das Klingeln im Ohr ist die Warnung Ihres Systems, sich Ruhe zu gönnen. Immer wieder erinnert es Sie daran, auf sich und Ihre Bedürfnisse achtzugeben. Bringen Sie Ihr Leben in einen ruhigen, aber stetigen Fluss, dann hört die Warnung auf.

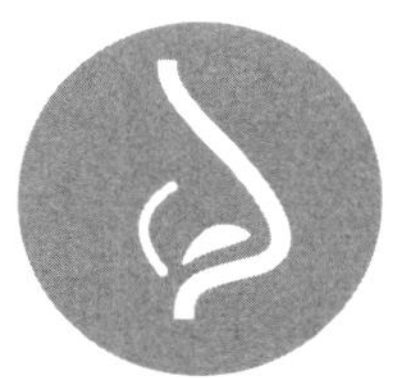

DIE NASE: Luftschleuse und Spürsinn

Die Nase gehört zu den oberen Atemwegen. Neben wichtigen Funktionen in der Atmung benötigen wir sie auch für die Geruchswahrnehmung. Ihre knöcherne Grundlage ist das Nasenskelett. Die Nase ist paarig angelegt, alle ihre Strukturen sind also doppelt vorhanden und in der Mitte durch die Nasenscheidewand getrennt. Die Doppelung dient der Erholung des Hochleistungsorgans und der Regeneration der Nasenschleimhaut. In einem regelmäßigen Rhythmus schwillt die Nase an und ab, sodass immer eine Seite offen und aktiv ist und die andere geschlossen. Diese macht dann Pause. Normalerweise bemerken wir den Unterschied nicht.

Die äußere Nase besteht hauptsächlich aus dem vorderen Teil des Nasenskeletts, einer knöchernen Pyramide, und einem flexiblen Knorpelgerüst. Letzteres besteht aus mehreren einzelnen Segmenten, die mit Ausnahme des Septumknorpels (Nasentrennwand) paarig vorliegen. Durch diesen Aufbau ist die Nase beweglich und wird bei kleinen Stößen vor Verletzungen geschützt. Über dem Knorpelgerüst liegt Weichteilgewebe aus Subkutangewebe (Unterhaut), Gesichtsmuskeln und Haut.

Ein Bruch der Nasenpyramide gehört zu den häufigsten Knochenbrüchen.

Am Ende der Nase liegen die beiden sichtbaren Nasenlöcher, die seitlich durch die Nasenflügel und mittig vom Nasensteg begrenzt werden. Den Naseneingang nennt man Nasenvorhof, er endet an der Nasenklappe, der engsten Stelle der Nase. Die innere Nase besteht aus zwei Haupthöhlen, die ebenfalls paarig angelegt sind und durch die Nasenscheidewand getrennt sind. Viele Menschen haben eine schiefe Nasenscheidewand, was aber nur bei starker Krümmung Beschwerden verursachen kann. An der äußeren Nasenhöhlenwand liegen drei Nasenmuscheln, die aus einem Knochenkern mit umgebender Schleimhaut bestehen. Die untere Nasenmuschel regelt die Luftdurchgängigkeit der Nase und sorgt für die Reinigung und Klimatisierung der Atemluft. Die mittlere Nasenmuschel bildet einen Teil des Eingangs zu den Nasennebenhöhlen. In der oberen Nasenmuschel liegt ein Teil der Riechzellen.

Die Nasennebenhöhlen sind luftgefüllte Bereiche, die mit der Nasenhöhle verbunden sind. Auf jeder Kopfseite liegen vier verschiedene Nasennebenhöhlen: die Kieferhöhlen, die Stirnhöhlen, die Keilbeinhöhlen und die Siebbeinzellen. Die Nebenhöhlen grenzen an die Augenhöhlen und die Schädelbasis an und machen den Kopf leichter. Bei Entzündungen mit einem Anschwellen der Schleimhaut kann der enge Kanal zuschwellen und eine Nebenhöhlenentzündung entstehen. Nach hinten öffnet sich die innere Nase zum Nasenrachenraum hin.

Täglich durchströmen 10 000–15 000 Liter Atemluft die Nase eines erwachsenen Menschen.

Die Nase sorgt für eine gleichbleibende Temperierung der Atemluft auf 31–34 °C und für eine relative Luftfeuchtigkeit von 90–95 Prozent. Die feuchtwarme Luft schützt die empfindliche Bronchialschleimhaut der Lunge vor Reizungen und Entzündungen. Beim Ausatmen wird ein Großteil der Wärme und Feuchtigkeit wiedergewonnen. In der Nase erfolgt zudem eine mechanische Reinigung der eingeatmeten Luft. Dafür ist die Schleimhaut der Atemwege mit einer Sekretschicht bedeckt, die aus einer wässrigen Flüssigkeitsschicht und einer darüberliegenden zähflüssigen Schleimschicht besteht. Sie fängt Viren, Bakterien und Fremdkörper (z. B. Pollen) auf. Die Schleimhaut selbst besteht aus Zellen mit Flimmerhaaren, die zum Rachengang gerichtet sind. Jede Nasenschleimhautzelle besitzt etwa 200 Flimmerhaare (Zilien), die der Reinigung dienen.

Rauchen vermindert die Zilienzahl der Schleimhautzellen und vermehrt die Schleimbildung, was zum typischen Raucherhusten führt.

Die Nasenschleimhaut besitzt ein dichtes Netz an Blutkapillaren zur Wärmebildung, das aber bei Störungen der Schleimhaut auch stark bluten kann. Eine zusätzliche wichtige Aufgabe der Nasenhöhlen ist die Bildung eines Resonanzraums zur Stimmbildung.

Beim Einatmen gelangen Duftstoffe in die Nase, die durch zwei unabhängige Riechsysteme an das Gehirn weitergeleitet werden. Grobe Duftstoffe wie Rauch, Säure oder Ammoniak werden über die Nasenschleimhaut an das dort verästelte Trigeminusnervensystem weitergeleitet. Dieses kann feine Duftstoffe nur bei hohen Konzentrationen wahrnehmen. Es dient vorrangig dem Schutz vor giftigen und ungesunden Dämpfen. Im oberen Bereich der Nasenmuscheln sitzt das eigentliche Riechsystem (olfaktorische System), das 2–4 cm^2 groß ist und aus speziellen Riechschleimhautzellen besteht, die Millionen verschiedener Andockstellen für Duftstoffe haben. Duftstoffe sind chemische Verbindungen, von denen Moleküle mit der Luft eingeatmet werden. Die Riechzellen müssen sie erkennen und das chemische in ein elektrisches Signal umwandeln, das dann über den Riechnerv zum Gehirn weitergeleitet wird. Auf jeder Riechzelle sitzen Zilien mit verschiedenen Geruchsrezeptoren, wobei jede Andockstelle nur für eine einzige Art Duftmolekül passt. Oft wirken verschiedene Duftrezeptoren gemeinsam, um komplexe Düfte erkennen zu können.

Der Mensch besitzt etwa 350 verschiedene Geruchsrezeptoren, kann aber über das Zusammenspiel mehrerer Rezeptoren auch Düfte mit 500 verschiedenen Bestandteilen (z. B. Rosenduft) riechen.

Bevor ein Duftmolekül am Geruchsrezeptor andocken kann, muss es im Schleim aufgelöst werden, der die Riechhärchen umgibt. Der elektrische Reiz wird mit Fortsätzen der Riechzellen (Axonen), die wie eine Stromleitung funktionieren und sich durch die Löcher des Siebbeins ins Gehirn ziehen, weitergeleitet. Einer dieser weiterführenden Wege geht über das limbische System, den Sitz der Emotionen, sodass gleichzeitig mit dem Erkennen des Geruchs ein Gefühl entsteht.

Unsere Nase kann mehr als 1 Billion verschiedene Gerüche unterscheiden.

Geruchsstörungen sind weit verbreitet. Jeder fünfte Deutsche leidet daran.

KÖRPERLICHER Aspekt der Nase

Ihre Nase ist das Zentrum Ihres Gesichts und spielt auch eine zentrale Rolle in Ihrem Leben, denn durch sie strömen Luft und Sauerstoff in Ihren Körper. Sie ist der Eingang Ihrer Atemwege und wirkt wie ein Vorbereitungsraum für die aktive Sauerstoffaufnahme. In der Nase und ihren Höhlen wird die

Luft vorgefiltert, richtig temperiert und befeuchtet. Durch die Nase nehmen Sie den Stoff zum Leben auf, aber auch eine enorme Vielfalt an Gerüchen. Die Riechzellen sind wichtig, um Genuss am Essen und am Leben empfinden zu können. Fehlt der Geruch, ist alles gleich und fad. Geruch bestimmt auch Emotionen, Lebensfreude und den Kontakt mit anderen Menschen.

GEISTIGER Aspekt der Nase

Überlegen Sie mehr, bevor Sie sprechen, denn jedes gesprochene Wort ist Energie, die mit Ihnen in Verbindung bleibt. Bereiten Sie sich vor wichtigen Gesprächen vor, sodass Sie Ihre Meinung auch gut vertreten können. Das stärkt Ihre Stimme und Ihr Auftreten. Erheben Sie die Stimme, und machen Sie deutlich, was Ihnen wichtig ist. Sie haben etwas zu sagen, teilen Sie es der Welt mit Wärme, Liebe und Leidenschaft mit, dann versteht sie Sie auch. Ein und dieselbe Aussage kommt bei unterschiedlichen Menschen verschieden an. Lernen Sie, die richtigen Worte und Gefühle für die verschiedenen Charaktere zu finden, indem Sie die Vielfalt erkennen.

SEELISCHER Aspekt der Nase

Bringen Sie mehr Leichtigkeit in Ihr Leben, und nehmen Sie nicht alles zu ernst. Bereiten Sie sich auf alles, was Ihnen sehr wichtig ist, gut vor, denn das gibt Ihnen Sicherheit. Verbreiten Sie in Ihrem Inneren Wärme und Wohlgefühl. Lassen Sie sich dafür Zeit, und überstürzen Sie nichts. Es ist nicht wichtig, alles sofort zu erledigen oder zu erleben, sondern, es in Ruhe und bewusst zu tun. Empfinden Sie viele wärmende Gefühle wie Liebe, Freude, Entspannung, Ruhe, Dankbarkeit oder Frieden. Zelebrieren Sie das Schöne, nehmen Sie es bewusst und intensiv in sich auf. Werden Sie sich der Vielfalt im Leben bewusst, auch in Bezug auf Gefühle. Sie sind hier auf Erden, um Freude, Glückseligkeit, Liebe und inneren Frieden zu erleben. Verschließen Sie ganz bewusst Ihre Tore vor allem, was Ihnen nicht guttut und Sie belastet. Filtern Sie Ihr Erleben mehr, und entscheiden Sie sich für die Wärme des Lebens.

› **Chakra:** 6., Stirn- oder Ajna-Chakra bzw. Drittes Auge, Farbe: Indigoblau bis Violett, Themen: Intuition, Erkenntnis, Selbsterkenntnis, Weisheit, Wahrnehmung, Vorstellungskraft

› **Meridiane:** Dickdarmmeridian, Magenmeridian, Dünndarmmeridian, Lenkergefäß/Du Mai, Yin Tang

Chronischer Schnupfen/Rhinitis

(Entzündung der Nasenschleimhaut)

GEISTIGE Kohärenz: Filtern Sie mehr, was von außen kommt. Nehmen Sie nicht alles in Ihr Inneres auf, denn manches schadet Ihnen. Bringen sie Ihre Gedanken zur Ruhe, damit Sie sie verinnerlichen können.

SEELISCHE Kohärenz: Sorgen Sie für Wärme und Ordnung in Ihrem Inneren, damit nicht alles ungehindert in Sie dringt. Stellen sie ab, was Sie belastet, damit Sie es nicht auf anderer Ebene zu lösen versuchen.

Chronische Nasennebenhöhlenentzündung/Sinusitis

(Schwellung der Nasenschleimhaut mit verminderter Belüftung und Reinigung der Nebenhöhlen)

GEISTIGE Kohärenz: Sie können die ewig gleichen Worte nicht mehr hören, doch es liegt nur an Ihnen, sie abzustellen. Ändern Sie sich, und Sie müssen sich nicht mehr verstellen. Reinigen Sie den Umgang mit anderen, indem Sie klar und sicher sagen, was Sie wollen.

SEELISCHE Kohärenz: Ihr Sein verweigert die Aufnahme von Lebenskraft, da etwas in Ihrem Inneren zuerst bearbeitet werden möchte. Öffnen Sie sich der Herausforderung, die sich Ihnen stellt, damit alles wieder in Fluss kommt. Das befreit auch Ihren Kopf und sorgt für die Aufnahme heilender Gedanken.

Riechstörung/Dysosmie

(Störungen des Geruchssinns)

GEISTIGE Kohärenz: Öffnen sie sich der Vielfalt in der Kommunikation, den vielen Nuancen in einem Gespräch. Lernen Sie, mit Ihrer Stimme und Ihrem Gehör zu spielen, damit Sie Unterschiede erkennen.

SEELISCHE Kohärenz: Finden Sie wieder Genuss am Leben, und beenden Sie die Selbstbestrafung. Öffnen Sie sich dem anderen Geschlecht gegenüber, und finden Sie heraus, was Sie besonders anzieht. Suchen Sie die Individualität bei anderen Menschen auf tieferen Ebenen.

Allergischer Schnupfen/allergische Rhinitis

(chronischer Schnupfen durch Allergene)

GEISTIGE Kohärenz: Lassen Sie ungelebte Wut und Aggressionen heraus. Sprechen Sie an, was Sie belastet, und entwickeln Sie dabei keine Schuldgefühle. Stehen Sie zu Ihren Gefühlen.

SEELISCHE Kohärenz: Einen Teil Ihres Lebens haben Sie bislang nicht angenommen und ignoriert. Geben Sie sich dem Leben mit allen seinen Herausforderungen hin. Hören Sie auf, innerlich zu rebellieren.

DER MUND UND DIE ZÄHNE:
Mahlwerk und Kommunikator

Ihr Mund bildet den obersten Teil des Verdauungstrakts und nimmt die Nahrung auf. Er ist eine Körperhöhle und wird vorn durch die Lippen begrenzt, seitlich von den Wangen, hinten vom Rachen (Pharynx), oben vom vorderen Gaumenbogen und dem harten Gaumen und unten vom Mundboden mit der Unterseite der Zunge sowie der Mundbodenmuskulatur. Unterteilt wird die eigentliche Mundhöhle (Cavum oris) in den Mundvorhof (Vestibulum oris), die Haupthöhle (Cavum oris proprium) und die Schlund- oder Rachenenge (Isthmus faucium).

Ihr Mund bildet den obersten Teil des Verdauungstrakts und nimmt die Nahrung auf. Er ist eine Körperhöhle und wird vorn durch die Lippen begrenzt, seitlich von den Wangen, hinten vom Rachen (Pharynx), oben vom vorderen Gaumenbogen und dem harten Gaumen und unten vom Mundboden mit der Unterseite der Zunge sowie der Mundbodenmuskulatur. Unterteilt wird die eigentliche Mundhöhle (Cavum oris) in den Mundvorhof (Vestibulum oris), die Haupthöhle (Cavum oris proprium) und die Schlund- oder Rachenenge (Isthmus faucium).

Der **Mundvorhof** ist der Bereich zwischen Zähnen sowie Zahnfleisch und Lippen bzw. Wangen. Die Hauptmundhöhle wird zum größten Teil von der Zunge ausgefüllt und enthält die Zähne zum Zerkleinern der Nahrung. Der gesamte Mundinhalt wird von einer viskosen Flüssigkeit umspült, dem Speichel, der in kleinen und großen Speicheldrüsen produziert wird. Diese geben ihr Sekret entweder direkt oder über Ausführungsgänge in die Mundhöhle ab. Die Mundhöhle erfüllt wichtige Funktionen für Verdauung, Atmung und Stimmbildung. Der Mundraum ist mit der Mundschleimhaut ausgekleidet, die nahtlos in die Lippenschleimhaut, die Wangenschleimhaut und das Zahnfleisch (Gingiva) übergeht. Das Zahnfleisch dient dem Schutz der Kieferknochen vor der Mundflora mit ihren zahlreichen Bakterien. Ähnlich wie im Darm vermehren sich in der feuchtwarmen Mundhöhle eine Menge von Kleinstlebewesen, die Mundschleimhaut und Zahnoberflächen besiedeln.

Zur Wange (Bucca) gehören die Wangenmuskulatur für die Mimik des Gesichts und der Wangenfettpfropf, ein rundliches kleines Fettpolster, das die Saugkraft erhöht und das Einfallen der Wange verhindert. Die Zunge (Lingua) benötigen wir zum Kauen, Saugen, Schlucken und Sprechen. Die haarlosen Lippen bestehen aus wenig verhorntem Plattenepithel und können unabhängig bewegt werden. Sie besitzen keine Schweißdrüsen, Talgdrüsen oder Schleimdrüsen, dafür aber viele Nerven und

Rezeptoren, die sensibel auf Temperatur und Berührung reagieren. Zusammen mit der mimischen Muskulatur drücken die Lippen Gefühle aus.

Der Mundbereich ist sehr empfindlich, leicht reizbar und reagiert sensibel. Daher kommt es nach langen Zahnbehandlungen häufiger zu Reaktionen des Immunsystems und anhaltenden Schleimhautreaktionen. Auch können Entzündungen im Mundraum das Risiko für bestimmte körperliche Erkrankungen erhöhen. Aufgrund der hohen Sensibilität ist eine gute Mundpflege wichtig, denn durch die Aufnahme von Nahrung und Getränken wird die physiologische Mundflora immer wieder gestört, und es kommt leicht zu bakteriellen Belägen und Entzündungen, die zu Karies, Parodontose, Zahnfleischentzündung und Mundgeruch führen können.

Die in die Mundhöhle aufgenommenen Speisen werden von den Zähnen zerkleinert und für die Verdauung vorbereitet, indem der zerkleinerte Nahrungsbrei mit dem Speichel vermischt wird. Mehr als 90 Prozent des Speichels bilden die paarigen großen Ohrspeicheldrüsen (Glandula parotis), Unterkieferspeicheldrüsen (Glandula submandibularis) und Unterzungenspeicheldrüsen (Glandula sublingualis). Nur 10 Prozent wird durch die in der Mundschleimhaut verstreuten kleinen Speicheldrüsen produziert.

Der täglich produzierte Speichel beträgt beim Erwachsenen 500–1500 ml.

Der Hauptbestandteil von Speichel ist Wasser (99 Prozent), ansonsten enthält er verschiedene Eiweiße (z. B. Peroxidasen, Amylasen, Lysozyme, Lipasen, Histatine, Laktoferrin), Elektrolyte, Harnsäure, Harnstoff und Ammoniak. Die Aufgaben des Speichels sind vielfältig:

› Vorverdauung von Kohlenhydraten (Amylase)
› Vorverdauung von Fetten (Lipase)
› viskoelastische Veränderung des Speisebreis für das Schlucken
› Befeuchtung der Mundhöhle
› Erhaltung der physiologischen Mundflora, Abwehr krank machender Erreger (Bakterien, Viren, Pilze)
› Verhinderung von Belägen (Plaques) auf den Zähnen
› Neutralisation von Giften
› Neutralisation von Nahrungsmittelsäuren
› Schutz und Remineralisation der Zahnsubstanz
› Schutz und Reparatur der Mundschleimhaut

Der Mund ist auch am Schlucken und Sprechen beteiligt. An der Stimmbildung (Phonetik) wirken Gaumen, Zunge, Lippen und Zähne mit.

Das ausgebildete Gebiss eines Erwachsenen umfasst zusammen mit den Weisheitszähnen 32 Zähne. Vorn im Kiefer liegen die vier Schneidezähne des Ober- und Unterkiefers, die durch die scharfen Kanten besonders gut Nahrung abbeißen können. Direkt daneben sitzen die Eckzähne, die die angebissene Nahrung im Mund fixieren. Liegt die Nahrung im Gaumen, kommen die kleinen Backenzähne (Prämolaren) zum Einsatz. Sie dienen mit ihren Mulden und Höckern der Zerkleinerung der Nahrung. Die dahinterliegenden Molaren sind etwas größer und zerreiben die zerkleinerte Nahrung zu einer Art Brei, der leicht geschluckt werden kann. Hinter den Molaren wachsen bei einigen Menschen die Weisheitszähne heraus.

Jeder Zahn besteht aus einer sichtbaren Zahnkrone, einem Hals und einer Wurzel. Am Zahnhals verschwindet der Zahn unter das Zahnfleisch, im Kiefer ist die Wurzel des Zahns verankert. Die äußerste Schicht ist der Zahnschmelz, die härteste Substanz des gesamten Körpers. Er besteht hauptsächlich aus einem Calciumsalz und kann von Säuren angegriffen werden.

Zucker in der Nahrung wird von den Mundbakterien aufgenommen. Bei der Verwertung bilden sich Säuren, die den Zahnschmelz angreifen und zu Karies führen.

Unter dem Zahnschmelz liegt das Zahnbein (Dentin), das hauptsächlich aus Kalium besteht. Das Dentin wird von Nervenfasern und Zellfortsätzen durchzogen, die Reize wie Kälte, Wärme und Druck aufnehmen. Sie übermitteln das Signal an das Zahnmark (Pulpa). Dieses besteht vor allem aus Nervenfasern, Blutgefäßen und Bindegewebe und dient der Versorgung des Zahns mit Nährstoffen.

KÖRPERLICHER Aspekt des Mundes

Durch Ihren Mund versorgen Sie Ihren gesamten Organismus mit Nahrung, Nährstoffen und Flüssigkeit. Er ist die Haupteintrittspforte in Ihren Organismus und dient der Vorbereitung der Aufnahme. Im Mund wird zerkleinert, vermischt, angedaut, aussortiert, angewärmt und weitergeleitet. Die Mundflora sowie die Mandeln dienen dem Schutz vor Krankheitserregern wie Viren, Pilzen und Bakterien sowie Unverträglichem. Durch Ihren Geschmackssinn entscheiden Sie, was Teil Ihres Körpers werden darf. Gleichzeitig ist der Mund das wichtigste Instrument für Ihre Stimme und die Kommunikation mit der Außenwelt. Diese geschieht nicht nur verbal, sondern auch auf der Gefühlsebene: Ihre Lippen können weich oder fest sein, woran jeder erkennt, ob Sie offen sind oder niemanden an sich heranlassen.

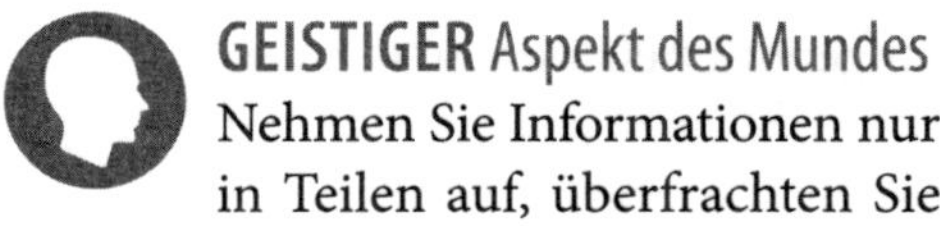

GEISTIGER Aspekt des Mundes

Nehmen Sie Informationen nur in Teilen auf, überfrachten Sie sich nicht damit – lieber öfter weniger als viel auf einmal. Bedenken Sie, dass dies auch für andere gilt und Sie bei wichtigen Gesprächen nicht alle Argumente auf einmal anbringen, sondern alles strukturiert und wohldurchdacht vortragen sollten. Bereiten Sie sich vor, und reden Sie weniger aus dem Bauch heraus. Spontaneität ist zwar eine gute Eigenschaft, aber Sie besitzen eventuell zu viel davon.

SEELISCHER Aspekt des Mundes

Bereiten Sie sich mehr vor, geben Sie einen Teil Ihrer Spontaneität ab. Sie bekommen dafür eine bessere Bodenhaftung und können alles richtig zelebrieren. Vieles, was Sie bisher spontan und schnell entschieden haben, konnten Sie nicht verinnerlichen. Es ist wichtig für Sie, in die Tiefe zu gehen, sich Zeit zu lassen und nichts zu überstürzen. Lassen Sie es langsamer angehen, und überlegen Sie, was wirklich Ihres ist und nicht nur einer Laune entspringt.

KÖRPERLICHER Aspekt der Zähne

Ihre Zähne sind wichtig für die Nahrungsaufnahme. Durch sie können Sie Nahrungsmittel abbeißen, zerkleinern und aufteilen und für das Schlucken vorbereiten. Die Mahlzähne schließen die Zellen der Nahrungsmittel auf, sodass die Nähr- und Vitalstoffe leichter aufgenommen werden können.

GEISTIGER Aspekt der Zähne

Versuchen Sie, sich verbal durchzusetzen, aber bleiben Sie dabei ruhig und gelassen. Stecken Sie in schwierigen Gesprächen nicht zurück, sondern setzen Sie Ihre Bedürfnisse durch. Fühlen Sie sich von verbalen Angriffen nicht persönlich betroffen, denn meist haben sie nichts mit Ihnen zu tun, Sie sind nur ein Stellvertreter. Bleiben Sie bei schwer verdaulichen Informationen ruhig, und seien Sie sich bewusst, dass es eine Lösung gibt. Analysieren Sie das Problem, dann löst sich manches bereits in Wohlgefallen auf.

SEELISCHER Aspekt der Zähne

Schieben Sie Ihre Probleme nicht vor sich her, sondern gehen Sie sie zeitnah an. Aufgeschobene Probleme stellen eine unbewusste Belastung dar. Nehmen Sie sich der Probleme an, kauen Sie sie einmal ganz durch, damit Sie sie endlich verdauen können. Alles Alte, das Sie lange Zeit mit sich herumschleppen, behindert Sie in Ihrem wahren Sein. Wenn Ihnen die Probleme gerade über den Kopf gewachsen sind, dann nehmen Sie sich eines nach dem anderen vor. Blicken Sie niemals auf den ganzen Berg, sondern erkennen Sie, dass alles aus ganz vielen Einzelteilen besteht. Jedes Problem, das gelöst wurde, zeigt Ihnen, wie durchsetzungsstark Sie sind, wie kraftvoll Sie agieren können. Und es bereitet oft weitere Lösungsansätze vor. Jeder Bestandteil Ihres Lebens erfordert Aufmerksamkeit durch Bewusstsein, Aufarbeitung und Loslassen.

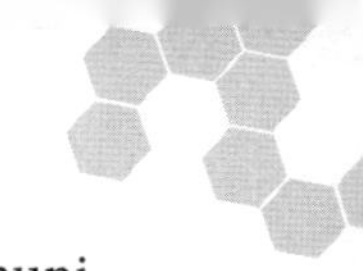

- **Chakra:** 5., Hals- oder Vissudha-Chakra, Farbe: Hellblau, Themen: Kommunikation, Wortbewusstsein, Kreativität, Inspiration; 6., Stirn- oder Ajna-Chakra bzw. Drittes Auge, Farbe: Indigoblau bis Violett, Themen: Intuition, Erkenntnis, Selbsterkenntnis, Weisheit, Wahrnehmung, Vorstellungskraft

- **Meridiane:** Dickdarmmeridian, Magenmeridian, Du Mai/Lenkergefäß, Ren Mai/Konzeptionsgefäß

Mundgeruch/Halitosis/Foetor ex ore

(unangenehmer Geruch des Atems aus der Mundhöhle)

GEISTIGE Kohärenz: Sie versuchen unbewusst, andere Menschen auf Abstand zu halten. Haben Sie weniger Angst vor Bindungen. Außerdem sollten Sie sich mit der Verarbeitung von Informationen mehr Zeit lassen, damit sie nicht immer wieder in Ihr Bewusstsein stoßen müssen.

SEELISCHE Kohärenz: Vergangenes will aufgearbeitet werden. Stellen Sie sich den Themen, die Sie nicht verdaut haben. Lernen Sie, diese anzunehmen und aufzuspalten in Portionen, die Sie bearbeiten können. Verdrängen Sie nichts.

Herpes labialis/Lippenbläschen

(wiederkehrende Bläschen um den Mund herum durch Herpesviren)

GEISTIGE Kohärenz: Lernen Sie, Ihre Grenzen auszusprechen. Äußern Sie alles, was Sie stört, sonst platzt es irgendwann aus Ihnen heraus.

SEELISCHE Kohärenz: Ihre seelischen Abwehrkräfte sind geschwächt, weshalb etwas immer wieder aus Ihnen herausplatzen will. Setzen Sie sich mit dem Thema Stress auseinander. Öffnen Sie sich Ihren inneren Welten.

Aphthen/Schleimhautaphten/Mundfäule/Stomatitis

(äußerst schmerzhafte, nicht ansteckende entzündliche Erkrankung der Mundschleimhaut, häufig wiederkehrend)

GEISTIGE Kohärenz: Es ist wichtig, zu äußern, was richtig für Sie ist. Suchen Sie keine faulen Kompromisse, sondern vertreten Sie Ihren Standpunkt nach außen. Sprechen Sie aus, was Sie stört.

SEELISCHE Kohärenz: Sie übergehen oft Ihre eigenen Bedürfnisse, sodass es zu Irritationen zwischen innen und außen kommt. Gehen Sie mehr auf Ihre eigenen Wünsche ein. Achten Sie auf Ihr Bedürfnis nach Ruhe und Entspannung, und setzen Sie sich mehr damit auseinander, was Ihre Seele sich wünscht.

Zahnfleischentzündung/Gingivitis

(durch bakterielle Plaques verursachte Entzündung)

GEISTIGE Kohärenz: Bisher sind Sie in Konflikten zu lieb, zu nachgiebig. Aktivieren Sie auch den anderen Anteil in sich, Sie dürfen auch einmal »böse« sein. Befreien Sie sich selbst vom falschen Schutz vor Ihrer inneren Aggressivität – werden Sie lauter, wenn es angebracht ist.

SEELISCHE Kohärenz: Betreiben Sie Seelenhygiene. Setzen Sie sich mit allem auseinander, was Sie dauerhaft seelisch belastet. Verdrängen Sie es nicht, und schieben Sie es auch nicht auf, sondern beißen Sie sich durch das Problem hindurch.

Karies

(multifaktorielle Erkrankung der Zahnhartsubstanz, führt unbehandelt zum Zahnverlust)

GEISTIGE Kohärenz: Mit Ihrer Durchsetzungskraft ist es nicht weit her. Sie schlucken zu vieles hinunter, statt sich zu wehren. Verteidigen Sie sich selbst, und lassen Sie nicht alles über sich ergehen. Seien Sie sich selbst mehr wert.

SEELISCHE Kohärenz: Stecken Sie nicht in allem zurück. Arbeiten Sie an Ihren Ecken und Kanten. Setzen Sie auch einmal Ihre verbalen Waffen ein, und beißen Sie sich in Ihrem Leben durch, sonst bleibt manches in Ihnen stecken.

Parodontitis/Parodontose ohne Entzündung

(bakterielle Infektion des Zahnhalteapparats, des Gewebes um den Kieferknochen herum)

GEISTIGE Kohärenz: Sprechen Sie direkt an, was Sie stört. Reden Sie nicht darum herum, sondern kommen Sie direkt auf den Punkt. Wenn Kritik angebracht ist, dann äußern Sie sie. Lernen Sie, Ihren Standpunkt ohne falsche Rücksichtnahme zu vertreten.

SEELISCHE Kohärenz: Versuchen Sie nicht, es allen recht zu machen, sondern denken Sie an Ihr Seelenheil. Bauen Sie ein gesundes Urvertrauen auf, arbeiten Sie an Ihrem Lebensmut. Beißen Sie sich durch Familienprobleme hindurch, und stecken Sie nicht zurück.

Mundhöhlentumor

(Zunge oder Mundboden können von Krebs betroffen sein)

GEISTIGE Kohärenz: Sie haben lange Zeit zu viel Giftiges hinuntergeschluckt, statt sich nach außen hin zu wehren. Bauen Sie Ihre Selbstachtung wieder auf, um das Gift aus dem Inneren zu verbannen. Lernen Sie, mit sich selbst anders umzugehen.

SEELISCHE Kohärenz: Stellen Sie Ihr Leben wieder auf eine gesunde Basis. Gestehen Sie sich gemachte Fehler ein, und lassen Sie das Zerstörerische nach draußen. Bauen Sie seelischen Lebens-

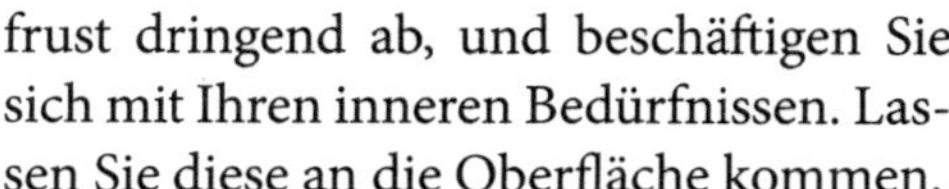

frust dringend ab, und beschäftigen Sie sich mit Ihren inneren Bedürfnissen. Lassen Sie diese an die Oberfläche kommen.

Mandelentzündung/Tonsillitis, chronische Rachenentzündung/Pharyngitis

(chronische Entzündung der Gaumenmandeln bzw. der Rachenhinterwand)

GEISTIGE Kohärenz: Arbeiten Sie an Ihrem Selbstbewusstsein, und verstehen Sie die Problematik hinter falschen Angriffen. Schlucken Sie Ihre Reaktion nicht hinunter, sondern wehren Sie sich nach außen.

SEELISCHE Kohärenz: Es herrscht ein innerer Konflikt im nahen Umkreis. Schützen Sie sich selbst besser nach außen, und lassen Sie weniger Angriffe in sich hereingelangen. Machen Sie sich bewusst, dass es sich oft um Probleme des anderen handelt, z. B. übertragen Ihre Eltern einen alten Konflikt mit Ihren Großeltern auf Sie. Nehmen Sie nicht alles an und auf, was nicht zu Ihnen gehört.

Chronische Kehlkopfentzündung/Laryngitis

(chronische Entzündung des Kehlkopfes)

GEISTIGE Kohärenz: Lernen Sie, zwischen den gesprochenen und den dahinterstehenden Worten zu unterscheiden. Suchen Sie den Sinn hinter allem, und setzen Sie sich mit Ihrer eigenen Position auseinander.

SEELISCHE Kohärenz: Die Filterung zwischen Feinstofflichem und Grobstofflichem ist gestört, sodass es immer wieder zu Konflikten kommt. Werden Sie sich des seelischen Anteils bewusst. Setzen Sie sich mit Ihrem eigenen Dasein auseinander, um den Sinn Ihres Lebens zu erfassen. Zelebrieren Sie Ihre seelischen und Ihre körperlichen Anteile.

DIE HAUT: Kontaktfläche und Schutzmantel

Ihre Haut (Cutis) ist das Organ, das Ihren Körper nach außen begrenzt und alles, was zu Ihnen gehört, bedeckt. Mit einer Dicke von 1,5–4 mm und einem Gewicht von 3,5–10 kg ist sie elastisch und dehnbar, schützt Ihren Organismus vor Austrocknung und schädlichen Einflüssen wie Sonnenlicht und Krankheitserregern.

Die Gesamtfläche Ihrer Haut liegt bei 1,5–2 m^2. Damit bildet sie das größte Flächenorgan Ihres Organismus.

Die Farbe der Haut hängt von der Blutmenge, dem Pigmentgehalt und der Dicke der obersten Hautschicht (Epidermis) ab. Es gibt drei Schichten:

› Epidermis (Oberhaut)
› Dermis/Corium (Lederhaut)
› Subcutis (Unterhaut)

Die **Epidermis** (Oberhaut) besteht hauptsächlich aus einer Hornschicht (90 Prozent), die abgestorbene Zellen nach außen abschilfert und in der Tiefe permanent ersetzt. Der dichte, gefäß- und nervenfreie Zellverbund bildet eine Schutzschicht gegen von außen eindringende Keime und Fremdstoffe. An unbelasteten Stellen wie den Augenlidern ist sie nur 0,03–0,05 mm, an stark belasteten Stellen wie den Handinnenflächen oder Fußsohlen 2–4 mm dick. Die Epidermis besteht selbst aus mehreren Schichten.

Die oberste ist die **Hornschicht**. Sie besteht aus miteinander verschmolzenen, abgeplatteten Zellen, die Faserprotein (Keratin) enthalten, aber keinen Zellkern. Durch den engen Verbund verdunstet wenig Wasser aus der Hautoberfläche. Der in den Talgdrüsen produzierte Talg schützt die Haut vor dem Eindringen von Wasser und hält sie geschmeidig.

Ein Verlust von 20 Prozent der Haut kann tödlich sein.

Direkt unter der Hornschicht liegt die **Keimschicht**, die fest mit der Lederhaut darunter verbunden ist und ständig neue Epithelzellen produziert, die an die Oberfläche wandern, zunehmend verhornen und schließlich abfallen.

Die **Lederhaut** ist die mittlere Hautschicht und besteht aus straffem, kollagenfaserreichem Bindegewebe mit Talgdrüsen, Schweißdrüsen, Blutgefäßen, Nerven, Muskelzellen und Haarfollikeln. Der Name kommt daher, dass diese Schicht tierischer Häute nach dem Gerben als Leder verwendet wird. In diesem Bereich liegen viele kleinste Blutgefäße und auch die meisten sensorischen Zellen der Haut für die Tast- und Vibrationswahrnehmung. Der Anteil der hier gebundenen Flüssigkeit bestimmt, wie straff die Haut aussieht.

Bei einem venösen Rückstau bezeichnet man die vergrößerten Kapillargefäße dieser Schicht als »Besenreiser«.

Die Schweißdrüsen sind unregelmäßig über den Körper verteilt, die meisten liegen in den Hand- und Fußflächen sowie in den Achselhöhlen. Nacken, Rücken und Gesäß haben am wenigsten Schweißdrüsen. Der Schweiß dient der Wärmeregulation des Körpers und dem Ausscheiden kleiner Mengen bestimmter Substanzen, z. B. Kochsalz. Wichtig sind sie auch für den Säureschutzmantel der Haut, und sie sorgen für einen antibakteriellen Hydrolipidfilm.

Schweiß besteht hauptsächlich aus Wasser, 0,6–0,8 Prozent Kochsalz, Ammoniak und Harnstoff.

Es gibt eine Reihe abgewandelter Schweißdrüsen im Körper. Dazu zählen die Duftdrüsen in den Achselhöhlen, auf den Brustwarzen, in der Leistenregion, am Anus und in der Schamregion, die Warzenhofdrüsen, die Moll-Liddrüsen am Augenrand des Lids zwischen den Wimpern und die Ohrschmalzdrüsen.

Die unterste Hautschicht, die **Subcutis,** bildet das Unterhautfettgewebe. Sie besteht aus geschlossenen Bindegewebskammern, die mit Fettzellen gefüllt sind. Das Fett gelangt aus dem Blutkreislauf in die Zellen oder wird direkt in den Zellen aus Kohlenhydraten gebildet. Der Fettgehalt schwankt je nach Geschlecht, Konstitution und Hormonstatus. Subcutis und Lederhaut sind über starke Bindegewebszüge fest miteinander verbunden. An einigen Stellen, an denen direkt unter der Haut Knochenstrukturen liegen, z. B. am Ellenbogen, den Knien und Fersen, bildet die Unterhaut Schleimbeutel aus, die dämpfend auf mechanische Belastungen wirken. Neben Schweißdrüsen und Haarfollikeln befinden sich hier auch bestimmte Hautrezeptoren, die Vater-Pacini-Körperchen, die uns die Stellung der Körperteile vermitteln.

Das Unterhautfettgewebe hat eine eigene Blutversorgung, sodass das Fett bei einem Überangebot aus dem Blutkreislauf an das Subkutangewebe abgegeben und dort gespeichert werden kann. Bei einer unzureichenden Ernährung wird dieses Fett schnell wieder abgebaut und in den Blutkreislauf zurückgeführt. Da es einen höheren Brennwert als Eiweiß oder Kohlenhydrate hat, dient es dem Menschen in Notzeiten als Energielieferant.

Das Depotfett in der Unterhaut bietet Schutz vor Unterkühlung, ist ein wichtiger Energielieferant bei Nahrungsmangel und ein wichtiger Speicher für unser Körperwasser.

Die Talgdrüsen der Haut scheiden ein fetthaltiges Sekret aus Triglyceriden, Fettsäuren und Wachsestern zum Einfetten der Oberhaut aus, um Ihre Haut und Ihren Körper vor Austrocknung zu schützen. Sie kommen fast am gesamten Körper vor. Ein Ungleichgewicht in der Talgproduktion führt zu Krankheiten und ist oft die Ursache für bakterielle Infektionen der Haut, z. B. Akne. Auf 1 cm^2 Hautoberfläche befinden sich durchschnittlich 40 Talgdrüsen mit Haaren.

KÖRPERLICHER Aspekt der Haut

Ihre Haut ist das wichtigste Kontaktorgan zur Außenwelt, und es grenzt Sie gleichzeitig von ihr ab. Dort, wo Ihre Haut ist, spüren Sie sich selbst. Sie schützt Ihren Körper weitestgehend vor äußeren Einflüssen und hält Ihren Organismus zusammen. Ist die Haut gesund und intakt, lässt sie kein Wasser, keine Bakterien, keine Viren oder Pilze in Ihr Inneres herein. Sie können nur im Bereich von Schleimhäuten und Wunden eindringen. Feuchtigkeit kann jedoch durch die Haut nach außen gelangen, wodurch Ihr Körper sich an höhere Temperaturen anpasst. Ihr Körper passt sich den Witterungen an, indem er bei Hitze schwitzt und bei Kälte dichteres Haar sprießen lässt, das sich aufstellt und dadurch die Kälte besser abhält.

GEISTIGER Aspekt der Haut

Öffnen Sie sich den Bedürfnissen anderer Menschen, und grenzen Sie sich weniger ab. Fühlen Sie sich in Ihr Gegenüber und seine Bedürfnisse hinein – so wie auch Sie sich wünschen, dass andere Ihre Bedürfnisse erkennen. Lassen Sie Ihre Mitmenschen näher an sich heran, und sprechen Sie über Ihr Innerstes, ohne Angst vor Verletzungen. Reißen Sie den verbalen Schutzschild herunter, öffnen Sie Ihre Tore, und lassen Sie alle Gefühle hindurch, ohne jemanden dabei zu verletzen. Sensibilität sollten Sie immer anderen und sich selbst gegenüber leben.

SEELISCHER Aspekt der Haut

Auf Ihrer Haut erkennt man, was Sie alles gemeistert haben, Hürden, die Sie genommen haben, Siege und Niederlagen. Sie spiegelt Ihr gesamtes bisheriges Leben wider. Je offener Sie mit allem umgehen, desto klarer wird Ihr Hautbild sein. Wenn Ihre Haut schuppig und verhornt ist, dann öffnen Sie sich in Zukunft mehr. Ist Ihre Haut wund, rot und sensibel, dann lassen Sie nicht alle Probleme an sich heran. Jede Narbe ist eine Auszeichnung des Lebens für einen Schmerz, den Sie ertragen und bekämpft haben. Jede Falte zeugt von Ihrem Selbst, Ihrem Inneren, Ihren Gefühlen. Sie macht Sie weder alt noch hässlich, sondern zeugt davon, dass Sie leben, dass Sie Erfahrungen gemacht und Gefühle erlebt haben – dass Sie ein erfülltes Leben führen.

› **Chakras:** alle

› **Meridiane:** alle

Neurodermitis/endogenes Ekzem/ atopische Dermatitis

(chronisch entzündliche Hauterkrankung mit Herden von Ekzemen und Schorfbildung)

GEISTIGE Kohärenz: Schlucken Sie nicht alles, was Sie stört, hinunter. Lernen Sie, anzusprechen und zu äußern, was Ihnen wichtig ist. Legen Sie den Fokus auf Ihre eigenen Bedürfnisse, und sorgen Sie für ein gutes und förderliches Lebensumfeld.

SEELISCHE Kohärenz: Sie fühlen sich unwohl in Ihrer Umgebung. Ändern Sie die Familien-, Arbeits- oder Lebenssituation, damit der permanente Angriff auf Ihre eigene Haut aufhört.

Schuppenflechte/Psoriasis

(rötlich entzündete, verdickte, juckende Stellen mit silbrigen Schuppen, vor allem an Kopf, Ellenbogen und Knien, genetische Vorbelastung besteht)

GEISTIGE Kohärenz: Sprechen Sie auch in der Familie an, was Ihnen wichtig ist. Arbeiten Sie an Ihrem Selbstbewusstsein, und zeigen Sie Ihrer Umgebung Ihre Verletzlichkeit.

SEELISCHE Kohärenz: Sie haben sich seelisch abgeschottet. Lösen Sie Konflikte mit Ihrer Ursprungsfamilie, denn diese flammen immer wieder auf. Verschaffen Sie sich den nötigen Freiraum, beugen Sie sich nicht den Wünschen anderer, und lassen Sie andere nicht über Ihre Wünsche oder Ideen hinweg entscheiden.

Akne/Pickel, Mitesser

(Erkrankung des Talgdrüsenapparates)

GEISTIGE Kohärenz: Sprechen Sie früher an, was Sie innerlich aufregt. Reden Sie über Ihre Gefühle, damit sie nicht in Ihnen brodeln und irgendwann wie ein Vulkanausbruch explodieren.

SEELISCHE Kohärenz: Ein innerer Konflikt bricht aus Ihnen hinaus. Lösen Sie die Lebenssituation, die für Reizung sorgt. Stellen Sie sich bewusst dem, was nicht dem entspricht, wie Sie leben wollen.

DIE HAARE UND DIE NÄGEL: Schönheitsideal und Antennen

Zu den Hautanhangsgebilden zählen Ihre Haare, Ihre Nägel sowie die Drüsen der Haut: Talg-, Schweiß- und Milchdrüsen. Sie alle entwickeln sich aus den Epithelzellen der Ober- und Lederhaut und besitzen eigenständige Funktionen.

Die **Haare** sind fadenförmige Gebilde, die zum Großteil aus Keratin (Strukturprotein) bestehen. Sie kommen auf fast allen Hautarealen des Menschen vor. Körperbehaarung fehlt nur im Bereich der Handflächen, der Fußsohlen und an Teilen des äußeren Genitals. Dabei gibt es drei verschiedene Haarformen:

› Vellushaare sind kurze, dünne, normalerweise nicht pigmentierte Haare, die den größten Teil der Körperbehaarung ausmachen. Ausnahmen sind das Haupthaar, die Augenbrauen und die Wimpern sowie ab der Geschlechtsreife Haare an Achseln, Schamgegend, Beinen, Brust, Rücken und bei Männern im Gesicht.
› Lanugohaare sind kurze, dünne, marklose und nicht pigmentierte Haare, die die Behaarung eines Fötus ab dem 4. Schwangerschaftsmonat bilden. In der Spätschwangerschaft werden sie durch Vellushaare ersetzt. Frühgeborene können noch Lanugohaare aufweisen. Sie dienen, zusammen mit der Käseschmiere, der Temperaturisolation der fetalen Haut und schützen vor dem Aufweichen durch das Fruchtwasser. Einen Teil der abgestoßenen Lanugohaare nimmt der Fötus durch den Mund auf, um das Mekonium (ersten Stuhl) zu produzieren, der die Darmbewegung anregt.
› Terminalhaare sind markhaltige, pigmentierte Haare, die kräftiger und länger als die übrige Körperbehaarung sind. Beim Mann sind sie durch den Einfluss von Testosteron deutlich ausgeprägter. Dazu zählen Kopfhaare, Augenbrauen, Wimpern, Barthaare, die Haare des Gehörgangs, Nasenhaare, Achselhaare und Schamhaare.

Der Haarzyklus besteht aus drei Phasen: In der Anagenphase erreicht der Haarfollikel seine maximale Größe. Dann beginnt die zweiwöchige Katagenphase, in der sich der Haarfollikel verkürzt und das Haar abstößt. In der Telogenphase bildet sich die Haarpapille innerhalb von 2–3 Monaten neu.

Etwa 80 Prozent der Kopfhaare befinden sich immer in der Anagenphase. Diese dauert zwischen 2 und 6 Jahren. Währenddessen wächst ein Haar 0,3–0,5 mm pro Tag, in einem Jahr also 15 cm.

Das Haar besteht aus drei Abschnitten: dem Haarschaft, der Haarwurzel und dem Haarfollikel. Der Haarschaft besteht aus abgestorbenen Hornzellen, in denen sich das schwefelhaltige Protein Keratin gebildet hat. Die Haarwurzel ist der Teil des Haares, der sich unterhalb der Hautoberfläche befindet. Sie reicht bis in die Lederhaut, manchmal sogar bis in die Unterhaut. Zwischen Haarwurzel und Haarschaft mündet der Ausführungsgang der Talgdrüsen. Der Haarfollikel besteht aus der bindegewebigen Haarpapille und der Wurzelscheide des Haares. Er ist umgeben von empfindlichen Nervenenden, die jede Bewegung des Haares, z. B. bei Wind oder Berührung, wahrnehmen. Ein Muskelzellbündel kann das Haar z. B. bei Kälte oder Stress aufrichten, sodass wir eine »Gänsehaut« bekommen.

KÖRPERLICHER Aspekt der Kopfhaare

Die Haare bedecken Ihr Haupt und schützen Ihren Kopf vor Sonnenstrahlen, aber auch vor Kälte. Sie bestimmen Ihr Aussehen, Ihre Individualität und auch den ersten Eindruck, den andere von Ihnen haben. Durch Ihre Frisur können Sie sich äußerlich schnell und einfach verändern.

GEISTIGER Aspekt der Kopfhaare

Die Anzahl und Dichte Ihrer Haare zeigt Ihre Feinfühligkeit für andere Lebewesen an, Ihr Gespür für die Bedürfnisse Ihrer Mitmenschen und Ihre Verbindung zu allem, was existiert. So fein, wie Ihre Haare sind, so fein sind auch Ihre Stimme und Ihr Auftreten. Bei Frauen und Männern sind lange, offen getragene Haare ein unbewusstes, doch wichtiges Mittel der Kommunikation, denn lange Haare fungieren als Fühler für fremde Energien. Sie demonstrieren auch das Bedürfnis nach innerer und äußerer Freiheit. Wer kurze Haare trägt, bleibt lieber für sich und ist anderen gegenüber verschlossener.

SEELISCHER Aspekt der Kopfhaare

Mit Ihren Haaren zeigen Sie Ihr Bedürfnis nach Stärke, Macht, Freiheit, Persönlichkeit und Veränderung. Ihre Haare spiegeln enorm viel von Ihrem inneren Sein wider: Dünne, feine Haare zeigen Sensibilität, Verletzlichkeit, aber auch Anpassungsfähigkeit. Die Menschen sind oft vorsichtiger und zurückhaltender. Dickes, festes Haar steht für weniger Flexibilität im Leben, dafür eine klare, gerade Linie. Der Träger lässt sich weniger formen, er ist starrer in seinen Entscheidungen und weiß, was er will. Locken lassen innere Verspieltheit erkennen, Naturwellen Anpassungsfähigkeit und glattes Haar Geradlinigkeit. Je mehr Haare Sie haben, desto stärker und machtvoller fühlen Sie sich. Wenige Haare zeigen Ihre Angreifbarkeit und können auf ein nicht verarbeitetes schmerzliches Thema hindeuten. Männer mit früher Glatzenbildung leben ihre Männlichkeit sehr stark aus und ziehen sich von der Außenwelt zurück.

› **Chakra:** 7., Scheitel-, Kronen- oder Sahasrara-Chakra, Farbe: Weiß bis transparent mit leichten Violettanteilen, Themen: Spiritualität, Erleuchtung, Selbstverwirklichung, Verbundenheit mit dem Kosmos, Erfahrung geistiger Welten

› **Meridiane:** Blasenmeridian, Magenmeridian, Sanjiao-Meridian/Dreifacher-Erwärmer-Meridian, Gallenblasenmeridian, Du Mai/Lenkergefäß

Haarausfall

(Verlust von mehr als 100 Haaren pro Tag, Ursache oft hormonell)

GEISTIGE Kohärenz: Werden Sie im Gespräch feinfühliger, lassen Sie mehr Gespür in der Kommunikation zu. Räumen Sie sich selbst mehr Freiheit ein, und lösen Sie Unsicherheiten und Ängste.

SEELISCHE Kohärenz: Öffnen Sie sich dem Leben und der Umwelt. Lösen Sie Verlustängste auf, und gehen Sie Verbindungen ein. Achten Sie auf die Bedürfnisse Ihrer Mitmenschen.

Alopezie areata

(kreisrunder, lokaler, krankhafter Haarausfall)

GEISTIGE Kohärenz: Bringen Sie sich komplett zum Ausdruck. Öffnen Sie sich Neuem, und lassen Sie alte Glaubensmuster los. Heißen Sie Veränderungen im Leben willkommen.

SEELISCHE Kohärenz: Geben Sie Ihre innere Unsicherheit auf, und stehen Sie zu Ihrer Persönlichkeit. Spalten Sie Ihr Dasein nicht in verschiedene Bereiche, sondern streben Sie Ganzheit im Leben an.

Alopezie

(Verlust von Kopf- und Körperhaaren einschließlich Wimpern und Augenbrauen)

GEISTIGE Kohärenz: Geben Sie Ihren eigenen Ideen mehr Ausdruck. Stellen Sie sich Ihrer eigenen Verletzlichkeit, und lassen Sie Sensibilität sich selbst gegenüber zu. Leben Sie als Frau Ihre eigene Weichheit und Weiblichkeit, und verwandeln Sie den »inneren starken Mann« in eine äußere sensible Frau.

SEELISCHE Kohärenz: Erlangen Sie Macht und Stärke im Leben, und entwickeln Sie dennoch sensible Selbstständigkeit. Stellen Sie Ihre eigene Persönlichkeit mehr in den Vordergrund. Haben Sie Geduld mit sich. Fragen Sie sich: Wer oder was sind Sie?

Hirsutismus

(übermäßige Körperbehaarung bei Frauen)

GEISTIGE Kohärenz: Leben Sie mehr das Weiche, die Wärme, legen Sie Liebe und Herz in die Stimme.

SEELISCHE Kohärenz: Geben Sie Ihre Undurchdringlichkeit auf. Lassen Sie andere Menschen an sich heran. Gönnen Sie sich mehr Wärme und Liebe im Leben.

Haarspliss/trockene Haare

(Brechen der Haarstruktur)

GEISTIGE Kohärenz: Achten Sie auf Ihre Bedürfnisse in der Kommunikation, gehen Sie mehr aus sich heraus. Äußern Sie, was Ihnen nicht gefällt.

SEELISCHE Kohärenz: Schenken Sie sich selbst mehr Aufmerksamkeit, achten Sie Ihre Bedürfnisse. Haben Sie

Vertrauen in sich selbst, und separieren Sie sich nicht vom Leben.

Fettige Haare

(übermäßige Talgproduktion der Kopfhaut)

GEISTIGE Kohärenz: Nehmen Sie sich im Gespräch zurück, bleiben Sie mehr bei sich, und achten Sie weniger auf die anderen.

SEELISCHE Kohärenz: Lösen Sie sich von Ihren Ängsten. Haben Sie das Vertrauen, dass Sie beschützt werden. Alles ist gut so, wie es ist.

An den Endgliedern der Finger und Zehen wachsen Hornhautplatten und bilden die Nägel. Sie haben eine mechanische Schutzfunktion. Die Nagelsubstanz besteht aus einer 0,5 mm dicken Hornhautplatte mit ziegelartig angeordneten Hornschuppen aus Keratin. Der Nagel besteht aus verschiedenen Anteilen:

- **Nagelplatte:** eine kompakte Schicht aus keratiner Hornsubstanz, die den eigentlichen Funktionsteil des Nagels bildet. Sie besteht aus einer Nageltasche mit eingelassener Nagelwurzel und dem freiliegenden Nagelkörper.
- **Nagelwall:** das Weichteilgewebe, das die Nagelplatte U-förmig einfasst
- **Nagelfalz:** an den Seitenrändern der Nagelplatte laufende Vertiefung, gebildet durch den Nagelwall
- **Nagelmatrix:** Hier liegen die Zellen, die das Keratin der Nagelplatte bilden, von außen sichtbar als durch die Nagelplatte scheinender Halbmond. Diese Wachstumszone des Nagels bildet den Boden der Nageltasche. Die Keratinozyten teilen sich, lagern Keratin ein und verlieren ihren Zellkern, sodass fest verklebte Hornlamellen entstehen. Sie schilfern jedoch nicht ab, sondern schieben die Nagelplatte langsam über das Nagelbett, und der Nagel wächst.
- **Nagelbett:** das Weichteilgewebe, das unterhalb der Nagelplatte liegt, bestehend aus einer Art Bindegewebe, das fest mit dem Knochen verwachsen ist und so für die Fixierung des Nagels sorgt

Der Nagel wächst in der Form des knöchernen Endglieds des Fingers oder Zehs aus der Nagelmatrix heraus. Die Wachstumsgeschwindigkeit der Nägel ist abhängig von der Länge der Endglieder, daher wächst der Nagel des Zeigefingers schneller als der des kleinen Fingers.

Die Fingernägel wachsen viermal schneller als die Zehennägel, da diese kürzere Knochenendglieder haben.

Die durchschnittliche Wachstumsgeschwindigkeit eines Nagels liegt bei 2–4 mm pro Monat. Ein Fingernagel ist in etwa 6 Monaten vollständig nachgewachsen, bei den Fußnägeln dauert es 12–18 Monate. Auch das Geschlecht, das Alter und genetische Faktoren sowie die Ernährung beeinflussen das Wachstum der Nägel.

Die Nagelsubstanz besteht aus 7–12 Prozent Wasser. Sie nimmt Feuchtigkeit besser auf als die Haut, daher können Nägel beim Baden aufquellen.

Chemikalien und Arzneimittel können ebenfalls in die Nagelsubstanz eindringen, wenn sie auf den Nagel aufgebracht werden.

Die Nägel schützen das Fingerendglied und sind auch wichtig für das Tasten. Durch die Begrenzung von oben kann die Fingerbeere Druck und auch die Oberflächenbeschaffenheit besser wahrnehmen. Zusätzlich dienen die Nägel als Werkzeug, um die Kraft der Finger auf kleiner Fläche zu konzentrieren, z. B. beim Schälen von Obst, Kratzen und Aufreißen. Veränderungen von Form und Farbe der Nägel geben Hinweise auf eine Vielzahl von systemischen Erkrankungen wie Tüpfelnägel bei Schuppenflechte (Psoriasis), Milchglasnägel bei chronisch entzündlichen Darmerkrankungen oder Uhrglasnägel bei chronischen Herz-Lungen-Erkrankungen.

KÖRPERLICHER Aspekt der Nägel

Ihre Nägel verlängern Ihre Finger und Zehen, um ihnen mehr Möglichkeiten und Funktionen zu geben. Sie sorgen für höhere Sensibilität, sodass Sie den Untergrund besser einordnen können. Wenn Ihnen jemand zu nahekommt, können Sie Ihre Nägel als Waffe einsetzen, denn sie sind sehr scharf und können die Haut verletzen. Bei handwerklichen Tätigkeiten sind die Nägel ein feines Werkzeug, weitaus filigraner als die breiten Fingerkuppen.

GEISTIGER Aspekt der Nägel

Prüfen und schärfen Sie Ihre Worte, wenn Sie mit anderen sprechen. Sind Sie zu hart oder zu weich, wenn es etwas durchzusetzen gilt? Lassen Sie anderen gegenüber gern Spitzen los, und krallen Sie sich an dem Gesagten fest? Dann ist es wichtig, die Schärfe aus dem Ton zu nehmen, aber direkt und ruhig zu äußern, was Sie erreichen wollen. Werden Sie sich bewusst, dass sich die Dinge ändern können und Sie sich wieder von ihnen lösen müssen. Halten Sie an nichts fest, was Ihnen nicht mehr dienlich ist, nehmen Sie aber umgekehrt Neues an, auch wenn die Idee von jemand anderem kommt.

SEELISCHER Aspekt der Nägel

Lernen Sie, die Dinge, die geschehen sind, anzunehmen, doch verkrampfen Sie dabei nicht. Alles ist im Fluss, darf kommen und auch wieder gehen. Finden Sie dabei die richtige Balance zwischen Annehmen und

Abstandhalten. Sie sollten weder nur nehmen, noch alles auf Abstand halten. Lassen Sie andere an sich heran, und finden Sie Halt in Ihrem Leben, indem Sie darauf vertrauen, dass alles richtig ist. Klammern Sie sich nicht an einzelnen Ereignissen fest, lassen Sie alles wieder los, denn nur so lassen Sie neue Ereignisse an sich heran.

› **Chakra:** Hand- und Fußchakras, indirekt auch Herz- und Wurzelchakra

› **Meridiane:** Blasenmeridian, Dünndarmmeridian, Lungenmeridian, Dickdarmmeridian, Magenmeridian, Milz-Pankreas-Meridian, Herzmeridian

Paronychie

(Entzündung des Nagelfalzes)

GEISTIGE Kohärenz: Sie würden gern öfter äußern, wenn Sie etwas stört oder verletzt hat, trauen sich aber nicht oder ecken damit immer wieder an. Das sorgt für eine Irritation, sodass Sie gezwungen sind, es loszulassen. Lernen Sie die anderen durch ruhige Argumente und nicht durch Weichheit oder Geschrei in ihre Schranken zu verweisen.

SEELISCHE Kohärenz: Sie weichen dem Konflikt oft aus, statt ihn durchzustehen. Scheuen Sie sich nicht, geradliniger zu sein und zu dem zu stehen, was Sie sagen, denken und fühlen.

Unguis incarnatus

(in den Nagelwall eingewachsener Nagel, durch falsches Schneiden des Nagels)

GEISTIGE Kohärenz: Ihre eigene Schärfe schneidet in Ihr Fleisch. Sie ecken durch Ihre Art immer wieder an. Nehmen Sie die Breite des Lebens wahr, und lösen Sie sich von der Vorstellung, dass die Dinge auf eine bestimmte Weise zu sein haben. Lassen Sie sie geschehen.

SEELISCHE Kohärenz: Öffnen Sie Ihren Horizont, und erkennen Sie, dass es nicht immer nur auf einen bestimmten Punkt zugeht. Auch seitlich davon gibt es ein Leben, das Sie sich bisher selbst verweigert haben. Engen Sie sich nicht mehr selbst ein.

Nagelstörungen/Nagelpilz

(Verletzungen und Infektionen der Nagelmatrix)

GEISTIGE Kohärenz: Fremde Angriffe verletzen Sie sehr. Sie ziehen dabei die Krallen ein. Lassen Sie fremde Ansichten zu, aber sehen Sie sie nicht als Ihren Untergang an. Halten Sie ungerechtfertigte Angriffe auf sich fern, indem Sie anderen ihre Grenzen aufweisen.

SEELISCHE Kohärenz: Sie halten unnötig an Konflikten fest. Sie müssen es nicht allen recht machen, stehen Sie zu sich, und schieben Sie den Konflikt dahin, wo er hingehört – außerhalb von Ihnen.

Panaritium

(Entzündung des Nagelbetts)

GEISTIGE Kohärenz: Oberflächlich haben Sie sich meist im Griff, doch in Ihnen schwingt noch etwas Unbewusstes mit, etwas, was gelebt werden will. Erforschen Sie den Übergang von Alt zu Neu, von Aggressivität zu unendlicher Liebe. Die goldene Mitte der Emotionen wird Ihnen guttun.

SEELISCHE Kohärenz: Unbewusste Aggression breitet sich auf tiefere Ebenen in Ihnen aus. Werden Sie sich bewusst, was Sie wütend macht, Sie ärgert oder womit Sie nicht klarkommen. Befreien Sie dieses Gefühl aus Ihrem Körper, denn es liegt bereits nahe der Oberfläche und sucht einen Kanal.

Anonychie

(teilweises oder vollständiges Fehlen eines oder mehrerer Nägel)

GEISTIGE Kohärenz: Suchen Sie klare Worte, eine deutliche Stimme und ein sicheres Auftreten.

SEELISCHE Kohärenz: Sie haben einen inneren Kampf verloren. Stehen Sie zu den Gefühlen, die in Ihnen getobt haben. Auch Sie dürfen Ihre Krallen im Leben zeigen und anderen damit zum Ausdruck bringen, dass Sie nicht alles mit sich machen lassen.

Brüchige Nägel

(zu weiche und brüchige, sich spaltende Nägel)

GEISTIGE Kohärenz: Lassen Sie Ihre Stimme sicher klingen. Erkennen Sie Ihren eigenen Wert, indem Sie selbstsicher nach vorn schauen.

SEELISCHE Kohärenz: Sie setzen immer wieder richtig an, doch dann knicken Sie innerlich ein. Entwickeln Sie innere Stärke und Selbstbewusstsein. Lösen Sie auf, was Sie innerlich spaltet, und erkennen Sie Ihren eigenen Wert.

Ihr Geist

Ihr Geist ist der Atemzug, der Ihrem Sein Leben einhaucht.

Ihr Geist wird von Ihren Gedanken bestimmt. Durch ihn sind Sie in der Lage, sich auszudrücken, zu vermitteln, zu entscheiden und sich darzustellen. Ihr Geist besteht aus Sprache, aus Worten. Bei den meisten Menschen steht der Geist nur selten still. Tagsüber ist er ruhelos, er bestimmt Ihre Wahrnehmung, Ihre Ansichten und damit auch, wie sich Ihnen Ihre Umgebung zeigt. Nachts, wenn Sie schlafen, kommt Ihr Geist zur Ruhe. Dann steht das Gedankenkarussell endlich still, und Sie können Ihren Geist entspannen.

Jeden Tag gehen Ihnen etwa 60 000 Gedanken durch den Kopf. Doch nur ein kleiner Bruchteil unterstützt Sie (ca. 3 Prozent), etwa ein Drittel sind neutral, und den größten Anteil (60–70 Prozent) machen unnütze und belastende Gedanken aus. Sie verbringen also die meiste Zeit Ihres Tages mit energetisch niedrig schwingenden Gedanken, die Sie begrenzen, erdrücken und Sie in Ihrer Freiheit einschränken. Doch Sie selbst sind der Schöpfer aller Ihrer Gedanken, und daher können Sie ihnen auch eine neue Richtung geben. Befreien Sie sich von der Last der Negativität, und bestimmen Sie selbst, was Ihnen täglich durch den Kopf geht. Nehmen Sie das Steuer in die Hand, und lenken Sie Ihr Sein ins Licht. Begeben Sie sich auf die Sonnenseite des Lebens, denn dort erreichen Sie die Schatten nicht. Im Licht werden Ihre Gedanken klar, befreit und liebevoll.

Öffnen Sie sich dem Licht der Liebe, und lassen Sie liebevolle und wärmende Gedanken in Ihr Herz.

Die Sonne scheint immer, doch Sie bestimmen, ob Sie sie wahrnehmen. Reflektieren Sie, was Sie täglich innerlich bewegt. Übernehmen Sie die Kontrolle für sich selbst, für Ihr Leben und für alles, was aus Ihnen spricht. Jeder kann lernen, seine Gedanken zu kontrollieren und seinen Geist zu befreien. Wir haben die Macht, unser Leben selbst zu gestalten, einen gesunden und förderlichen Geist zu entfalten und uns von störenden, fesselnden und eingrenzenden Gedanken zu befreien.

Kleine Übung für positive und liebevolle Gedanken

Sagen Sie sich an drei Tagen hintereinander direkt nach dem Aufwachen und etwa jede Stunde, bis Sie wieder schlafen gehen: »Heute ist ein schöner Tag, ich bin liebenswert, und das Leben ist ein Geschenk.« Legen Sie all Ihre Liebe in diese Gedanken hinein. Wenn Ihnen das anfangs schwerfällt, stellen Sie sich am ersten Tag eine andere Person vor, der Sie diese Gedanken mitteilen. Am zweiten Tag versuchen Sie es wieder mit sich selbst oder stellen sich gedanklich neben die andere Person, sodass Sie Sie beide ansprechen. Am dritten Tag werden Sie sich voller Licht und Liebe fühlen.

Doch unser Geist ist noch viel mehr als unser Denken. Er ist die Art, wie wir nach außen hin auftreten und wirken. Er bestimmt unser Wirken im Außen, in unserer Umgebung, in unserem nahen und fernen Umfeld. Der Geist ist unsere Art des Kommunizierens mit unserer Umgebung, mit der Natur, mit anderen Lebewesen und mit anderen Menschen. Auch unsere persönliche Ausstrahlung gehört zu unserem Geist. Anhand des Geistes können wir unsere Mitmenschen beurteilen, einstufen und zuordnen. Unser Geist ist ständig aktiv. In jedem Moment unseres Daseins interagiert er mit anderen. Er reagiert auf alles, was passiert. Oft verwenden wir Phrasen wie: »Ich fühle mich geistig nicht auf der Höhe« oder »Der ist doch nicht ganz richtig im Kopf.« Der Geist hat immer eine Außenwirkung und verändert sich im Laufe unseres Lebens. Wenn wir jung sind, zeigen wir uns meist schüchterner, zurückhaltender, unsicherer in unserem Sein. Doch mit den Jahren verändert sich auch unser Geist. Wir werden sicher in unserem Auftreten und wissen, was andere gut finden und was nicht. Wir formen uns selbst an unserer Umgebung und passen uns ihr unbewusst an. Wir erkennen zunehmend unseren eigenen Wert, werden unser selbst bewusster und treten dadurch in fremder Umgebung stärker auf. Mit den Jahren kann uns nicht mehr vieles einschüchtern.

Es ist der Geist, der unseren Körper belebt, der ihm Ausdruck verschafft und ihm innewohnt.

Es ist wichtig, den eigenen Geist gesund zu erhalten, denn er macht einen Großteil unseres Lebens aus. Erkrankt unser Geist, wird auch der Körper vernachlässigt, denn wir verlieren den Bezug zu uns selbst. Ein Geist, der nicht wirklich im Körper verankert ist, hat an diesem kaum Interesse. Er hüpft hierhin und dahin, ist ruhelos und unkonzentriert. Es ist daher entscheidend, sich geistig fit zu halten, um im Alter nicht abwesend zu sein und verwirrt durchs Leben zu gehen. Nur, wenn wir geistig bei uns sind, wirken wir auf andere Menschen »normal«. Körperliche Störungen kann man meist kaschieren, doch ein kranker Geist steht jedem Menschen ins Gesicht geschrieben.

Unser Geist lenkt uns im Leben, er schenkt uns Orientierung und lässt uns erkennen, wer wir sind, was um uns herum ist und was gerade in unserem Leben passiert. Nur mit einem gesunden Verstand sind wir allein lebensfähig. Geistige Schwäche zieht immer weitere Störungen nach sich. Das Chaos breitet sich im Leben aus, wenn man dem nicht Einhalt gebietet. Daher sollten wir den Verstand so viel wie möglich beschäftigen, trainieren und immer wieder fordern. Menschen, denen es egal ist, wie sie wirken, was ihre Art des Seins ist und was sie persönlich ausmacht, bauen im Alter geistig schneller ab und verlieren den Bezug zu sich selbst. Alte Menschen sollten daher unbedingt noch ins Familienleben integriert sein. Wenn sie ihre Aufgaben haben, fühlen sie sich wichtig und bauen langsamer ab, als wenn sie abgeschottet vom Rest der Welt im Pflegeheim nur mit sich selbst beschäftigt sind. In früheren Zeiten waren die Alten immer ein wichtiger und notwendiger Teil der Gesellschaft. Jeder im Dorf und in der Familie hat seinen Beitrag für die Allgemeinheit geleistet. Dadurch hatten die alten Menschen ihren Wert, ihre Berechtigung, und genossen Achtung. Die Jungen brauchten die Alten. In unserer heutigen Kultur ist jeder für sich, die Familie und die Gemeinschaft haben nicht mehr den Wert wie früher. Daher bauen auch viele alte Menschen geistig schneller ab. Sie ziehen sich zurück, und ihr Körper wird pflegebedürftig. Die fehlende Balance führt zu individueller Krankheit und einem unguten sozialen Gefüge. Es wäre wichtig für unsere Gesellschaft, hier die Kohärenz wiederherzustellen, indem sie der Gemeinschaft wieder mehr Wert beimisst. Im Miteinander bekommen die jungen Leute Hilfe und Unterstützung, und die alten Leute nehmen am Leben teil. Die Kinder können aufwachsen und das Leben in allen Facetten sehen: jung und kraftvoll, älter und schwächer, aber weise. Indem unsere Kinder mit Krankheiten, Gebrechlichkeit und Tod konfrontiert werden, lernen sie, Gesundheit, körperliche Stärke und das Leben ganz anders zu schätzen. Das wäre ein offenes und gesundes System, in dem keine wichtigen Aspekte des Lebens ausgeblendet werden. Je bewusster wir mit dem Leben umgehen, desto leichter fällt es uns, es als Geschenk zu sehen, und umso besser können wir uns selbst positionieren. Die Kohärenz sollte überall im Leben einfließen. Fangen Sie bei sich damit an.

Die Ebenen Ihres Geistes

Gedanken sind Gewohnheiten.

Unser Geist ist ein sensibles und veränderliches Wesen, und dennoch bleibt manches über einen langen Zeitraum konstant. Vieles in unserem Geist können wir beeinflussen, aber unser Geist bestimmt auch uns. Der Geist passt sich den Umständen, den

Bedingungen und den Menschen um uns herum an. Er ist niemals etwas Starres, Festgefahrenes, sondern wie ein Lebewesen, das sich einmal in die eine Richtung bewegt und einmal in eine andere. Er beeinflusst uns manchmal motivierend und manchmal destruktiv. Wichtig ist, dass wir uns der Macht und des Einflusses unseres Geistes bewusst sind und die Zügel in der Hand behalten. Denn der Geist kann auch im Laufe des Lebens stärker werden als wir und uns in eine Richtung drängen, in der wir nicht weiterkommen. Wenn der Geist eine Eigendynamik entwickelt, die wir nicht bewusst bemerken, dann bekommen wir große Probleme mit unserem Dasein, mit uns selbst und mit dem Leben. Dann fühlen wir uns dem Leben ausgeliefert, überfordert und nicht mehr als Herr unseres Seins. Das bringt uns in eine Opferrolle, obwohl es unser eigener Geist war, der uns bezwang. Burn-out, depressive Verstimmungen, Ängste, Wahnvorstellungen und Zwänge sind Symptome eines sich verselbstständigenden Geistes. Die Kontrolle hat dabei etwas scheinbar Außenstehendes übernommen. Unser Geist spielt uns vor, dass die Welt eine andere geworden ist, dass sie bedrohlich, schwer, nicht lebenswert, deprimierend ist und wir klein und hilflos sind. Die Folgen sind Stillstand und Resignation. Wir fühlen uns von unseren Problemen eingeschlossen, sodass wir keine Luft mehr zum Atmen haben, keine Kraft zum Reagieren, keine Möglichkeit, zu entkommen. Alles steht still, nur der Geist ist weiterhin aktiv.

Das Hauptproblem dabei ist die Trennung des Geistes vom Rest des Menschen. Hat er keinen Bezug mehr zum Körper, ist dieser unwichtig geworden und weiß er auch nicht mehr, dass er eine unverwundbare Seele ist. Der Geist scheint das einzig Beständige im Leben zu sein, groß, stark und übermächtig, der Mensch dagegen klein, hilflos und schutzlos allen Angriffen ausgeliefert. Das Leben scheint es auf diesen Menschen abgesehen zu haben, wie ein Magnet zieht er jedes Problem an sich heran, und es bleibt haften, da er selbst es nicht mehr schafft, es zu lösen. Er verharrt im Elend und findet den Weg allein meist nicht mehr hinaus.

Der Betroffene sieht die Sonne am Himmel nicht, sein Leben scheint ihm dunkel zu sein. Alles wird grau und trist, denn er nimmt seine Umgebung, sein Leben und sich selbst durch einen Filter der Negativität wahr. Dieser Filter ist sein Geist, der ihm lauter als jeder Außenstehende und auch jeder Freund einredet, dass die Sonne erloschen ist.

Die Verwirrung des Geistes ist auch eine Art Schutzreaktion. Dadurch fährt der Mensch auf ein Minimalsystem herunter und bringt alle anderen Bereiche zum Erliegen. Zurück bleibt der Mensch mit seinen verqueren Gedanken. Er ist nun gezwungen, sich mit sich selbst und seinem Leben auseinanderzusetzen und seinen Geist neu aufzubauen.

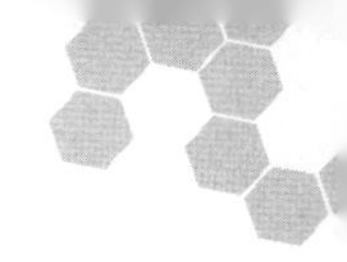

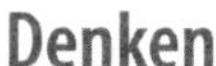

Denken

Denken ist die stille Unterhaltung mit sich selbst.

Warum denken wir Menschen so viel, wenn es uns zum Teil blockiert? Unser Denken entsteht durch elektrische Aktivität bestimmter Hirnbereiche, die für das Kalkulieren und das Assoziieren verantwortlich sind, und läuft hauptsächlich unbewusst ab. Evolutionsgeschichtlich denken wir, um unsere Bedürfnisse zu befriedigen. Wir haben beispielsweise Hunger und überlegen uns, wie wir an etwas zu essen kommen. Dadurch können wir Vorgänge in unserer Umwelt, die uns beeinflussen, erkennen, bewerten und antizipieren, sodass wir angemessen darauf reagieren. Denken dient unserem Überleben. Wir ordnen Wahrnehmungen und Objekte bereits erlernten Konzepten zu, teilen in Gut und Böse, Unbedenklich und Gefährlich, Klein und Groß etc. ein.

Unser Denken formt sich daher aus dem, was wir schon kennen und bereits erfahren haben. Die Umgebung, in der wir uns aufhalten, beeinflusst unser Denken daher enorm. Ohne dass es uns bewusst ist, lenkt uns unser Umfeld in eine bestimmte Denkrichtung. Wir glauben meist, es handele sich um unser eigenes Denken, doch sein Ursprung liegt außerhalb von uns. Heutzutage tragen vor allem auch die Massenmedien viel zur Formung der Gedanken bei.

Je öfter man ein und dasselbe hört, desto eher glaubt man es.

Unbewusste Gedanken

Alles, was uns durch den Kopf geht, hat Macht und Einfluss auf uns.

Unsere Gedanken wirken am stärksten auf uns selbst, denn sie entstehen, leben und wirken in uns. Ein Außenstehender sieht uns unsere Gedanken meist nicht an. Doch obwohl sie im Verborgenen stattfinden, haben sie eine große Macht, denn sie beeinflussen den Geist, bestimmen unsere Einstellung und die Qualität unseres Seins. Gedanken sind der Raum, in den wir uns täglich hineinbegeben, der Raum unseres Lebens. Bilden Sie in Ihrem Geist einen Raum, der wunderschön und lichtvoll ist. Gestalten Sie ihn in den Farben, die Ihnen gefallen. Formen Sie diesen Raum ganz nach Ihren Wünschen, Träumen und Vorstellungen. Wie fühlen Sie sich in Ihrem Gedankenraum? Tut es gut, sich in ihm zu befinden? Verweilen Sie gern darin? Nun stellen Sie sich ein düsteres Zimmer voller Dinge, die Sie verunsichern oder Ihnen sogar Angst machen, vor. Gestalten Sie es in tristen, unangenehmen Farbtönen. Wie fühlen Sie sich in diesem Raum? Sicher halten Sie sich dort nicht gern auf und wollen schnell wieder weg.

Ihre Gedanken erschaffen den Raum, der Sie umgibt.

Durch Ihre Gedanken entsteht der Raum um Sie herum. Je nach Ihrer Grundhaltung ist er ein schöner und freundlicher Ort, in dem Sie sich wohlfühlen und der andere Menschen und Situationen anzieht, die ihnen angenehm sind, oder eben nicht. Gedanken sind Energie, sie tragen eine starke Kraft in sich. Daher kann jeder Mensch sein Leben beeinflussen und selbst bestimmen, ob sein Dasein erfreulich ist.

Sie können Ihr Leben positiv beeinflussen, indem Sie Ihre Gedanken ins Positive lenken.

Gedanken sind elektrische Impulse, die im Gehirn eine Reaktion auslösen und chemische Substanzen in den Körper freisetzen. Wir reagieren auf das, was wir denken. Jeder Mensch reagiert auf einen Gedanken anders, je nach seinen bisherigen Erfahrungen. Wie auf Knopfdruck läuft ein bestimmtes Programm in unserem Unterbewusstsein ab und löst ein angelegtes Gefühls- und Verhaltensmuster aus. Wir können in diesem Moment gar nicht anders reagieren, es sei denn, wir machen uns diese Tatsache bewusst und programmieren die Einstellungen in uns um. Das erfordert das Beobachten von uns selbst, die Übernahme der Kontrolle und eine bewusste Änderung der Reaktion. Wie bei allen Gewohnheiten legt man Denkmuster erst nach regelmäßigem Training ab. Anfangs fällt man immer wieder in die alten Muster zurück, aber mit jedem Mal, das man in der Lage war, sein altes Programm zu stoppen und sich in eine neue Richtung zu lenken, wird es leichter.

Beobachten Sie Ihre Gedanken, und lenken Sie sie bewusst in ein besseres Muster.

Um Ihre Gedanken kontrollieren zu können, müssen Sie sich ihrer bewusst werden. Lassen Sie sie nicht unbewusst die gewohnten Wege gehen, sondern holen Sie sie in Ihr Bewusstsein, und lenken Sie sie in die Richtung, die Sie weiterbringt und Ihnen guttut.

Kleine Übung zum Bewusstwerden Ihrer Gedanken

Stellen Sie sich einen Wecker, den Sie immer bei sich tragen (z. B. auf dem Handy), für verschiedene Uhrzeiten über den Tag verteilt. Jedes Mal, wenn der Wecker klingelt, halten Sie den gerade gedachten Gedanken fest. Was ging Ihnen in den vergangenen Minuten durch den Kopf? Worüber haben Sie gerade eben nachgedacht? Notieren Sie die Gedanken mit der Uhrzeit in einem kleinen Notizbuch, und bewerten Sie die Positivität Ihrer Gedanken mit Sternchen und ihre Liebenswürdigkeit Ihnen oder jemand anderem gegenüber mit Herzchen. Ein Stern und ein Herz bedeuten wenig, fünf sehr positiv bzw. liebenswürdig. Machen Sie diese Übung an verschiedenen Tagen, wenn Sie arbeiten und wenn Sie frei haben, und zu unterschiedlichen Zeiten. Nach 14 Tagen schauen Sie sich Ihre Notizen und Bewertungen an: Sind Ihre Gedanken tages- oder uhrzeitabhängig? Wie ist die Qualität Ihrer Gedanken? Haben Sie besonders oft liebevolle und positive Gedanken, oder können Sie in diesem Bereich an sich arbeiten, um mehr Licht und Liebe in Ihr Leben zu holen?

Jeder bewussten Entscheidung geht eine unbewusste Entscheidung voraus.

Wir glauben meist, dass wir uns für ein bestimmtes Möbel- oder Kleidungsstück entscheiden, doch in Wirklichkeit spielen viele unbewusste Faktoren dabei eine Rolle. Unser Unterbewusstsein nimmt alle Informationen unzensiert auf und akzeptiert sie, bis wir uns bewusst und aktiv anders entscheiden. Dafür benötigen wir die Bereitschaft zu einer Änderung. Diese können wir aber nur entwickeln, wenn wir uns klarmachen, was in unserem Unterbewusstsein alles passiert.

Hinterfragen Sie Ihre Überzeugungen und Einstellungen darauf, ob sie Ihnen noch dienlich sind oder ob sie Sie mittlerweile blockieren.

Besonders Überzeugungen, die wir in unserer Kindheit übernommen haben, sollten wir als Erwachsene kontrollieren und bei Bedarf ändern, wenn sie nicht mehr unserer Wahrheit entsprechen. Vieles gilt es, zu verändern, loszulassen und neu zu programmieren. Denn so, wie sich die Welt um uns herum verändert, so verändern auch wir uns – und dies sollte auch innerlich geschehen.

Bewusste Gedanken

Sie sind der Schöpfer Ihres Bewusstseins, und damit erfahren Sie viel über sich selbst.

Beginnen Sie Ihren Tag mit einem bewussten positiven Gedanken. Überlegen Sie sich dafür einen Satz, der zu Ihnen passt, z. B.: »Heute ist ein schöner Tag« oder »Guten Morgen, du heutiger Tag ohne Sorgen.« Entscheiden Sie selbst, was Sie denken wollen, welche Gedanken Sie aufbauen, motivieren und Ihnen ein positives Tagesgefühl geben. Verknüpfen Sie diesen Gedanken mit einem guten Gefühl zu einer festen Einheit, sodass Sie bei Ihrem Satz irgendwann automatisch positive Gefühle verspüren. So können Sie sich selbst konditionieren.

Halten Sie im Laufe des Tages immer wieder Ihre Gedanken an, und werden Sie sich bewusst, was Ihnen gerade durch den Kopf geht. Wenn Ihre Gedanken selbstzerstörerisch sind, Sie demoralisieren, frustrieren oder kleinmachen, dann halten Sie sofort inne, und arbeiten Sie intensiv an sich. Formulieren Sie wiederkehrende Sätze positiv um, z. B. aus »Du bist zu blöd, das zu schaffen« machen Sie den Satz »Du arbeitest an dir und schaffst es von Mal zu Mal besser«. Später können Sie auch diesen Satz transformieren zu: »Ich schaffe alles, was ich will.« Wählen Sie aber zu Beginn einen Satz, der eine Art Kompromiss darstellt und Ihnen nicht unrealistisch erscheint. Wichtig ist, dass Ihnen bewusst wird, welche die eingebrannten Glaubenssätze in Ihrem Kopf sind. Dafür müssen Sie am Tag immer wieder Ihren Fokus auf Ihre Gedanken lenken und lernen, sie zu kontrollieren. Sie selbst sind die Kontrollinstanz Ihrer Gedanken, Ihres Gehirns und Ihres gesamten Lebens.

Eine weitere Möglichkeit, schlechte Gedanken abzustellen, ist es, den Geist anderweitig zu beschäftigen. Konzentrieren Sie sich auf etwas anderes, indem Sie z. B. ein Buch lesen, eine mathematische Aufgabe lösen, einen Vers auswendig lernen oder einen Text schreiben. Konzentrieren Sie Ihren Geist einfach so intensiv auf etwas, dass die Gedanken sich nicht selbstständig machen können. Wenn Sie einfach nichts tun, beginnt automatisch das Grübeln, Nachdenken und Sich-Sorgen. Tun Sie lieber etwas Sinnvolles, damit Sie ein positives Gefühl bekommen und Ihre Zeit nicht mit Negativität verloren geht.

Sich Sorgen zu machen und in den eigenen Ängsten zu leben, bringt niemanden im Leben voran. Machen Sie sich stattdessen Gedanken über Lösungen, überlegen Sie sich, wie Ihr zukünftiges Leben nach Ihren Wünschen aussehen soll. Suchen Sie sich realisierbare Ziele, und glauben Sie daran, dass Sie sie erreichen. Jeder hat eine ganze

Menge an Möglichkeiten, glücklich, sorgenfrei und voller Lebensfreude zu sein. Blockieren Sie sich nicht selbst dabei.

Der Mensch steht sich selbst am meisten im Weg.

Nicht die Umstände oder äußere Faktoren blockieren Sie. Es sind Ihre eigenen Gedanken, Ihre eigenen Begrenzungen, die Sie täglich festhalten. Lösen Sie sich davon, und Sie können in Ihrem Leben alles erreichen. Werden Sie die Person, die Sie schon lange sein wollen. Der Weg zu Ihrem Glück liegt in Ihnen. Er beginnt in Ihrer Gedankenwelt, bei dem, was Sie über sich, über die Welt und das Leben denken. Machen Sie sich frei, und leben Sie nach dem Motto: »Das Leben ist für mich da. Ich erfülle mir meinen Traum von der Welt – denn mein Umfeld ist meine Gedankenwelt.«

Wie sehen also Ihre Gedanken aus? Die Welt liegt vor Ihren Füßen – bunt, fröhlich und voller Glück. Alles entsteht nur in Ihrem Kopf. Wohin zieht es Sie? Lassen Sie nur noch gute Gedanken in Ihren Kopf hinein, und heraus kommt ein Leben ohne Sorgen und Ängste, voller Lebensfreude und Glück.

Das Leben selbst richtet sich nach Ihrer Gedankenkraft.

Lenken Sie Ihre Gedanken, dann halten Sie das Steuerrad Ihres Lebens in der Hand. Negativität entspricht Ihnen nicht, denn in Wirklichkeit sind Sie frei, ohne Sorgen, Ängste oder Begrenzungen. Sie kamen auf die Erde, um sich selbst etwas Gutes zu tun. Sie wurden geboren, um glücklich und geistig frei zu sein. Daher lösen Sie sich von allem, was Ihren Geist beschwert. Suchen Sie nach dem, was Sie in Ihrem Leben motiviert. Das sind Sätze wie: »Du bist ein wunderbarer Mensch«, »Du bist liebenswert«, »Du bist ein Geschenk des Himmels«, »Du bist mein Schatz«, »Ich liebe dich über alles«, »Ich bin so stolz auf dich«, »Ich werde dich immer lieben.«

Fällt Ihnen an diesen Sätzen etwas auf – abgesehen davon, dass sie jedem Menschen unendlich guttun? Es sind Sätze, die jedes Kind von seinen Eltern hört (oder hören sollte), weil sie es seelisch aufbauen. Doch auch, wenn wir erwachsen sind, sollten wir diese Sätze immer wieder hören – von unserer Umgebung und von uns selbst. Diese Sätze tun Ihnen gut und geben Ihnen Kraft, Stärke und Energie, um jedes Problem im Leben positiv anzugehen. Sie sorgen dafür, dass Sie sich wichtig, wertvoll und kostbar fühlen und alles im Leben erreichen können. Wiederholen Sie diese Sätze immer wieder in Ihrem Kopf, dann werden sie Sie verändern. Und wenn Sie sich ändern, dann verändert das die Welt.

Ein Gedanke erschuf die gesamte Welt.

Kleine Übung zum Ändern Ihrer Gedanken

Wenn Sie etwas an sich ändern wollen, dann definieren Sie zuerst Ihr Ziel. Z. B.: »Ich möchte weniger gestresst sein während meiner Arbeit.« Suchen Sie sich nun einen Glaubenssatz, der dafür am besten für Sie passt. Z. B.: »Ich schaffe meine Arbeit mit Leichtigkeit und bleibe dabei ruhig und entspannt.« Nun trainieren Sie sich diesen Satz an. Sprechen Sie ihn jedes Mal, wenn Sie wirklich Zeit und Ruhe bei Ihrer Arbeit haben. So verknüpfen Sie ihn mit Entspannung, Ruhe und Gelassenheit. Wenden Sie den Satz in den ersten Wochen wirklich nur an, wenn Sie sich Zeit lassen können und nicht unter Druck stehen. Das wird vielleicht eher im privaten Bereich möglich sein, aber üben Sie den Satz dort, sooft es geht. Wenn der Satz ganz fest mit dem Gefühl der Ruhe und Entspannung bei Tätigkeiten verknüpft ist, dann können Sie beginnen, ihn auch in Situationen anzubringen, in denen Sie gestresst sind. Halten Sie dafür kurz in Ihrer Tätigkeit inne, atmen Sie zwei- bis dreimal tief durch, und lassen Sie dann Ihren Satz durch Sie hindurchgehen. Lassen Sie ihn Sie mit dem Gefühl durchfluten. Anfangs wird er Sie vielleicht noch nicht völlig entspannen, aber mit der Zeit wird es immer besser funktionieren, und Sie werden ruhiger und gelassener bei Ihrer Arbeit sein.

Wir alle haben einen inneren Kritiker, der beim einen mehr, beim anderen weniger Macht besitzt. Doch jeder Mensch kennt ihn, und er ist ein Teil unserer eigenen Person. Er ist eine innere Stimme, die uns permanent begleitet und meist Negatives äußert und dadurch für unschöne Gefühle sorgt. Zum Leben erweckt wurde der Kritiker in uns während unserer allerersten Lebensjahre. Gut meinende Erwachsene und Spielkameraden haben uns in dieser Zeit auf alles aufmerksam gemacht, was nicht gut an uns war, was wir in ihren Augen falsch gemacht haben und was unsere Schwächen waren. Diese Stimmen sprechen heute noch im gleichen Ton mit uns: »Du kannst das nicht«, »Das war böse«, »Du stellst dich unmöglich an«, »Du bringst mich zur Weißglut« …

Unseren inneren Kritiker können wir nur ausschalten, indem wir ihm bewusst widersprechen und ihm das Wort verbieten.

Lernen Sie, Ihrem inneren Kritiker die Meinung zu sagen. Schimpfen Sie mit ihm, wenn er Sie niedermacht. Erlauben Sie ihm ab sofort nur noch positive Meinungen. Alles andere unterbinden Sie sofort, um sich innerlich zu befreien. Das schafft Energie, Kraft, Liebe und Frieden.

Unbewusste Worte

Unbewusste Worte können vernichtend oder aufbauend sein, je nach Einstellung des Empfängers.

Bereits Gedanken haben eine große Macht über unser Leben. Ausgesprochene Worte fallen noch mehr ins Gewicht. Während nur Menschen, die uns sehr gut kennen, und vielleicht sensitive Menschen unsere Gedanken wahrnehmen, hören unsere Worte alle, die in unserer Umgebung sind. Daher ist es enorm wichtig, dass wir uns bewusst sind, was wir aussprechen. Denn je nach Wahl unserer Worte passiert etwas in den Menschen um uns herum. Nehmen wir ein Beispiel: Ich möchte einem Menschen sagen, dass ich mit seinem Verhalten mir gegenüber nicht einverstanden war. Nun kann ich sagen: »Du hast dich wie immer unmöglich benommen«, oder: »Du hast mich vorhin mit deinem Verhalten verletzt.« Mit der ersten Wortwahl werde ich eher auf Widerstand stoßen, denn ich habe das Gegenüber angegriffen und behauptet, dass es immer alles falsch macht. Dies entspricht sicherlich nicht den Tatsachen, denn jeder Mensch, der Fehler macht, macht ab und zu auch etwas richtig. Im zweiten Satz habe ich nur die Wirkung auf mich beschrieben, und der andere wahrt sein Gesicht. Vielleicht wollte er mich gar nicht verletzen und hat etwas getan, was ihm überhaupt nicht bewusst war, schließlich reagiert nicht jeder Mensch gleich. Auch sprechen wir nicht mit allen Menschen in derselben Sprache. Mit Menschen, die uns herausfordern, sprechen wir anders als mit Menschen, deren Verständnis wir uns sicher sind. Daher kann dieselbe Aussage in unterschiedliche Worte verpackt werden. »Bringen Sie mir bitte eine Tasse Kaffee«, würde der Chef zu seiner Angestellten sagen und zu seiner Ehefrau: »Wärst du so lieb und bringst mir eine Tasse Kaffee?« Beide Male bestellt er eine Tasse Kaffee, und dennoch haben die Worte unterschiedliche Wirkungen und eine andere Resonanz. Es ist wichtig, sich dessen bewusst zu sein, denn man kann durch eine falsche Wortwahl leicht etwas anderes erreichen, als man wollte. Auch die Betonung und Intonation, mit der man Worte ausspricht, welches Gefühl dahintersteckt, hat einen großen Einfluss auf den Empfänger. Dabei spielen natürlich auch immer die bisher gemachten Erfahrungen des Gegenübers eine Rolle.

Worte sind schnell ausgesprochen, doch ihr Nachhall hält manchmal Jahre an.

Besonders, wenn Worte auf eine alte Prägung treffen und dadurch ein unangenehmes Gefühlsschema hervorrufen, können sie uns verletzen. Sie aktivieren dann einen alten Schmerz in uns. Wir reagieren in einer antrainierten Art, die damals hilfreich war und uns jetzt blockiert.

Worte sind das Mittel zur menschlichen Kommunikation. Wir teilen verbal mit, wie es uns geht, was uns emotional bewegt, was wir vom anderen wünschen oder einfach, was wir erlebt haben. Diese Worte stammen von uns und bleiben immer ein Teil von uns, denn sie enthalten unsere Essenz, unsere Gefühle, unsere Energie und Schwingung. Ohne den Sprecher würden die Worte nicht existieren. Manchmal ist die Verbindung mit den Worten so stark, dass der Sprecher bereits jahrelang verstorben ist und sein Ausspruch immer noch in der Welt steht, beispielsweise J. F. Kennedys »Ich bin ein Berliner« oder Martin Luther Kings »I have a dream« (»Ich habe einen Traum«). Die Sprecher leben in diesen Worten fort. Genauso ist es mit Worten, die wir selbst aussprechen. Jeder unserer Sätze kann eine gewaltige Macht bekommen, wenn die Umstände, die Empfänger und der Sender es zulassen. Daher ist es wichtig, mit den eigenen Worten umsichtig zu sein. Wir wissen im Vornhinein nicht, welche Worte unser Gegenüber tief berühren, in sein Leben eingreifen, ihn verändern und nachhaltig in ihm schwingen.

> **Mit unseren Worten haben wir Macht – Macht über die Gefühle und das Leben anderer, wenn wir mit ihnen einen Teil ihrer Seele berühren.**

Manche Worte begleiten uns ein Leben lang. Sie sind wie eingebrannt in unsere Seele und berühren uns in unserem Innersten, halten uns gefangen und gehen nie mehr fort, solange wir leben. Es sind Sätze, die uns viel bedeuten, die voller Liebe oder voller Schmerz sind. Das können Sätze sein, die wir hören durften, oder solche, die wir selbst ausgesprochen haben.

Jedes Ihrer Worte hat die Kraft, Sie und Ihre Umgebung zu verändern. Es kann Brücken bauen oder diese für immer einreißen. Ist der Schuss erst einmal losgegangen, treffen Worte ihr Ziel auch über große Entfernung, und es steht nicht mehr in unserer Macht, ihre Wirkung zu beeinflussen.

Was wir täglich sagen, bildet unser Umfeld. Dabei spielt es eine große Rolle, ob wir unsere Worte bewusst oder unbewusst wählen. Auch das Gefühl, das hinter unseren Worten steckt, wirkt weiter und verändert unser Umfeld. Was wir aussprechen, ist immer ein wichtiger Teil von uns, denn es entsteht in unseren Tiefen und will hinaus in die Welt, um eine Reaktion zu erzeugen. Viele unserer Worte sind jedoch nicht echt, sie werden geschönt, verändert, manipuliert oder sind einfach gelogen, um den anderen nicht zu verletzen, sich selbst vor Angriffen zu schützen oder eine bestimmte Wirkung zu erzielen. Das Problem dabei ist, dass jedes Wort für eine Veränderung des Lebens sorgt. Jedes. Die richtigen und ehrlichen genauso wie die falschen und unehrlichen. Vielleicht waren Sie sich dessen bisher nicht bewusst und dachten sich nichts dabei, wenn Sie andere Menschen mit kleinen Notlügen abspeisten, um weniger Stress zu erzeugen. Doch der Stress ist da, auch wenn ihn nicht Ihr Gegenüber macht, sondern Sie selbst in Ihrem Inneren. Denn Lügen tun keinem Menschen gut, sie sorgen für energetisches Chaos, für ein Ansteigen der inneren Stressfaktoren. Die Hormone in Ihrem Körper richten Ihr System auf Kampf aus, Blutdruck und Puls steigen an. Der Körper schaltet auf Kampf- oder Fluchtmodus. Ihr Zellwasser arbeitet wie verrückt, und die Mitochondrien müssen mehr Energie bereitstellen, damit der Stress bewältigt werden kann. Ihr Körper benötigt mehr Glucose und Vitalstoffe und greift Ihre innere körperliche Balance an. Alles steht auf Alarmstufe rot, dabei war es doch nur ein harmloses Geflunker, um sich und dem anderen Stress zu ersparen.

Bewusste Worte

Je bewusster wir sprechen, desto besser versteht man uns.

Sie wissen nun, wie viel Macht Worte haben können. Sie beeinflussen Sie selbst, andere und Ihr gesamtes Leben. Seien Sie sich dessen immer bewusst, und sprechen Sie mit Bedacht. Hören Sie sich selbst beim Reden zu, und fühlen Sie, was Ihre Worte bewirken. Versetzen Sie sich in die Lage Ihres Gegenübers, und spüren Sie, was in ihm vorgeht. Worte können heilsam, aber auch verletzend sein, aufbauend oder niederdrückend. Worte können Waffen sein, und haben Sie sie erst einmal abgefeuert, ist der Schaden, der entsteht, nicht mehr zu verhindern.

Sprechen Sie alles so aus, wie Sie es gern hören würden. Bedenken Sie bei jedem Satz, dass der andere ihn falsch verstehen könnte. Bleiben Sie immer bei der Wahrheit, denn nichts ist schlimmer als Intrigen, Lügen und Manipulationen. Sprechen Sie stets aus Ihrer persönlichen Sicht, und klagen Sie niemanden an, sondern erklären Sie dem anderen, was seine Tat, seine Worte, seine Einstellung mit Ihren Gefühlen gemacht haben. Wenn Sie um Ihren Wert wissen, können Sie Ihre Gefühle offenlegen, denn kein Mensch kann Sie verletzen. Solange Sie unsicher sind über Ihre Stellung in der Welt, über Ihren Wert im Leben, über Ihre Fähigkeit, sich zu lieben, solange Sie noch einer Bestätigung von außen bedürfen, kann ein anderer Ihnen mit seinen Worten zusetzen.

Wenn Sie Ihren Wert erkennen, dann können keine Worte Sie mehr verletzen oder schmerzen.

Beschützen Sie auch andere vor Leid. Worte, die mit Liebe gesprochen werden – auch, wenn sie ein Nein ausdrücken –, bringen Heilung und Frieden in die Welt.

Sprechen Sie die Dinge an, die Ihnen wichtig sind, reden Sie nicht darum herum, denn sonst kommt es leicht zu Missverständnissen. Manche Menschen hören lediglich, was sie hören möchten. Daher sollten Sie sich immer klar ausdrücken, auch sich selbst gegenüber.

Jeder Wunsch, ob gedacht oder ausgesprochen, besitzt Macht.

Auch Worte, die nicht ausgesprochen werden, haben eine starke Macht. Wenn ein Mensch beispielsweise sehnsüchtig auf die Worte »Ich liebe dich« wartet und sie nicht zu hören bekommt, verändert das seine Einstellung zur Welt und seinen Mitmenschen. Daher ist es enorm wichtig, diese Worte den Menschen immer wieder zu sagen, die uns besonders wichtig sind. Jeder hört diesen Satz gern, und er bringt tiefen Frieden und eine enorme Heilkraft. Es sind nur drei Wörter, und doch verändern sie die Welt jedes Einzelnen. »Ich liebe dich« ist ein Satz, den Ihre Kinder mindestens einmal am Tag hören sollten, den Ihr Partner ebenfalls täglich verdient und den Sie sich selbst auch immer wieder schenken sollten.

»Ich liebe dich« verändert unsere Welt.

Was fühlen Sie, wenn Sie diesen Satz hören? Sprechen Sie ihn jetzt laut aus, und fühlen Sie ihn. Spüren Sie, wie er tief in Sie eindringt und eine heilende Wirkung verbreitet? Jede Zelle Ihres Körpers benötigt diesen Satz, um gesund und heil zu sein. Denn die Liebe transformiert alles ins göttliche Licht. Liebe heilt, wenn sie klar, rein und ohne Hintergedanken oder Einschränkung verteilt wird. Fühlen Sie die Liebe als wichtigsten Teil dieser Welt. Leben Sie die Liebe, und verteilen Sie sie mit Ihren Worten und Taten in der Welt. Fühlen Sie die Liebe tief in sich, und schenken Sie sie der ganzen Welt.

Sprechen Sie aus, was Sie denken und fühlen, was Ihnen wirklich wichtig ist. Sorgen Sie für Klarheit in dem, was Sie sagen, denn dadurch erschaffen Sie auch Klarheit in Ihrem Inneren und in Ihrer Energie. Wenn Sie von Problemen umgeben sind, dann diskutieren Sie nicht stundenlang darüber, sondern sprechen Sie über mögliche Lösungen – das schafft Klarheit.

Was Sie im Außen erreichen wollen, müssen Sie zuerst in Ihrem Inneren erschaffen.

Wollen Sie Klarheit, dann seien Sie selbst klar. Alles, was in Ihrem Kopf entsteht, beeinflusst Ihr Weltbild, Ihre Anschauungen, Ihre Umgebung und Ihre Mitmenschen. Sehen Sie nur Elend um sich herum und sprechen ausschließlich darüber, werden Sie sich elend fühlen. Lenken Sie Ihr Augenmerk aber auf die Hoffnung, auf Möglichkeiten zur Hilfe, auf die Kraft der Veränderung und sprechen diese an, dann entsteht eine Kraft in Ihrem Inneren, ein Tatendrang, der vieles im Inneren und Äußeren bewegen kann. Jammern hilft niemandem, am wenigsten dem Jammernden. Es zieht die gesamte Energie in den Keller und sorgt für Blockaden und für Schwermut. Das erschafft häufig einen Teufelskreis, der einen immer tiefer und tiefer zieht, bis die Energie sich kaum noch bewegt und die Schwingung so niedrig ist, dass man sich nicht mehr aus eigener Kraft befreien kann. Der Mensch bewegt sich nicht mehr, sondern wartet, dass die Welt seine Probleme löst. Doch diese sind einzig und allein durch ihn selbst entstanden. Oft stehen diese Menschen gebeugt da, Schultern, Arme und Mundwinkel hängen herab, und sie scheinen kraft- und leblos zu sein. In ihrem Organismus tut sich auch der Stoffwechsel schwer, viele körpereigene Funktionen fahren herunter. In der Folge werden weniger Giftstoffe abgebaut, Vitalstoffe kaum noch aufgenommen. Weniger Zellen bilden sich neu. Chronische Müdigkeit und unspezifische Körpersymptome treten vermehrt auf, und das nur, weil der Geist auf einer destruktiven Endlosschleife läuft. Dass dies nicht nur bei ausbleibender Nahrungs- und Wasserzufuhr der Fall ist, sondern auch bei mangelnder energetischer Schwingung, ist die Erklärung der Kohärenz-Medizin. Wenn wir in unserem Inneren nicht für Positivität, Aktivität, Kraft und Energie sorgen, kann unser Körper das lang kompensieren, aber nicht ein Leben lang. Durch unsere Art des Seins, durch unseren Geist und unsere seelische Zufriedenheit beeinflussen wir unser Gewebe. Wir erschaffen gesunde Zellen oder fehlerhafte. Wir sind der Motor, die Schaltzentrale, die Aufsicht und die Erbauer jeder einzelnen Zelle unseres Körpers. Das Leben entsteht nicht außerhalb von uns, es liegt in uns, in unserem Inneren. Von außen kann Medizin unsere Zellen unterstützen, sie kann krankhaftes Gewebe herausschneiden, doch heilen kann der Organismus nur durch unsere Kraft, durch unsere eigene Macht, durch unser Seelendasein und unseren unermüdlichen Geist. Kein Körper kann auf Dauer ohne einen gesunden Geist und ohne eine Seele, die ihn bewohnt, existieren. Alles hängt voneinander ab, denn auch unsere Seele und unser Geist benötigt einen gesunden Körper, um sich ausdrücken zu können, um auf Erden zu existieren. Bis es an der Zeit ist, von dieser Welt zu gehen, haben wir selbst alle Möglichkeiten, unser Leben zu formen. Wir tragen die Schlüssel in uns, doch nur wenige Menschen sind sich dieser Macht, aber auch dieser Verantwortung bewusst. Formen Sie Ihren Geist, dann formen sich auch Ihre Umgebung und jede einzelne Körperzelle. Heilen Sie Ihren Geist, lenken Sie ihn bewusst, und sprechen Sie nur aus, was heilend, aufbauend und förderlich für Sie und andere ist. Das bedeutet nicht, zu leugnen, was Sie stört, sondern auch das auf konstruktive Weise anzusprechen. Denn alles, was in Ihnen entsteht, entsteht auch im Außen – die heile Welt, der Frieden, die Liebe, und das bedeutet Gesundheit. Jede einzelne Körperzelle richtet sich nach Ihnen aus. Sie reagiert auf das, was Sie sind – also seien Sie gesund, kraftvoll und heil!

Den Geist in Kohärenz bringen

Burn-out-Syndrom

(ausgebrannt und leer fühlen, am Ende der eigenen Kraft, chronische emotionale Erschöpfung)

KÖRPERLICHE Kohärenz: Sorgen Sie für körperliche Ruhe, ausreichend Schlaf, konsumieren Sie möglichst wenig Alkohol, Nikotin und andere Beruhigungsmittel. Tun Sie täglich eine Stunde lang nichts.

SEELISCHE Kohärenz: Setzen Sie sich mit Ihrem eigenen Leben auseinander, und finden Sie heraus, in welchen Bereich Sie sich zu sehr oder falsch verausgaben. Überprüfen Sie Ihren Energiehaushalt, und lassen Sie weg, was Sie zu viel Kraft kostet. Besinnen Sie sich auf Ihre Bedürfnisse, und versuchen Sie nicht, immer alles richtig zu machen. Setzen Sie Prioritäten, und lernen Sie, Aufgaben zu delegieren. Fühlen sie sich nicht unersetzbar.

Depressionen

(massiv gedrückte Stimmung, negative Gedankenschleifen und gehemmter Antrieb, verlorenes Interesse an allem)

KÖRPERLICHE Kohärenz: Führen Sie einen festen Tagesplan mit vielen Ruhepausen, aber auch kleinen und einfachen Aktivitäten ein. Körperliche Beschäftigung ist wichtig, aber auch Ablenkung, um nicht zu viel zu grübeln. Achten Sie besonders auf Ihre Körperpflege und gesundes Essen. Konsumieren Sie keinen Alkohol, und rauchen Sie auch nicht.

SEELISCHE Kohärenz: Ihr Leben ist wegen nicht aufgearbeiteter seelischer Themen in einer Sackgasse gestrandet. Gehen Sie in der Vergangenheit zurück, und arbeiten Sie alle Lebensbereiche auf, finden Sie sich selbst neu. Haben Sie Geduld mit sich selbst, gehen Sie lieber langsame, aber richtige Schritte, als schnelle, oberflächliche Lösungen zu suchen.

Angststörung

(ständiges starkes Gefühl der Besorgtheit und Anspannung in Bezug auf alltägliche Ereignisse und Probleme mit Beeinträchtigung des Lebens)

KÖRPERLICHE Kohärenz: Beschäftigen Sie sich möglichst viel, und konzentrieren Sie sich auf das Hier und Jetzt. Setzen Sie sich bewusst mit Ihrer Angst auseinander, und lernen Sie, sich selbst zu beruhigen. Nehmen Sie Ihre eigene Sterblichkeit an. Desensibilisieren Sie sich mit dem Objekt Ihrer Angst im für Sie richtigen Tempo.

SEELISCHE Kohärenz: Setzen Sie sich mit der Unsterblichkeit der Seele auseinander. Lernen Sie, loszulassen und dankbar zu sein für das, was ist. Lernen Sie, sich seelisch abzunabeln, für sich selbst zu leben und Vertrauen zu entwickeln.

Zwangsstörung

(wiederkehrende ungewünschte Gedanken/Obsessionen und Zwangshandlungen)

KÖRPERLICHE Kohärenz: Erstellen Sie eine Kontrollliste, die Sie nur zwei Mal abhaken dürfen. Versehen Sie diese mit Datum und Uhrzeit der Kontrolle, danach gehen Sie, und loben Sie sich selbst immer wieder. Finden Sie Aufgaben, auf die Sie sich konzentrieren müssen.

SEELISCHE Kohärenz: Decken Sie die hinter Ihrem Zwang steckende Angst auf, und machen Sie sie sich bewusst. Arbeiten Sie an den eigentlichen seelischen Themen wie Urvertrauen oder Selbstvertrauen. Was ist vor dem Auftreten der Zwangsstörung passiert?

Manie

(intensives Hochgefühl, übersteigerte und häufig unbegründete gute Laune mit erhöhter persönlicher Leistungsfähigkeit, übersteigertes Selbstwertgefühl, wenig Schlaf, Halluzinationen von Stimmen und Gegenständen möglich)

KÖRPERLICHE Kohärenz: Zwingen Sie sich, nachts zu ruhen, auch wenn Sie noch viel Energie haben. Powern Sie sich tagsüber körperlich aus (z. B. mit Ausdauersport), um abends müde zu sein. Erden Sie sich, und verbinden Sie sich mit der Natur (z. B. durch Gartenarbeit, Spaziergänge an der frischen Luft, Barfußlaufen).

SEELISCHE Kohärenz: Bringen Sie Ihre Schattenthemen ins Bewusstsein. Rufen Sie sich bewusst schmerzliche Momente Ihres Lebens in Erinnerung, und lassen Sie die Tränen fließen, um sich innerlich zu reinigen. Söhnen Sie sich mit sich selbst aus, und gehen Sie besser mit sich um.

Schizophrenie/bipolare Störungen/ endogene Psychose

(Realitätsverlust, Wahnvorstellungen, Störungen des Denkens, der Sprache und der Gefühlswelt)

KÖRPERLICHE Kohärenz: Es ist wichtig, selbstständig zu handeln, aber über- oder unterfordern Sie sich nicht. Leben Sie sich kreativ aus. Nehmen Sie sich selbst an, und lernen Sie sich verstehen.

SEELISCHE Kohärenz: Fliehen Sie nicht vor Ihrem eigenen Leben, sondern setzen Sie sich mit Ihrem Dasein auseinander. Integrieren Sie alle Anteile in Ihr Leben, schauen Sie sich auch nicht Gelebtes an. Gehen Sie Ihren eigenen Weg, und unterdrücken Sie Ihre Wünsche und Träume nicht.

Ihre Seele

Ihre Seele ist Ihr göttlicher Anteil, der Schöpfer, der Bewahrer, der Vermittler des wahren Seins.

Neben Ihrem Körper und Ihrem Geist sind Sie eine unsterbliche Seele. Sie ist der göttliche Anteil Ihres Selbst. Sie verbindet den Himmel und die Erde miteinander und hält Ihr ganzes menschliches Leben hindurch die Verbindung zu allem aufrecht, womit Sie je in Kontakt gekommen sind. Jede Begegnung, jedes Ereignis ist eingebrannt in Ihre Seele. Manche Eindrücke sind zart und vage, andere gehen tief in Sie hinein und hinterlassen deutliche Spuren. Alles, was in diesem Leben geschieht, bleibt ein Teil von Ihnen, auch über den Tod hinaus. Auch, was vor diesem Leben geschah, ist immer noch in Ihnen präsent. Keine Energie geht je verloren, und Ihre Seele trägt alles bis in die Ewigkeit. Das ist bei jedem Menschen und jedem Lebewesen so. Ein Menschenleben mag kurz erscheinen, doch auf seelischer Ebene gibt es keine Zeit. Alles geschieht jetzt und hier. Wir können uns vor Erfahrungen nicht verschließen, denn sie sind wichtig für unser Seelenheil – die schönen genauso wie die schmerzlichen. Vieles im Leben beeinflusst uns, formt uns und gibt uns einen bestimmten Weg vor. Doch erst, wenn Sie sich von allem lösen, was menschlich ist, werden Sie wahrhaftig frei und eine vollendete Seele sein. Wir sind alle auf der Suche, bereits seit Tausenden von Jahren. Doch es ist ganz gleich, wann wir es finden, denn das Einzige, was zählt, ist, dass wir wahrhaftig nach uns selbst suchen. Wer sind Sie? Was sind Sie für ein Mensch? Haben Sie bereits sich selbst und den Sinn Ihres Lebens gefunden, oder verstehen Sie noch nicht, warum bestimmte Ereignisse in ihrem Leben eintreten? Wir Menschen sind nicht hier, um reich und mächtig zu werden. Wir sind nicht hier, um unser Dasein mit Banalitäten zu füllen und uns mit endlosen Sorgen und Ängsten zu beschäftigen. Wir sind hier, um uns von all dem zu befreien – von dem, was eine menschliche Vorstellung von einem perfekten Leben ist. Das Einzige, was wir brauchen, ist Unabhängigkeit von allen Menschen und gleichzeitig die Verbindung zu allen Menschen. Wir dürfen nichts erwarten und uns dennoch über jedes Geschenk freuen. Wir dürfen nichts begehren und dennoch glücklich sein. Wir müssen lernen, uns selbst zu lieben und nicht der Liebe anderer nachzujagen. Wir müssen uns selbst achten und nicht auf die Achtung anderer schauen. Wir müssen unseren eigenen Wert erkennen und nicht die Bestätigung unseres Werts durch andere ersehnen. Wir sind selbst genug, wir brauchen niemanden, und dennoch sind wir ein wichtiger Teil der Gemeinschaft. Niemand ist jemals allein, denn wir sind alle eingebettet in die seelische Liebe unserer Existenz. Doch jeder muss seinen Seelenweg für sich gehen. Wir können uns gegenseitig helfen und unterstützen, aber wir können einander nichts abnehmen. Lösen Sie sich aus jeder Abhängigkeit, denn Ihre Seele will frei sein. Erfreuen Sie sich an allem, was Ihnen widerfährt, denn nichts passiert, um Sie anzugreifen, sondern, um Sie seelisch aufzubauen – besonders das, was uns emotional zusetzt, bewegt und uns alle Kraft abverlangt. Sie waren bereit für ein neues menschliches Leben, nun leben Sie es, und alles, was geschieht, ist Teil Ihres Plans. Nichts kann Sie seelisch umbringen, doch Sie müssen bereit sein, weiterzugehen und den Herausforderungen Ihres Lebens zu folgen. Dafür sind wir hier. Jede Seele weiß, wie viel sie schaffen kann, daher können Sie niemals scheitern. Sie sind eine starke, kraftvolle Seele, die hier ist, um anderen Menschen zu zeigen, wie wertvoll und wichtig ihr Leben ist. Erkennen Sie sich selbst, sehen Sie Ihre Seele, und zeigen Sie anderen Seelen, dass es sich lohnt, dieses menschliche Leben mutig und stark zu leben. Nur Menschen, die sich selbst nicht erkennen, meinen, das Leben sei schwer, unangenehm und unlösbar. Doch in Wirklichkeit gibt es keine Probleme, sondern nur Aufgaben und Rätsel, die es zu lösen gilt. Nehmen Sie Ihr Leben nicht zu ernst, haben Sie Spaß daran, denn es gibt unglaublich viel Schönes hier auf Erden, das der Himmel Ihnen nicht bieten kann.

Die Herausforderungen der Seele

Ihre Seele kann niemals untergehen, aber sie kann an allem wachsen, dem Sie sich stellen.

Wir werden hier nicht viel zum Thema Seele schreiben, denn es würde den Rahmen dieses Buches sprengen.[16] Das Einzige, was wir dazu anmerken möchten, ist, dass unsere Seele viel mit unserem Unterbewusstsein zu tun hat. Vieles, was wir verdrängt haben, arbeitet auf einer tieferen Ebene in uns weiter. Es beschäftigt uns, fordert uns immer wieder aufs Neue heraus und möchte, dass wir uns dem Thema stellen. Es geht darum, dass Sie sich entfalten, Schicht für Schicht, bis Sie den Kern Ihres Daseins freilegen. Manche Menschen legen früh mit der eigenen Entfaltung los, andere spät. Bei manchen geht es schneller, bei anderen dauert es länger, und manche arbeiten stetig daran, andere sind dabei eher sprunghaft. Doch ganz egal, wo Sie in diesem Augenblick seelisch stehen – es ist nie zu spät, sich selbst zu finden, das innere Potenzial zu entfalten und das Wunder des Lebens zu erfahren. Fangen sie einfach heute damit an.

16 Wenn Sie mehr über sich und Ihre Seele wissen möchten, lesen Sie mein Buch »Seelen-Energie«. In meinem Buch »Die Kraft deiner Seele« steht viel über die verschiedenen Herausforderungen der Seele.

Im Folgenden stellen wir Ihnen einige Seelenaufgaben vor und erklären die körperliche und geistige Kohärenz. Natürlich gibt es viel mehr mögliche Lebensaufgaben. Diese Auswahl soll Ihnen nur einen Einblick in das Thema geben.

Urvertrauen

(Die innere emotionale Sicherheit, die ein Kind in den ersten Lebensmonaten entwickelt, das positive Grundgefühl, dass es Menschen vertrauen kann, dass diese ihm wohlgesonnen und verlässlich sind)

Die Basis von Vertrauen in andere ist das Vertrauen in sich selbst. Man benötigt Selbstbewusstsein, das einem vermittelt, dass man alles schaffen kann, wenn man es möchte. Daher braucht man auch keine Angst vor anderen zu haben. Alle positiven Erfahrungen im ersten Lebensjahr fördern das Urvertrauen, negative Erfahrungen schwächen dieses.

KÖRPERLICHE Kohärenz: Suchen Sie viel Körperkontakt zu anderen Menschen. Umarmen Sie sie, lassen Sie sich umarmen und streicheln. Auch Ganzkörpermassagen, Lomi Lomi, Shiatsu, Reiki und Ähnliches sind gute Therapiemöglichkeiten. Verbinden Sie Ihre Augen, und lassen Sie sich von jemandem, dem Sie vertrauen, führen. Steigern Sie diese Übung, indem Sie sie auch mit jemandem ausprobieren, der Ihnen weniger vertraut ist.

GEISTIGE Kohärenz: Werden Sie sich der erlittenen Vertrauenswunden bewusst, und arbeiten Sie daran. Ändern Sie Ihre eigene geistige Einstellung dazu, indem Sie sich klarmachen, dass Sie selbst Ihr Urvertrauen kleinhalten. Bauen Sie Ihr Vertrauen in folgenden Schritten auf:

- Vertrauen in Sie selbst: »Ich bin es wert, geliebt zu werden.«
- Vertrauen in Partner und Mitmenschen: »Ich vertraue dir.«
- Vertrauen in die Welt und das eigene Leben: »Es ist schön, zu leben.«

Offene und regelmäßige Kommunikation mit anderen kann Vertrauen aufbauen. Seien Sie authentisch und vertrauenswürdig. Bleiben Sie immer bei der Wahrheit. Wenn das nicht geht, reden Sie lieber nicht darüber. Haben Sie Geduld mit sich selbst, denn Vertrauen wächst nur langsam und braucht viel Zeit.

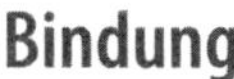

Bindung

(Der Zustand, in dem ein Mensch emotional eine enge Beziehung zu einem anderen Menschen, einem Tier oder einer Sache eingeht, die geprägt ist von intensiven Gefühlen)

Erkennen Sie Ihre Angst vor tiefen Bindungen an. Reflektieren Sie die Beziehung Ihrer Eltern zu Ihnen, die Sie geprägt hat. Seien Sie sich bewusst, dass Sie nun ein erwachsener Mensch sind. Sie können auf sich selbst aufpassen, sich selbst beschützen. Daher brauchen Sie die alten Erwartungen nicht mehr zu erfüllen, um Zuwendung, Wärme, Anerkennung und Liebe zu bekommen.

KÖRPERLICHE Kohärenz: Bleiben Sie bei Erwartungen erst einmal ruhig, und atmen Sie tief durch. Lassen Sie keine »allergische Reaktion« auf Ihre Erwartungen mehr durchbrechen. Führen Sie Atemübungen, Achtsamkeitsübungen und Meditationen durch.

GEISTIGE Kohärenz: Reden Sie mit Ihrem inneren Kind und mit Ihrem realen Partner. Gehen Sie geistig aus der Situation hinaus, und nehmen Sie eine andere Perspektive ein. Betrachten Sie Ihre Erwartung aus einer objektiven Sicht und aus der Sicht Ihres Partners. Stellen Sie sich selbst die Frage, ob Sie ruhig Nein sagen können, ohne etwas dabei zu verlieren. Suchen Sie gemeinsam mit Ihrem Partner Kompromisse, und sprechen Sie Ihre Gefühle aus. Verbiegen Sie sich dem anderen zuliebe nicht oder geben sich selbst auf. Der Kompromiss bedeutet hier Kohärenz.

Selbstkontrolle und Selbstsicherheit

(Die willentliche innere Kontrolle oder Beherrschung der eigenen Handlungen und Äußerungen, das persönliche Urteilsvermögen der Fähigkeiten, der Macht)

Selbstkontrolle ist die menschliche Fähigkeit, innere Impulse zu unterdrücken oder zu steuern und damit das eigene Verhalten zu kontrollieren. Es bedeutet, Vertrauen in die eigene Person und die eigenen Fähigkeiten zu haben.

KÖRPERLICHE Kohärenz: Lassen Sie ungesunde Nahrungsmittel eine Zeit lang weg, verzichten Sie z. B. 3–6 Monate auf Alkohol, Zucker und Zigaretten. Betreiben Sie dafür dreimal wöchentlich Sport.

GEISTIGE Kohärenz: Sagen Sie ganz bewusst Nein. Gehen Sie dabei keine Kompromisse ein. Definieren Sie Ihre eigenen Grenzen, und halten Sie sie rigoros ein.

Selbstbehauptung und Durchsetzungsvermögen

(Das Verteidigen der eigenen Person und der eigenen Interessen gegenüber anderen)

Selbstbehauptung ist die Fähigkeit, sich nach außen der eigenen Grenzen und Rechte bewusst zu sein und diese äußern zu können. Es geht darum, für sich selbst, seine Ideen, Ansichten, Werte und Vorschläge einzustehen. Fällt Ihnen dies schwer, dann fühlen Sie sich ausgenutzt oder haben das Gefühl, zu kurz zu kommen. Manchmal ist es hilfreich, die Ellenbogen auszufahren und sich durchzuboxen. Es geht nicht nur darum, die eigene Meinung zu äußern, sondern auch darum, zu ihr zu stehen, wenn Gegenwind kommt. Unterbinden Sie Respektlosigkeit und Späße gegen Sie, verschaffen Sie sich Gehör, und lassen Sie sich nicht alles gefallen.

KÖRPERLICHE Kohärenz: Besuchen Sie einen Selbstverteidigungskurs. Treffen Sie klare Aussagen, die nicht missverstanden werden können.

GEISTIGE Kohärenz: Erheben Sie Ihre Stimme, wenn es angebracht ist. Überlegen Sie sich vor wichtigen Gesprächen die richtigen Argumente, um Ihren Standpunkt gut zu vertreten. Bleiben Sie dabei ruhig und bei sich. Lernen Sie, Grenzen zu setzen und Nein zu sagen.

Selbstbewusstsein und Selbstwert

(Das Selbstwertgefühl bzw. das Bewusstsein für Bedeutung und Wert der eigenen Persönlichkeit, wobei vordringlich eine emotionale Einschätzung des eigenen Wertes impliziert ist)

Es geht darum, zu wissen, wer man ist, welche Stärken und Schwächen man hat. Sie sollten sich Ihrer persönlichen Geschichte bewusst sein und sich selbst so akzeptieren, wie Sie sind. Der Glaube an sich selbst ist ein zentrales Thema.

KÖRPERLICHE Kohärenz: Achten Sie auf eine aufrechte Körperhaltung: Kopf hoch, Brust raus, Schultern zurück. Treten Sie selbstsicher auf, und vermitteln Sie nach außen, dass Sie alles können und wissen.

GEISTIGE Kohärenz: Gehen Sie mehr aus sich heraus. Sprechen Sie, auch wenn Sie nicht gefragt wurden. Reden Sie mit fester, sicherer Stimme. Verstärken Sie Ihre Gedanken positiv.

Empfindung von Lust und Freude

(Freude ist ein Gemütszustand oder eine primäre Emotion, die als Reaktion auf eine angenehme Situation oder eine schöne Erinnerung entsteht. Sie kann sich äußern in Form eines Lächelns, Lachens oder eines Freudenschreis.)

Freude gehört zu den sieben Grundemotionen[17] und ist genetisch angelegt. Sie ist gekennzeichnet durch ein positives Gefühl, das wir empfinden, wenn etwas Gewünschtes eintritt oder wenn wir etwas, was uns widerfährt, als positiv bewerten. Lust ist eine intensiv angenehme Weise, etwas zu erleben.

KÖRPERLICHE Kohärenz: Gehen Sie Ihren Hobbys nach, oder lassen Sie alte Interessen wieder aufleben. Gehen Sie viel in die Natur, und erfreuen Sie sich an ihrer Schönheit. Besuchen Sie einen Zoo, und beobachten Sie die Tiere, vor allem den Nachwuchs.

GEISTIGE Kohärenz: Überlegen Sie sich am Ende jeden Tages, was Ihnen heute Freude bereitet hat. Lassen Sie das Gefühl noch einmal durch Sie hindurchfließen, während Sie an das Erlebte zurückdenken. Lächeln Sie viel, und richten Sie Ihre Gedanken positiv aus.

17 Nach Paul Ekman und Kollegen: Freude, Angst, Wut, Ekel, Trauer, Verachtung, Überraschung.

Körper, Geist und Seele in Kohärenz

Sehen Sie körperliche Störungen als Herausforderungen auf körperlicher, geistiger und seelischer Ebene an. Natürlich haben sie etwas mit Ihrem Geist und Ihrer Seele zu tun, aber die Beschwerden spielen sich auf körperlicher Ebene ab. Kein menschlicher Körper ist perfekt, jeder hat seine Schwächen und seine Stärken. Auch im Laufe des Lebens werden wir durch den Gebrauch unseres Körpers verschiedene Einschränkungen, Funktionsstörungen, Symptome und Erkrankungen entwickeln. Unfälle, Operationen, Verletzungen, all das kann uns im Laufe des Lebens passieren, doch nichts davon bringt uns um. Es gilt, daran zu wachsen, sich den Herausforderungen zu stellen, sie anzunehmen und mit ihnen zu leben. Vielleicht können wir nicht mehr all das machen, was uns zuvor gelang, doch deswegen ist unser Leben nun nicht vorbei. Vielleicht sollen wir nun auf seelischer oder geistiger Ebene Wert auf etwas legen, was mit der Einschränkung besser geht. Schließlich wollen wir uns auf allen drei Ebenen weiterentwickeln, doch das geht nicht gleichzeitig. Unser Körper hat seine Hochzeit in dem Moment, wenn wir erwachsen werden. Dann sind wir in unserer vollen Kraft und Stärke. Unser Geist und unsere Seele entwickeln sich besonders während der Zeit des körperlichen Abbaus, wenn wir älter werden. Körperliche Schwächen verstärken diesen Prozess, denn sie sind eine wichtige Herausforderung. Daher lässt sich auch nicht jeder in der Vergangenheit gemachte körperliche Fehler rückgängig machen und vollständig heilen. Narben, die wir tragen, sind Zeichen unserer Kraft, unseres Mutes, Orden für alles, was wir geschafft haben in unserer Vergangenheit. Sie zerstören nicht die Schönheit unseres Körpers, sondern machen ihn besonders.

Wir alle müssen lernen, mit dem zu leben, was ist, was auf uns zukommt. Niemand erlebt keine Schwierigkeiten, doch genau das macht unser Leben so spannend. Es ist wichtig, dass wir uns bewusst machen, wie wundervoll und einzigartig wir und unser Körper sind. Wie dankbar wir sein können für alles, was unser Organismus täglich leistet, auch ohne unser bewusstes Zutun. Er ist ein ganz besonderes Hilfsmittel im Leben, das uns über uns selbst hinauswachsen lässt, aber uns auch begrenzt. Beides dürfen wir erfahren, denn es gehört zum Leben dazu: Die Endlosigkeit und die Grenzen, sowohl im körperlichen als auch im geistigen und im seelischen Sinne. Denn unser Körper entsteht aus dem scheinbaren Nichts, und dahin geht er auch wieder zurück. Doch das Nichts existiert nicht. Alles ist dem Wandel unterworfen, auch wir. Lernen wir also, loszulassen, anzunehmen und das Leben zu umarmen mit allem, was dazugehört! Schauen wir weniger auf andere und mehr auf uns, denn keinem geht es besser oder schlechter, es ist nur eine Frage der Perspektive. Wichtig ist, wie wir mit uns, unserem Leben und allen seinen Herausforderungen umgehen.

Lernen Sie, Ihr Leben als etwas Wunderbares anzusehen, als ein Geschenk, das so niemals wieder existieren wird. Jeder einzelne Tag bietet Ihnen die Möglichkeit, glücklich, fröhlich und zufrieden zu sein. Ob Sie sie ergreifen, liegt nur an Ihnen. Jeder Mensch hat die Möglichkeit, aus seinem Dasein das Beste zu machen. Auch Sie können glücklich und heil sein, auch wenn manches nicht mehr Ihrer Vorstellung von Gesundheit entspricht. Sich heil zu fühlen, bedeutet etwas ganz anderes: Alles zu nehmen, wie es ist, und Freude, Glück und inneren Frieden darüber zu empfinden. Es bedeutet, dankbar zu sein für sich, Ihr Leben und alles, was Sie glücklich macht. Entscheidend ist, innerlich – seelisch und geistig – heil und der Herr über das eigene Leben zu sein. Mit allem anderen kann man sich arrangieren. Werden Sie sich Ihrer eigenen Größe und Schöpfermöglichkeiten bewusst. Heilen Sie sich selbst, indem Sie sich bewusst für Ihr Leben entscheiden. Leben Sie sich selbst so, wie Sie sind. Dann sind Sie wundervoll und können alles, was Sie stört, sofort verwandeln. Warten Sie nicht, dass jemand anderes Sie heilt, sondern heilen Sie sich und damit Ihre Welt!

Über die Autoren

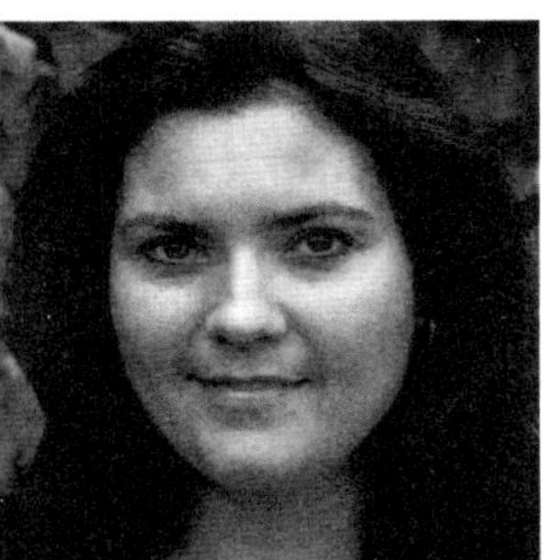

Nathalie Schmidt, ausgebildete Krankenschwester, ist Coachin, Lebensberaterin, Reiki- sowie Seelen-Therapeutin und Autorin. Seit über 20 Jahren beschäftigt sie sich intensiv mit verschiedenen spirituellen Themen wie »Energie« und »Lebensaufgaben«. Ihr Anliegen ist es, Menschen, die auf der Suche sind, zur Seite zu stehen und Freude am Leben zu vermitteln. Die Seele des Menschen steht im Mittelpunkt ihrer Arbeit.

www.energie-lebensberatung.de

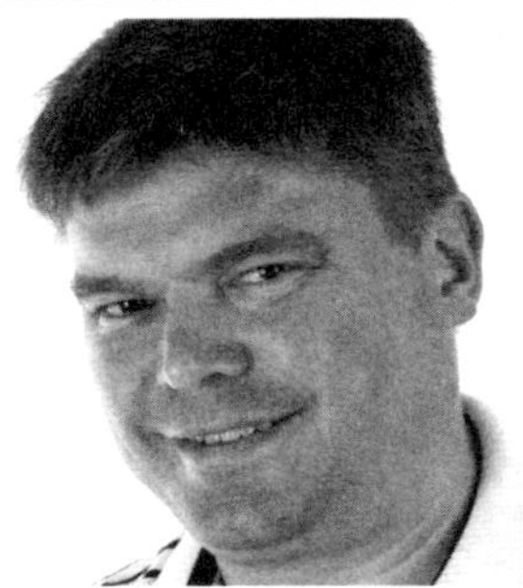

Dr. med. Edmund Schmidt ist Arzt für Allgemein-, Ernährungs-, Reise- und Tropenmedizin. Seit 1996 führt er eine eigene Praxis, in der er auch Ernährungsberatung und Vitamintherapie anbietet. Zudem ist er Lehrbeauftragter der Ludwig-Maximilians-Universität München.

www.praxis-schmidt-ottobrunn.de

Literatur

Dahlke, Ruediger: Krankheit als Symbol. Bertelsmann 2007

Groth, Jürgen (Fachbiologe der Medizin): www.meine-molekuele.de

Müller, Rainer: Atmung, Stoffwechsel und Blutkreislauf. Lehrstuhl für Didaktik der Physik, Universität München

www.hilsemerumwelt.com/langlebigkeit-durch-kohaerenz-2

www.onmeda.de

www.gesund-durch-wasser.de/Strukturierung/strukturierung.html

www.meine-molekuele.de

www.psychotipps.com/negatives-denken.html

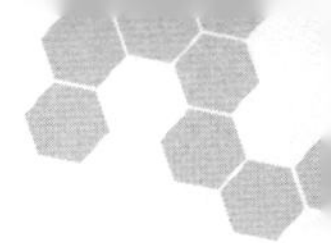

Bildnachweis

Bilder von der Bilddatenbank www.shutterstock.com:

Schmuckelemente auf allen Seiten: Lunge: # 681569785 (© LuckyStep), Herz: # 680318152 (© LuckyStep), Symbol Körperlich: # 781947604 (© Teamarwen), Symbol Geistig: # 411770845 (© AVIcon)

Weitere Bilder: S. 8: # 524738584 (© Zoezoe33), S. 80: # 182018885 (© Dream Master), S. 85: # 261203426 (© Designua), S. 89: # 182018885 (© Dream Master), S. 92: # 167198495 (© Dream Master), S. 96: # 167198495 (© Dream Master), S. 98: # 167198495 (© Dream Master), S. 101: # 167198495 (© Dream Master), S. 104: # 167198495 (© Dream Master), S. 106: # 167198495 (© Dream Master), S. 108: # 167198495 (© Dream Master), S. 112: # 167198495 (© Dream Master), S. 114/117: # 167198495 (© Dream Master), S. 119: # 167198495 (© Dream Master), S. 123: # 217707901 (© IconBeast.com), S. 130: # 217707901 (© IconBeast.com), S. 138: # 182018885 (© Dream Master), S. 142: # 381268669 (© magic pictures), S. 147: # 182018885 (© Dream Master), S. 152: # 182018885 (© Dream Master), S. 160: # 182018885 (© Dream Master), S. 164: # 217707901 (© IconBeast.com), S. 169: # 217707901 (© IconBeast.com), S. 175: # 182018885 (© Dream Master), S. 179: # 285066017 (© Bay_Design)

Alle genannten Produktnamen sind Produktmarken bzw. Handelsmarken der jeweiligen Hersteller.

Sind Sie in HARMONIE, werden und bleiben Sie GESUND

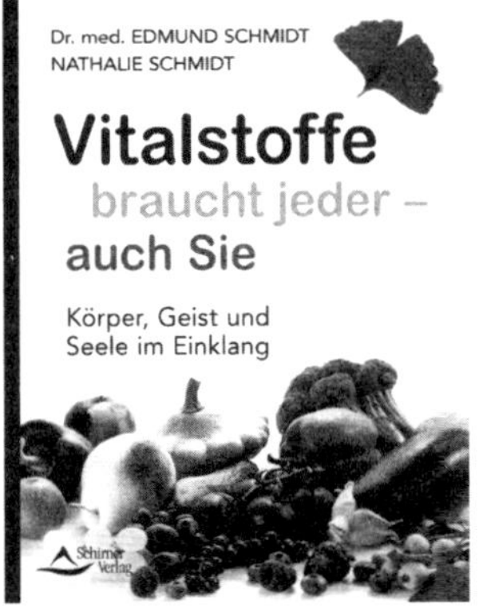

Vitalstoffe braucht jeder – auch Sie

Körper, Geist und Seele im Einklang

232 Seiten

ISBN 978-3-8434-1165-3

Die beiden Vitalstoff-Experten haben ihr Wissen rund um die Vitamine und Mineralstoffe, die Spurenelemente, Aminosäuren und Fette für Sie zusammengefasst. Wenden Sie dieses Wissen gleich an, und fühlen Sie sich körperlich, geistig und seelisch fit und vital!

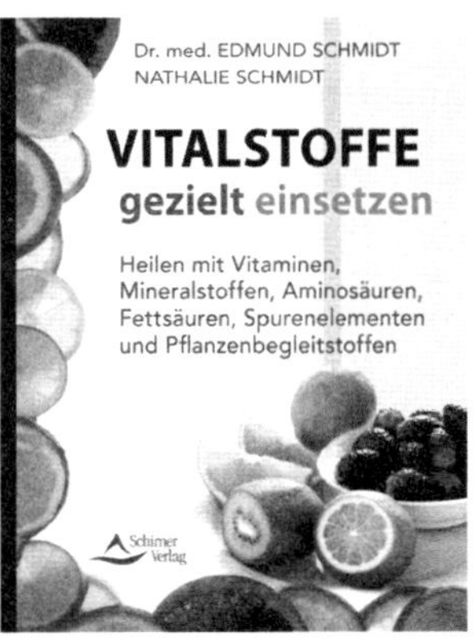

Vitalstoffe gezielt einsetzen

Heilen mit Vitaminen, Mineralstoffen, Aminosäuren, Fettsäuren, Spurenelementen und Pflanzenbegleitstoffen

232 Seiten

ISBN 978-3-8434-1190-5

Welcher Vitalstoff dabei in welcher Situation sinnvoll ist, zeigen uns die Ernährungsexperten Nathalie und Dr. med. Edmund Schmidt. Sie gehen detailliert auf die häufigsten Krankheiten ein und erklären, wie die Vitalstoffe in unserem Organismus wirken.

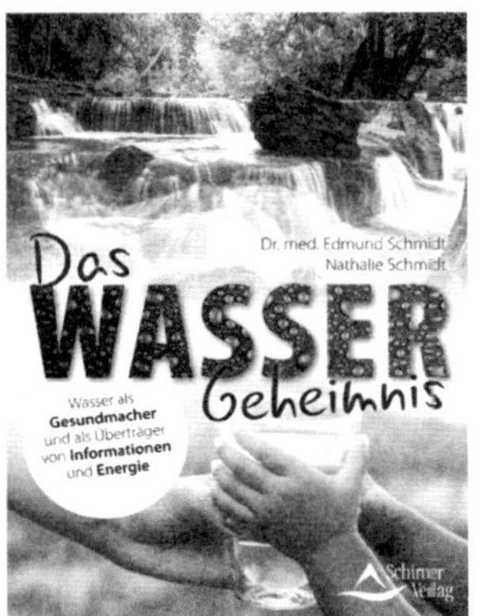

Das Wasser-Geheimnis

Wasser als Gesundmacher und als Überträger von Informationen und Energie

128 Seiten

ISBN 978-3-8434-1226-1

Ist Wasser nur ein Molekül, oder hat es ein Gedächtnis? Dr. Edmund Schmidt und Nathalie Schmidt lassen Sie in die spannende Welt des Wassers eintauchen und schlagen eine Brücke zwischen der naturwissenschaftlichen und der energetischen Betrachtung.

Danke für deine **REZENSION**

– Gemeinsam sind wir mehr –

Liebe Leserin, lieber Leser,

von Herzen danken wir dir, dass du dieses Buch in den Händen hältst und es bis zum Ende gelesen hast. Das bedeutet uns, dem Schirner Verlag und seinen Autoren, sehr viel. Aus voller Überzeugung und mit Hingabe widmen wir uns seit vielen Jahren Themen, die unser aller Lebensqualität und Bewusstwerdung dienlich sind, und hoffen, einen Beitrag für eine lichtvollere Welt leisten zu können. Wenn dir unsere Arbeit gefällt, möchten wir dich bitten, dir einige Minuten Zeit zu nehmen, um dieses Buch zu rezensieren. Warum? Die meisten Menschen lesen Rezensionen, bevor sie ein Buch kaufen, da sie hierdurch einen Eindruck bekommen, ob und wie der Inhalt des Buches den Leser erreicht hat. Eine kurze Rezension ist dabei ebenso hilfreich wie eine lange, sehr ausführliche. Um es auf den Punkt zu bringen:

Eine Rezension ist heutzutage die beste Werbung für ein Autorenwerk!

Wenn du den Schirner Verlag und seine Autoren neben dem Buchkauf auch anderweitig unterstützen willst, dann bitten wir dich: Schreibe für jedes Werk eine Rezension – am besten auf der Seite, wo du es gekauft hast, und zusätzlich beim Schirner Verlag und bei Amazon. Das wäre nicht nur eine Wertschätzung für die Autoren, sondern kann dazu beitragen, dass die Verkaufszahlen steigen und der Schirner Verlag auch in herausfordernden Zeiten Bestand hat.

WIE SCHREIBT MAN EINE REZENSION?

Grundsätzlich sollte eine Rezension aus der eigenen, subjektiven Sicht geschrieben werden, da es sich um eine persönliche Meinung handelt. Du kannst in zwei Sätzen deine Gefühle zu dem Buch äußern oder eine längere Rezension verfassen. Falls du nicht weißt, wie du beginnen sollst, hier ein paar Anregungen:

- War das Buch leicht verständlich geschrieben? Wie hat dir die Sprache gefallen? Wie war die Aufteilung zu den verschiedenen Themen?
- War es unterhaltsam? War es deiner Meinung nach mit Herzblut und Liebe geschrieben? Wie hat es auf dich gewirkt?
- Hat es dein Herz berührt? Konntest du dich wiederfinden?
- War es tief greifend genug? Hast du viel Neues gelernt?
- Hat es gehalten, was der Titel und die Buchbeschreibung versprochen haben? Hat es deine Erwartungen erfüllt?
- Was macht das Buch besonders? Warum sticht es heraus im Vergleich zu anderen Büchern, die ein ähnliches Thema behandeln?
- Würdest du das Buch weiterempfehlen oder verschenken?

Dankeschön

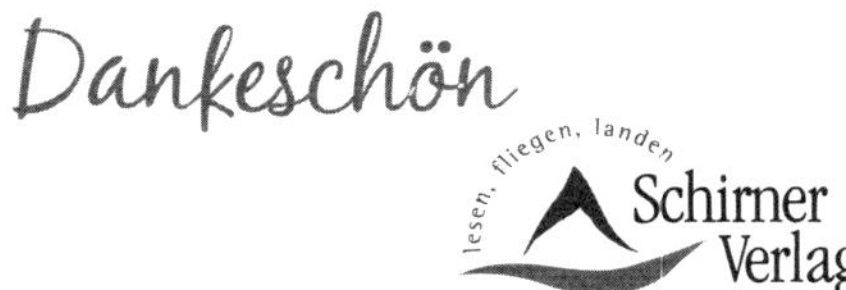